# 青年癌症患者的护理实用方法

## A Practical Approach to the Care of Adolescents and Young Adults with Cancer

[英]朱莉娅·奇泽姆(Julia Chisholm)

[英]雷切尔·霍夫(Rachael Hough)　　著

[英]路易丝·索恩斯(Louise Soanes)

谢建飞　段应龙　主译

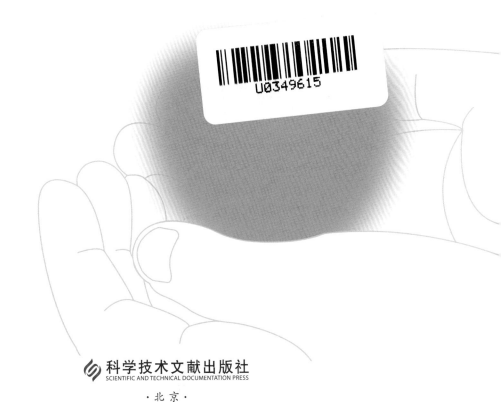

科学技术文献出版社

SCIENTIFIC AND TECHNICAL DOCUMENTATION PRESS

·北京·

**图书在版编目（CIP）数据**

青年癌症患者的护理实用方法 /（英）朱莉娅·奇泽姆（Julia Chisholm），（英）雷切尔·霍夫（Rachael Hough），（英）路易丝·索恩斯（Louise Soanes）著；谢建飞，段应龙主译. —北京：科学技术文献出版社，2024.2

书名原文：A Practical Approach to the Care of Adolescents and Young Adults with Cancer

ISBN 978-7-5235-1153-4

Ⅰ.①青… Ⅱ.①朱… ②雷… ③路… ④谢… ⑤段… Ⅲ.①癌—护理 Ⅳ.① R473.73

中国国家版本馆 CIP 数据核字（2024）第 017649 号

著作权合同登记号　图字：01-2023-0675

Julia Chisholm，Rachael Hough，Louise Soanes

A Practical Approach to the Care of Adolescents and Young Adults with Cancer

ISBN 978-3-319-66172-8

First published in English under the title

A Practical Approach to the Care of Adolescents and Young Adults with Cancer

edited by Julia Chisholm，Rachael Hough and Louise Soanes，edition：1

Copyright© Springer International Publishing AG，2018

This edition has been translated and published under licence from Springer Nature Switzerland AG

Springer Nature Switzerland AG takes no responsibility and shall not be made liable for the accuracy of the translation.

中文简体字版权专有权归科学技术文献出版社有限公司所有

## 青年癌症患者的护理实用方法

| | | |
|---|---|---|
| 策划编辑：袁婴婴 | 责任编辑：崔凌蕊　袁婴婴 | 责任校对：张永霞　责任出版：张志平 |

出　版　者　科学技术文献出版社

地　　　址　北京市复兴路15号　　邮编　100038

编　务　部　（010）58882938，58882087（传真）

发　行　部　（010）58882868，58882870（传真）

邮　购　部　（010）58882873

官 方 网 址　www.stdp.com.cn

发　行　者　科学技术文献出版社发行　全国各地新华书店经销

印　刷　者　北京地大彩印有限公司

版　　　次　2024 年 2 月第 1 版　2024 年 2 月第 1 次印刷

开　　　本　787×1092　1/16

字　　　数　304千

印　　　张　15

书　　　号　ISBN 978-7-5235-1153-4

定　　　价　158.00元

# 译者名单

主　译：谢建飞　段应龙

副主译：成琴琴　刘　敏　谢梦洲

译　者（按姓氏拼音排序）：

曹　欢　成琴琴　董小倩　段应龙　甘旻菲

郭　娜　康　悦　李　晶　李宇瑄　刘　敏

罗晓菲　罗雅婷　罗媛慧　秦　宁　万子彧

肖盼盼　谢建飞　谢梦洲　郑树基　周　幸

周　奕

# 主译简介

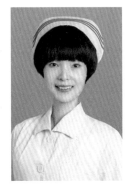

谢建飞，护理学博士，主任护师，教授，博士生导师。美国耶鲁大学访问学者，主修精神心理学。现任中南大学湘雅三医院护理部副主任、"新湘雅"肿瘤护理小组组长。兼任中国心理学会护理心理学专业委员会委员、中华护理学会肿瘤专业委员会青年委员、湖南省护理学会理事会理事、湖南省心理咨询师协会临床护理心理专业委员会副主任委员等。主持国家自然科学基金项目2项、美国中华医学基金会公开竞标（CMB-OC）项目1项、湖南省重点研发计划3项，作为课题骨干参与国家重点研发计划项目1项。获得湖南省杰出青年科学基金项目，入选美国雅礼协会"贾氏学者"，湖南省"科技创新领军人才""湖湘青年英才""卫生健康高层次人才"。以第一或通讯作者发表论文50余篇，主编专著3部，获得成果奖励9项。

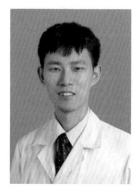

段应龙，护理学硕士，主管护师。现为中南大学湘雅三医院护士、"新湘雅"护理科研小组秘书、"新湘雅"肿瘤护理小组核心骨干。兼任湖南省健康管理学会肿瘤免疫与靶向治疗管理专业委员会委员等。主持国家自然科学基金青年科学基金项目1项，湖南省自然科学基金青年基金项目1项，湖南省临床医疗技术创新引导项目1项。参与国家自然科学基金项目2项、省部级科研项目7项。以第一或通讯作者发表论文20余篇，获得成果奖励5项。

# 原著序

近年来，相较于年幼儿童，越来越多的国家开始认识到青年人群（adolescents and young adults，AYAs）的特殊需求，尤其是罹患癌症等危及生命的疾病青年。在该年龄段（13～25岁），年轻人正在经历显著的躯体、情感、荷尔蒙和心理变化，寻求发展并逐渐独立不再依赖父母。无论照护这些年轻人的医生、护士或其他专业人员在何处或接受过何种临床护理方面的培训，他们都必须识别并帮助青年患者，解决其在接受癌症治疗时所面临复杂的问题。

有力证据表明，在青年癌症（尤其是霍奇金淋巴瘤、某些脑瘤和骨肿瘤）患者中延误诊断更为常见，其原因包括：目前公众甚至医生对年轻人会患癌症（实属罕见）的认知不足、父母的支持力度减小、患者初次出现症状时不愿相信，以及年轻人感到没有能力继续治疗。因此，通过教育改善公众和专业人员的认知至关重要。青年罹患肿瘤与年幼儿童不同，10%的青年肿瘤是从儿童时期恶性肿瘤延续而来，25%～30%是青年时期的高发肿瘤，如霍奇金淋巴瘤、骨肿瘤（尤其是骨肉瘤）及生殖细胞肿瘤，而60%～65%的青年肿瘤是早发的偏"成人型"的癌症。许多研究显示，霍奇金淋巴瘤、骨肉瘤和某些脑瘤的症状间隔时间（从第一次出现症状/体征到确诊的时间）最长。延误诊断的后果是潜在肿瘤进展，因此需要更深入的治疗，而这又将引发患者的焦虑/愤怒/悔恨、对医生/医疗保健系统的不信任，以及随后不遵从治疗/指南的风险更大。尽管青年癌症患者的生存机会是否真的有所下降还尚未得到证实，但所有照顾青少年和年轻人的人员都需要意识到这些问题，教育公众和专业人员倾听青年患者的声音，认真对待他们的病史，以及对青年患者最初因延误诊断而产生的敌意表示充分理解。

其他有力证据表明，这一年龄段的患者参与临床试验的人数有所减少。在不清楚特定肿瘤最佳治疗方法的情况下，将当前最好的治疗方法与一种可能更好的新药或药物组合进行比较的试验，是公认取得进展的最佳方式。参与试验人数减少的主要原因是医生根本没有考虑过让患者参加试验，其中一个错误前提是认为年轻人不能坚持接受治疗。同样，这也是由于未能与患者进行良好沟通，以及未能协助他们理解这一切导致的。青年患者坚持接受治疗是完全可以实现的，不仅要我们所有人都"直截了当且诚实"地向患者解释我们正在做什么、患者可以期待什么，也要告知患者必须做什么才能度过他们的治疗阶段，以及我们可以如何帮助他们。

癌症治疗可能会有显著的不良反应，但通过卓越的护理、支持性照顾和对症处理，大多数不良反应都可以在一定程度上得到缓解。正如该领域护理工作所见，青年比我们想象中的更善于做倾听者，他们能够认识到并尊重所有讨论中的真实性、诚意和诚实。所以照顾青年人的护士和医生必须训练有素，善于倾听，懂他们表达的内容，并表现出同理心。

本书涵盖了护理、支持、心理、减轻痛苦、后遗症及幸存等不同方面的内容，是一本极具参考价值的实用手册，适用于所有在本专业领域工作的专业人员。针对年轻人的研究是一条必经之路，因为年轻人为什么会罹患癌症、如何有效治疗某些肿瘤及是否有切实可行的肿瘤预防方法我们目前仍然不清楚。

团队工作对于照护年轻人至关重要，该团队必须具备卓越的、全方位的协调性，有足够能力在情绪极度频发的环境中相互协助。

最后，我们必须意识到，在大多数中低收入国家中，儿童时期是指 13～14 岁（类似于 20 世纪 70 年代的英国），超过该年龄段的患者将被视为成年人，没有本手册所倡导的护理。为了全世界年轻人的福祉和利益，我们必须坚定不移地努力，传播有助于年轻人战胜癌症的信息。

Tim Eden

University of Manchester

Manchester, UK

# 目录

# 1

# 青年癌症概述

**Martin G. McCabe**

## 1.1 青年癌症是什么?

21 世纪初,随着人们认识到改善儿童和成人癌症患者预后的进展是分别围绕儿童和成人设计的具体、协调、国家和国际倡议的直接结果,青少年和青年(teenage and young adult/adolescent and young adult,AYA)或青少年和青年癌症的概念变得尤为突出 [1-2]。很少关注干预年龄组,即青少年和年轻人的"迷失部落",他们的治疗协调相对较差,在很大程度上被分别划入"成人"和"小儿"医学工作范畴 [3-4]。美国国立卫生研究院青年癌症进展审查小组提出了 5 项主要建议(表 1.1)[5],紧随其后,Bleyer 等发表了关于界定青年癌症患者确诊年龄为 15 ~ 29 岁的论著 [6]

表 1.1　2006 年美国国立卫生研究院青年癌症进展审查小组的报告建议 [5]

| | |
|---|---|
| 1 | 识别青年癌症患者独特的癌症负担 |
| 2 | 提供教育、培训和交流,提高青年癌症的认知、预防及护理质量 |
| 3 | 创建工具来研究青年癌症问题 |
| 4 | 确保在整个癌症控制过程中提供优质的服务(即预防、筛查、诊断、治疗、幸存和临终) |
| 5 | 加强和促进对青年癌症患者的宣传和支持 |

在英国,患者和慈善机构代表的专业关注和宣传促成了一项明确的政府战略——积极支持青年癌症的研究,最初体现在英国国家健康与临床优化研究所于 2005 年出版的《改善儿童和年轻癌症患者的预后》及其主要建议(表 1.2)[7],紧接着全国临床参考小组成立,用于在英格兰试运行儿童和年轻成人癌症专科护理,并在权力下放的英国国家实施类似的倡议。在欧洲、北美和澳大利亚的其他地方也有类似的专业性和政府性的倡议 [5, 8-9]。在不同情况下,改善青年癌症护理的动力都集中在少数核心原则上:青年癌症的生存结局需要从绝对意义上得到改善;生存结局的改善速度应该与年幼儿童和年长成人相似;青年癌症患者应该有机会进行适当的临床试验,以推动结果的改善。

表1.2　英国国家健康与临床优化研究所的建议 [3]

| 1 | 护理应在整个国民医疗服务体系范围内协调进行，并尽可能在患者家附近提供 |
|---|---|
| 2 | 确保癌症网络满足儿童和年轻癌症患者的需求 |
| 3 | 多学科团队应提供癌症护理 |
| 4 | 每个患有癌症的儿童或年轻人都应该有一名关键工作人员 |
| 5 | 护理应与儿童或年轻人的年龄和癌症类型相适应 |
| 6 | 手术室和儿童麻醉师应在需要时可用 |
| 7 | 应该给患有癌症的儿童和年轻人提供参与研究试验的机会 |
| 8 | 治疗应基于商定的协议 |
| 9 | 应紧急考虑对15～24岁的所有癌症患者进行登记 |
| 10 | 确保癌症网络有足够的专业工作人员 |

那么，对于青年癌症患者来说，合格的临床服务特点是什么？一些方案在设计时不可避免地考虑到了以下目标：拥有影响年轻癌症患者的相关知识和专业技能的医疗、护理和专职医疗人员；在地方、国家和国际层面建立足够的临床试验基础设施，以开发和提供可以推动所需改进的临床试验；建立以患者为中心的高效多学科团队，提供全面的患者护理；提供有效的生存期护理以管理治疗后的不良反应。然而，青春期和成年早期是以几个主要的生理和社会生活事件为特征的人生阶段：完成青春期发育、完成义务教育、接受高等教育和（或）有偿就业、开始独立生活，有些人在这个阶段已为人父母，而有些人承担着照顾年老体弱亲人的责任。这些构成了20岁、30岁、40岁后期的年轻人在身体、情感和社会变迁等方面不断变化的背景。癌症就是在这种复杂的背景下发生的，除非认识到这些因素，否则无法成功地进行管理。因此，除了癌症的内科和外科治疗外，青年癌症服务还必须考虑到与疾病无关的因素，如教育、活动、儿童保育、就业和社会关怀，这些因素对处于特定人生阶段的年轻人来说是至关重要的。此外，被诊断为癌症而暂时脱离社会的年轻人很容易被同龄人孤立和遗忘，在治疗期间及治疗后表现出高度的痛苦和创伤后应激症状 [10-11]。因此，心理和同伴支持也是青年癌症服务成功的关键。综上，青年癌症服务已经演变为多种输入来源的融合，这些输入来源集中于儿童早期和中年之前的几十年中被诊断患有癌症的患者需求。

当然，确定准确的年龄标准来界定青年时期的年龄上限和下限是一种人为活动，但对于规划和提供临床服务来说是必要的。国家和专业团体在这方面采取了不同的做法。美国最初的出版物将该年龄段界定为15～29岁 [4]。在英国，临床服务供给是以15～24岁的患者为基础 [7]，但英国国家青年研究议程采用的年龄范围更广，为15～39岁。后者也是欧洲医学肿瘤学会（European Society of Medical Oncology，ESMO）和欧洲儿科肿瘤学会（International Society of Paediatric Oncology: Europe，SIOPE）之间正在进行的合作所适用的年龄范围 [12]，以及美国国家癌症研究所最近的出版物中所支持的年龄范围。

在许多发达国家，众多参与青年癌症护理的专业机构、慈善组织、消费者和政府团体为年轻癌症患者面临的多方面挑战提供了丰富、全面的专业知识和技术，都为此做出了不同的贡献。然而，尽管在过去的 20 年里，青年癌症护理几乎在各个方面都取得了进展，但最初让专业人员担忧的青年癌症主要问题仍然存在：青年癌症患者参与临床试验的可能性较小，总体上比患有相同疾病的儿童预后更差；在一些国家，青年癌症患者生存率的改善落后于儿童和年长成人；癌症在这个年龄段中很少见，通常最初表现为预测性差、非特异性特征[13]，而且诊断过程通常比年长成人更漫长，需要在转诊之前进行更多的医疗检查[14]，这通常与确诊时的晚期疾病有关；许多青年癌症患者在治疗期间处于孤立状态，很少或没有得到来自患有类似疾病同龄人的支持。

本章剩余的大部分内容将介绍近年来青年癌症发病率、生存率和死亡率的数据变化趋势，以描述青年癌症"问题"的程度，并说明哪些地方已经取得了进展，哪些地方仍然需要改善。由于不同国家记录和报告的年龄范围和数据类型不同，许多数据在国家之间不能进行直接比较。

## 1.2 流行病学考虑因素

为了便于对青春期和成年早期发生的肿瘤谱进行描述性流行病学研究，需要对肿瘤进行适当的分类，将类似的肿瘤分配到有功能意义的组群中。国际疾病肿瘤学分类（International Classification of Diseases for Oncology，ICD-O）根据肿瘤的解剖位置（局部解剖学）、形态学和行为学对肿瘤进行编码，构成了国际儿童癌症分类的基础，目前为国际儿童癌症分类第三版（International Classification of Childhood Cancer version 3，ICCC3）[15]。ICCC3 非常适用于儿童癌症的分类，因为它有特殊的肿瘤类型，特别突出了胚胎肿瘤，这是儿童早期的特点。然而，随着年龄的增长，这些胚胎肿瘤越来越少见，有些在青春期和成年期很少发生。相比之下，恶性上皮肿瘤和黑色素瘤变得越来越普遍，以至于到 30 岁末，几乎 50% 的肿瘤无法被 ICCC3 分类[16]。因此，另一种更适用于青年年龄谱典型肿瘤的替代分类系统被提出[17] 和修订[16]，该分类应用于专门涉及青年癌症流行病学的出版物（表 1.3）。并非所有群体都按照相同的标准报告流行病学数据，这导致不同群体和不同时期之间存在一些重要差异，在解释报告的数据时应牢记这一点。例如，英国近年来关于青年癌症的报告描述了诊断时年龄在 15 ～ 24 岁的年轻人发病率和生存率，这与英国为青年患者提供的临床服务一致；其他国家报告了包括诊断时年龄在 15 ～ 29 岁或 15 ～ 39 岁的患者数据。一些报告包括来自区域登记处的合并数据，另一些报告包括近乎完整的人口数据。以美国国家癌症研究所的监测、流行病学和最终结果（Surveillance，Epidemiology and End Results，SEER）数据库的数据为例，病例来自 9 个州，或最近划分的 13 个州和大都市区，其总共代表着美国将近 13% 的人口。不同报告中的肿瘤分类系统各不相同：那些不是针对青年癌症设计的分类系统不能对所有青年肿瘤进行充分的分类。重要的是，一些肿瘤类型的纳入，如低级别脑肿瘤、交界性恶性肿瘤和原位肿瘤，在不同的分析中有所不同，或者其纳入的情况不明确，可能导致各国在发病率、生存率和死亡率方面存在明显差异。

表1.3 青年肿瘤分类系统（依据Birch和Barr）[16]

| | | |
|---|---|---|
| 1 | | 白血病 |
| | 1.1 | 急性淋巴细胞性白血病 |
| | 1.2 | 急性髓系白血病 |
| | 1.3 | 慢性髓系白血病 |
| | 1.4 | 其他和未指明的白血病 |
| | 1.4.1 | 其他淋巴细胞白血病和淋巴细胞白血病，NOS |
| | 1.4.2 | 其他粒细胞白血病和粒细胞白血病，NOS |
| | 1.4.3 | 其他特指的白血病 |
| | 1.4.4 | 未指明的白血病 |
| | 2.1 | 淋巴瘤 |
| | 2.1.1 | 非霍奇金淋巴瘤，特定亚型 |
| | 2.1.2 | 未指明的非霍奇金淋巴瘤 |
| | 2.2 | 霍奇金淋巴瘤 |
| | 2.2.1 | 霍奇金淋巴瘤，特定亚型 |
| | 2.2.2 | 霍奇金淋巴瘤，NOS |
| 3 | | 中枢神经系统和其他颅内和脊柱内肿瘤（包括具有任何行为学编码的肿瘤） |
| | 3.1 | 星形细胞瘤 |
| | 3.1.1 | 特定的低级别星形细胞瘤 |
| | 3.1.2 | 胶质母细胞瘤和间变性星形细胞瘤 |
| | 3.1.3 | 星形细胞瘤，NOS |
| | 3.2 | 其他胶质瘤 |
| | 3.3 | 室管膜瘤 |
| | 3.4 | 髓母细胞瘤和其他原始神经外胚层肿瘤 |
| | 3.4.1 | 髓母细胞瘤 |
| | 3.4.2 | 幕上原始神经外胚层肿瘤 |
| | 3.5 | 其他特定的颅内和脊柱内肿瘤 |
| | 3.6 | 未指明的非霍奇金淋巴瘤的颅内和脊柱内肿瘤 |
| | 3.6.1 | 未指明的恶性颅内和脊柱内肿瘤（行为学编码为3或以上） |
| | 3.6.2 | 未指明的良性和交界性颅内和脊柱内肿瘤（行为学编码小于3） |
| 4 | | 骨和软骨瘤、尤文瘤和其他骨肿瘤 |
| | 4.1 | 骨肉瘤 |
| | 4.2 | 软骨肉瘤 |
| | 4.3 | 尤文瘤 |
| | 4.4 | 其他特定的和未指明的骨肿瘤 |
| | 4.4.1 | 其他特定的骨肿瘤 |
| | 4.4.2 | 未指明的骨肿瘤 |
| 5 | | 软组织肉瘤 |
| | 5.1 | 纤维瘤 |
| | 5.2 | 横纹肌肉瘤 |
| | 5.3 | 其他特定的软组织肉瘤 |
| | 5.3.1 | 特定的 |
| | 5.3.2 | 未指明的 |
| 6 | | 生殖细胞和滋养细胞肿瘤 |
| | 6.1 | 生殖细胞和性腺滋养细胞肿瘤 |
| | 6.2 | 非性腺部位的生殖细胞和滋养细胞肿瘤 |

注：NOS，非特指（not otherwise specified）；NEC，未分类（not elsewhere classified）。

## 1.2.1 发病率

这里提供的数据主要来自英国癌症研究中心公布的、有关英国年轻人癌症诊断的统计数据[18]。附加数据在文中有所描述。

在英国，所有身患癌症的人群中，15～24 岁的人占比不足 1%，15～29 岁的人占 1.4%，15～39 岁的人占 3.8%。癌症发病率从婴儿期到儿童学龄早期有所下降，之后到 70 岁，随着年龄的增长而稳步上升。因此，癌症发病率在整个青年期呈稳定上升趋势，直到 40 岁，发病率可高达每年每百万人口中约有 800 名男性和 1600 名女性罹患癌症（图 1.1）。在 25 岁之前，男性和女性的癌症发病率几乎没有差异。从 25 岁以后，女性病例的数量逐渐超过男性病例，到 40 岁时女性发病率几乎是男性的 2 倍（图 1.2）。

依据 Birch 青年癌症分类，15～24 岁年龄组中最常见的癌症类型是淋巴瘤、早发癌和生殖细胞肿瘤（图 1.3）。然而，癌症谱随年龄的增长而发生显著变化。青年初期，在男性、女性发病人群中，霍奇金病均占主导地位。在随后的十年中，女性早发癌，特别是乳腺癌、卵巢癌、宫颈癌和甲状腺癌，以及男性睾丸生殖细胞肿瘤变得更加普遍。恶性黑色素瘤在两种性别中也变得更加常见。青年时期结束时，这些癌症的患病人数超过了患血液系统恶性肿瘤的人数。

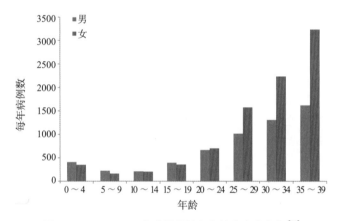

图 1.1　2011—2013 年英国男性和女性癌症发病率 [18]

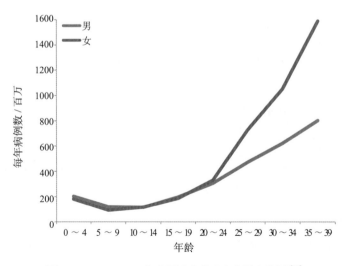

图 1.2　2011—2013 年英国癌症发病率中男女比例 [18]

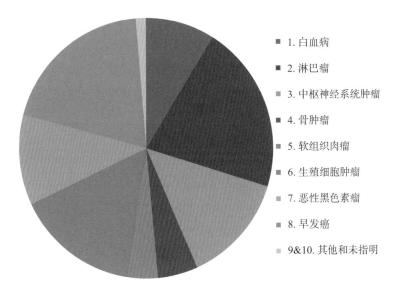

图 1.3　按青年诊断分类排列的 15 ～ 24 岁英国患者的肿瘤比例 [18]

　　癌症在英国青年中不同年龄段发病率变化如图 1.4 和图 1.5 所示。荷兰、美国、加拿大和法国等多个国家也报告了类似的发病率变化模式 [4, 16, 19-20]。随着年龄的增长，女性患病人数占比持续上升，主要是因为乳腺癌、卵巢癌和宫颈癌及恶性黑色素瘤的发病率逐渐增加。青春期特有的骨和软组织肉瘤发病率较低，而非横纹肌肉瘤类软组织肉瘤更常见，尤其是 25 岁以后。

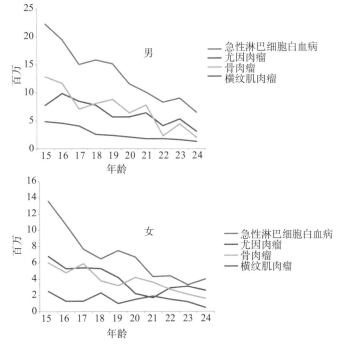

图 1.4　2000—2009 年英国不同年龄段发病率（随年龄增长而下降的肿瘤类型）[18]

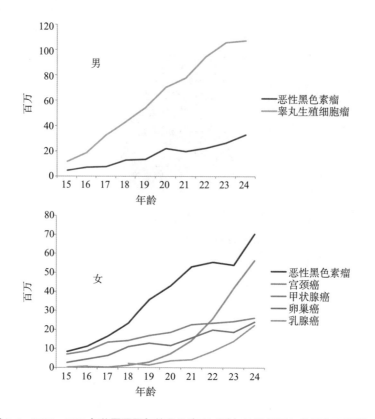

图 1.5　2000—2009 年英国不同年龄段发病率（随年龄增长而上升的肿瘤类型）[18]

　　自 20 世纪 70 年代以来，青年癌症的发病率一直在上升，并且仍在继续上升（图 1.6）。大多数青年癌症类型的发病率都有明显增加（图 1.7）。导致发病率上升的原因尚不完全清楚，可能是由于某些癌症发病率确有变化、更完善的癌症数据记录，以及某些恶性肿瘤登记方式的变化（某些癌症亚群介于良性、交界性或不确定性和恶性之间，其行为学编码随着 ICD-O 的改版而改变）等因素的综合影响。至少对某些癌症来说，某些行为学变化可以解释其发生率的变化。例如，恶性黑色素瘤在一些西方人群中更加常见，包括英国和美国的白种人，而澳大利亚青年人群中的黑色素瘤发病率随着日晒习惯的改变和倡导皮肤公共卫生运动而下降[21-22]。自 20 世纪 80 年代初以来，英国宫颈癌的发病率总体有所下降。然而，宫颈癌在青年人群中的发病率有所增加，并且存在显著的地域差异[23]。与早期队列相比，在最新的青年人群队列研究中，宫颈癌人口特征的变化与首次性行为年龄较小、年轻人性传播感染率较高、吸烟年龄较小有关，此外，宫颈癌主动筛查也会导致这一变化。然而，在多种癌症中发病率是增加的——白血病、淋巴瘤、中枢神经系统瘤、骨肉瘤、生殖细胞肿瘤和某些癌症——这是无法解释的，但在年龄、性别和地理区域上是一致的，被认为是一种真实的现象[24]。近几十年，卡波西肉瘤和非霍奇金淋巴瘤在美国的发病率显著增加，特别是在年轻的成年男性中，这与人类免疫缺陷病毒流行一致[4]。

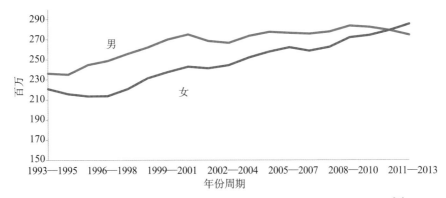

图 1.6 1993—2014 年英国 15 ～ 24 岁患者的欧洲年龄标准化发病率[18]

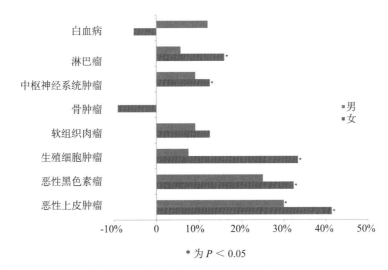

* 为 $P < 0.05$

图 1.7 1995—2009 年英国 5 年每百万人口欧洲年龄标准化平均发病率的百分比变化[18]

2006 年，SEER 专著报告了迄今为止关于青年癌症发病率因种族 / 民族来源而异的最完整数据。在整个年龄段，非西班牙裔白种人的癌症发病率最高，而美国印第安人的癌症发病率最低。非洲裔美国人的发病率随着年龄的增长而逐渐上升，到 40 岁出头时，发病率高于白种人。来自英国约克郡儿童和年轻人癌症专科登记处的数据显示，1990—2005 年南亚人的发病率持续上升[25]，但确诊数据没有发现南亚和非南亚人的发病率有差异。

### 1.2.2 生存率

总体而言，在多数报道中，青年癌症的生存率在连续几个时期稳步提高，自 2000 年以来，欧洲和美国的队列研究中被诊断为癌症的青年患者 5 年生存率已超过 80%[4, 19-20, 26-27]。在过去 20 年中，一些疾病的预后有了非常显著的改善，特别是血液系统恶性肿瘤；在 1992—2006 年的英国，15 ～ 24 岁被诊断为急性淋巴细胞白血病和急性髓系白血病的患者 5 年生存率均上升了 17%，非霍奇金淋巴瘤上升了 12%[27]（图 1.8）。其他国家的青年人群中，多种癌症类型的生存率也有类似的提高[19-20, 28]。然而，这种总体上非常积极的长期生存率的提高掩盖了一些癌症结果。尽管在合作试验和集中治疗方面进行了广泛合作，但多年来如高级别神经胶质瘤、一些骨肉瘤和软组织肉瘤等癌症的总体生存率几乎没有改善。

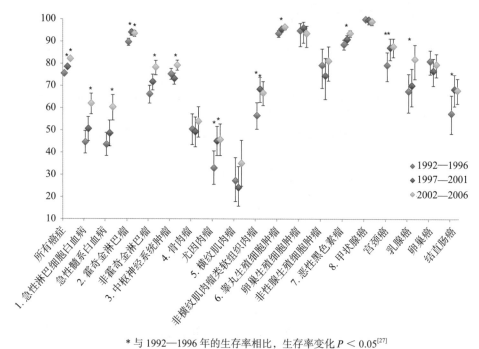

* 与1992—1996年的生存率相比，生存率变化 $P < 0.05$[27]

图 1.8　1992—2006 年英国癌症患者 5 年生存趋势（由青年诊断组排序）

在癌症生存率提高方面，青年人群的结局历来落后于年幼儿童和年长成人。事实上，2006 年 SEER 关于青年癌症的专著[4] 确定了一组诊断时年龄在 25 ～ 35 岁的男性癌症患者，他们的生存率在 SEER 数据收集的 22 年中没有明显的改善。最近对该分析的更新版本[28] 报道说，14 种青年癌症的 5 年生存率有了明显改善。然而，对于急性髓系白血病和髓母细胞瘤，青年组的生存率改善程度不如儿童，对于 14 种癌症，包括急性髓系白血病和急性淋巴细胞白血病、低级别和高级别星形细胞瘤、霍奇金淋巴瘤及肝癌、胰腺癌、胃癌、口咽癌和卵巢癌，青年组生存率的改善程度低于成人。

相比之下，EUROCARE-5 最近报道了欧洲2000—2007年被诊断为癌症的56 505 名儿童、312 483 名青年人和 3 567 383 名成年人的癌症预后分析结果显示[29]，儿童和青年癌症患者的生存率首次同时得到改善。事实上，欧洲青年人群的预后普遍比队列中的儿童更好，这主要是由于青年人群中预后良好的癌症居多，如霍奇金和非霍奇金淋巴瘤、黑色素瘤、甲状腺癌和生殖细胞肿瘤，而这些癌症在儿童中不太常见。在整个青年年龄范围内，女性的生存率通常高于男性。这在一定程度上与女性患甲状腺癌和黑色素瘤增加有关，这两种癌症都有良好的预后，但在一系列预后良好和预后不良的癌症中也存在显著的性别差异，这一现象曾在英国青年人群中报道过 [27]。EUROCARE-4 计划报道了在 1995—2002 年确诊的 15 ~ 24 岁患者中，癌症预后因原籍国而异，但尚未针对 EUROCARE-5 队列中扩展的 15 ~ 39 岁年龄组的癌症预后结果进行更新 [30]。

尽管在最近的 EUROCARE 队列中，儿童和青年人群的预后有了并行改善，但在英国、美国和欧洲的患者当中，由于一些预后最差的恶性肿瘤对青年这一年龄组的影响，如急性白血病、低级别和高级别胃星形细胞瘤及骨肉瘤和软组织肉瘤，青年人群的预后仍然比儿童更差。青年人骨肉瘤和软组织肉瘤的生存率也比年长成人差。因此，这些数据似乎表明，在青年人群中，一些预后最差的癌症，如骨肉瘤和软组织肉瘤，在发病率达到顶峰的年龄段，其生存分布处于最低点。然而，这些观察结果可能部分是由于年龄谱中普遍存在与年龄相关的组织学病种差异；随着年龄的增长，预后最差的青年肉瘤（腺泡状横纹肌肉瘤、骨肉瘤和尤因肉瘤）被预后更好的肉瘤组织类型所取代。但从童年到成年中期与年龄有关的生存结果差异显然仍有待解释。与肉瘤的年龄 - 预后分布相反，青年人在急性白血病、霍奇金淋巴瘤、中枢神经系统肿瘤、黑色素瘤和大多数癌症方面的预后与年长成人相当或更好。

鉴于最近报道的 EUROCARE-5 研究结果，目前尚不清楚是否美国的 Bleyer 及其同事之前报道的青年患者生存率没有改善的问题是否已经得到解决，或者说，这可能是一个与美国医疗保健系统相关但与欧洲无关的问题。有很多原因导致青年患者的生存率无法像儿童和老年患者一样得到改善。至关重要的是，这些因素包括与服务提供、临床试验招募及诊断途径差异相关的潜在可补救因素。参与青年癌症管理的患者和专业团体已经认识到这些问题至少有十年了，国家和国际倡议机构也正试图改善这一状况，但目前还没有针对年轻人的最佳管理方法 [31]。事实上，正是因为努力消除这些可避免的因素，在很大程度上推动了世界大部分地区为青年癌症患者提供特定服务的发展。

### 1.2.3 死亡率

关于青年年龄段死亡率的报道很少。总体而言，死亡率与发病率同步上升：随着年龄的增长，癌症发病率上升，死亡率也是如此。在 1975—2000 年的 SEER 数据中，30 岁以下的青年死亡人数中男性占多数，30 岁以上的则以女性居多 [4]。然而，当比较 SEER 数据中癌症发病率和死亡率时，15 ~ 39 岁男性死亡更多。此外，虽然癌症在整个青年年龄段白种人人群中最常见，但在 15 ~ 39 岁的年龄段中，非裔美国人 / 黑种人人口的死亡最常见，且非白种人的死亡比例随着年龄的增长而增加。在 1975—2000 年的整个研究期间，在所有年龄段和所有种族群体中观察到的死亡率都有所下降，死亡率下降最小的是确诊时年龄在 30 岁出头的患者，男性和女性都有此影响，但这一发现在男性中更为突出。在研究种族来源时，死亡率下降最小的是 15 ~ 25 岁的非裔美国人 / 黑种人。

澳大利亚的死亡率数据报道了一组年龄在 15 ~ 39 岁的西澳大利亚青年癌症患者，他们在 1980—2005 年被确诊 [32]。在研究期间，男性、女性及大多数主要的青年癌症群体的死亡率都有所下降。在澳大利亚的队列中，随着时间的推移，女性的死亡率下降比男性更明显，而且在不同类型的癌症中分布并不均匀。英格兰也在 2005—2009 年发布了 15～24 岁确诊癌症患者的早期死亡率数据（图 1.9）[33]，报告了确诊后 30 天、90 天和 1 年的死亡情况。总体而言，6.9% 的患者在确诊后 1 年内死亡。死亡率根据肿瘤类型不同而有很大差异，急性髓系白血病患者确诊后 1 年内死亡率最高可达 23%。一些癌症类型，特别是血液恶性肿瘤，更有可能与确诊后 30 天内的极早期死亡率有关。

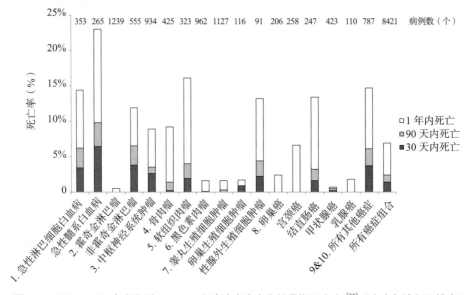

图 1.9　2005—2009 年英格兰 15～24 岁确诊癌症患者的早期死亡率 [33]（由青年诊断组排序）

## 1.3　青年癌症跨地域和专业界限的未来

毫无疑问，在过去的 20 年里，青年癌症的预后有了显著的改善。然而，分析预后改善的原因具有一定的挑战性：大多数青年患者没有被招募到临床试验中，许多人没有在具有青年专业知识或疾病专业知识的大型中心接受治疗，一些人是经历了太长时间或不适当的转诊途径被诊断出来的。一些专业机构和政府机构认为，将青年患者转诊至"优化中心"进行诊断和治疗是一种理想的结果。在英国，国家健康与临床优化研究所于 2005 年发布了临床服务指南，要求所有 15～24 岁的癌症患者转诊到区域性青年主要治疗中心或指定医院 [7]。该指南没有得到普遍遵循：在 2009—2010 年，大约 43% 的患者被转诊 [34]；而在 2011—2013 年，这一比例上升到 50% 以上 [35]。主要治疗中心或青年指定中心的转诊率很低的原因之一是，尚未将转诊作为治疗的一个组成部分而进行全面评估。BRIGHTLIGHT 研究 [36] 正试图在英国人群中做这项研究，预计将在未来几年内报道其发现。来自英国国家癌症患者体验调查（National Cancer Patient Experience Survey，NCPES）的数据针对主要治疗中心对患者体验的影响提供了一些见解 [37]。NCPES 随机调查了一组正在接受治疗的成人年龄段的癌症患者，并对青年患者与年长成人的经历进行比较。在引入临床服务指南大约 10 年后，与年长患者相比，16 ~ 24 岁的患者在诊断前更有可能经历较长的诊断路径和多次医疗就诊，并且更有可能感到被排除在有关其医疗保健对话和决策之外。此外，一旦怀疑患有癌症，他们就会更加迫切地就诊，而且比年长患者更有可能对关于治疗和不良反应的解释质量和数量感到满意。重要的是，据报道，青年患者比年长患者更频繁地被邀请参加临床研究。青年癌症专业界定中心的患者与其他中心相比存在显著差异：在青年中心接受治疗的患者在理解医护人员提供的信息时遇到的问题较少，更有可能参与治疗方面的讨论，更愿意参与决策，并向医护人员表达他们的恐惧、担忧和意见。

鉴于目前已经取得的进展，青年癌症和青年癌症服务的未来会是什么样子？近年来，围绕青年患者的专业实践发生了一些重大变化，旨在促进负责青年患者护理的多个不同专业群体之间更好地合作，并为青年患者提供更好的预后服务。

- 认识到临床试验的年龄资格标准在没有合理理由的情况下直接或间接地排除了青年患者群体。
- 由于地区、国家和国际儿科和成人服务之间有着良好的沟通和密切合作，许多国家的青年癌症服务发展得日益完善。
- 随着专业团体、政府卫生机构、研究资助者、临床研究合作伙伴及患者慈善机构对青年癌症的日益关注，青年患者的临床服务得到改善，与青年相关的癌症研究如雨后春笋般涌现。

这些积极的举措有助于更好地了解青年癌症及其发病原因、治疗和影响，并最终为青年患者带来更好的治疗结果。然而，一些重大障碍仍然存在：癌症诊断前预防工作进展缓慢；招募患者进行适当临床试验的可能性低；患者访问和参加可用的临床试验情况不一；对个体生物学、患者预后的影响认知不够全面；未基于临床证据的患者管理方式千差万别；青年癌症服务普遍不发达；针对癌症幸存者的临床证据基础不完善。如果要改善青年癌症患者的预后，需要管理和（或）消除这些障碍。是否有一天不再需要为青年癌症患者争取更好的治疗结局而将其作为一个概念去召集专业人员？而不是在不可预见的未来！

## 参考文献

[1] Benowitz S. Children's oncology group looks to increase efficiency, numbers in clinical trials. J Natl Cancer Inst. 2000;92:1876–8.

[2] Cancer Progress Report. National Cancer Institute, National Institutes of Health, US Department of Health and Human Services. 2001.

[3]    Bleyer A. Older adolescents with cancer in North America deficits in outcome and research. Pediatr Clin North Am. 2002;49:1027–42.

[4]    Bleyer A, O'Leary M, et al. Cancer epidemiology in older adolescents and young adults 15 to 29 years of age, including SEER incidence and survival: 1975–2000. National Cancer Institute: Bethesda; 2006.

[5]    Albritton K, Caligiuri M, et al. Closing the gap: research and care imperatives for adolescents and young adults with cancer: report of TEH adolescent and young adult oncology progress review group. National Cancer Institute Lance Armstrong Foundation. 2006.

[6]    Bleyer WA, Barr RD. Cancer in adolescents and young adults. 1st ed. Berlin: Springer; 2007.

[7]    NICE: Improving outcomes in children and young people with cancer. NH Service London, 2005.

[8]    National service delivery framework for adolescents and young adults with cancer, Commonwealth of Australia. 2008.

[9]    van Gaal JC, Bastiaannet E, et al. Cancer in adolescents and young adults in north Netherlands (1989–2003): increased incidence, stable survival and high incidence of second primary tumours. Ann Oncol. 2009;20:365–73.

[10]   Clerici CA, Massimino M, et al. Psychological referral and consultation for adolescents and young adults with cancer treated at pediatric oncology unit. Pediatr Blood Cancer. 2008;51:105–9.

[11]   Seitz DC, Besier T, et al. Posttraumatic stress, depression and anxiety among adult long-term survivors of cancer in adolescence. Eur J Cancer. 2010;46:1596–606.

[12]   ESMO/SIOPE Adolescents and Young Adults Working Group, ESMO. 2016.

[13]   Dommett RM, Redaniel MT, et al. Features of cancer in teenagers and young adults in primary care: a population-based nested case-control study. Br J Cancer. 2013;108:2329–33.

[14]   Lyratzopoulos G, Neal RD, et al. Variation in number of general practitioner consultations before hospital referral for cancer: findings from the 2010 National Cancer Patient Experience Survey in England. Lancet Oncol. 2012;13:353–65.

[15]   Steliarova-Foucher E, Stiller C, et al. International classification of childhood cancer, third edition. Cancer. 2005;103:1457–67.

[16]   Barr RD, Holowaty EJ, et al. Classification schemes for tumors diagnosed in adolescents and young adults. Cancer. 2006;106:1425–30.

[17]   Birch JM, Alston RD, et al. Classification and incidence of cancers in adolescents and young adults in England 1979–1997. Br J Cancer. 2002;87:1267–74.

[18]   Cancer Research UK. Teenagers' and young adults' cancers incidence statistics. 2016.

[19] Aben KK, van Gaal C, et al. Cancer in adolescents and young adults (15–29 years): a population-based study in the Netherlands 1989–2009. Acta Oncol. 2012;51:922–33.

[20] Desandes E, Lacour B, et al. Cancer incidence and survival in adolescents and young adults in France, 2000–2008. Pediatr Hematol Oncol. 2013;30:291–306.

[21] Wallingford SC, Iannacone MR, et al. Comparison of melanoma incidence and trends among youth under 25 years in Australia and England, 1990–2010. Int J Cancer. 2015;137:2227–33.

[22] Whiteman DC, Green AC, et al. The growing burden of invasive melanoma: projections of incidence rates and numbers of new cases in six susceptible populations through 2031. J Invest Dermatol. 2016;136:1161–71.

[23] Foley G, Alston R, et al. Increasing rates of cervical cancer in young women in England: an analysis of national data 1982–2006. Br J Cancer. 2011;105:177–84.

[24] Alston RD, Geraci M, et al. Changes in cancer incidence in teenagers and young adults (ages 13 to 24 years) in England 1979–2003. Cancer. 2008;113:2807–15.

[25] van Laar M, McKinney PA, et al. Cancer incidence among the south Asian and non-south Asian population under 30 years of age in Yorkshire, UK. Br J Cancer. 2010;103:1448–52.

[26] Furlong W, Rae C, et al. Surveillance and survival among adolescents and young adults with cancer in Ontario, Canada. Int J Cancer. 2012;131:2660–7.

[27] O' Hara C, Moran A, et al. Trends in survival for teenagers and young adults with cancer in the UK 1992–2006. Eur J Cancer. 2015;51:2039–48.

[28] Keegan THM, Ries LAG, et al. Comparison of cancer survival trends in the united states of adolescents and young adults with those in children and older adults. Cancer. 2016;122:1009–16.

[29] Trama A, Botta L, et al. Survival of European adolescents and young adults diagnosed with can- cer in 2000–07: population-based data from EUROCARE-5. Lancet Oncol. 2016;17:896–906.

[30] Gatta G, Zigon G, et al. Survival of European children and young adults with cancer diagnosed 1995–2002. Eur J Cancer. 2009;45:992–1005.

[31] Stark D, Bielack S, et al. Teenagers and young adults with cancer in Europe: from national programmes to a European integrated coordinated project. Eur J Cancer Care (Engl). 2016;25:419–27.

[32] Haggar FA, Preen DB, et al. Cancer incidence and mortality trends in Australian adolescents and young adults, 1982–2007. BMC Cancer. 2012;12:151.

[33] Moran T, Purkayastha D, et al. Pattern of deaths in the year following diagnosis in cancer patients aged 15–24 years in England, National Cancer Intelligence Network; 2013.

[34] O' Hara C, Khan M, et al. Notifications of teenagers and young adults with cancer to a Principal

Treatment Centre 2009–2010, National Cancer Intelligence Network; 2013.

[35] Khan M, Moran A, et al. TYAC Notification System Report 2009–2013, vC: Teenagers and Young Adults with Cancer. 2015.

[36] Taylor RM, Fern LA, et al. Development and validation of the BRIGHTLIGHT Survey, a patient-reported experience measure for young people with cancer. Health Qual Life Outcomes. 2015;13:107.

[37] Furness CL, Smith L, et al. Cancer patient experience in the teenage young adult population- key issues and trends over time: an analysis of the United Kingdom National Cancer Patient Experience Surveys 2010–2014. J Adolesc Young Adult Oncol. 2017. [Epub ahead of print].

# 2

# 癌症研究与青年人群

Lorna A. Fern，Jeremy Whelan

## 2.1 年轻人相关研究

### 2.1.1 简介

癌症生存率的显著提高部分归功于连续迭代的临床试验和研究，确定和测试新药物、旧药物的新组合，以赋予患者生存优势，减少毒性和（或）改善生活质量[1]。"研究"被定义为一种"直接或间接地推进科学知识，从而改善疾病预防和治疗"的活动[2]。因此，进行高质量的研究，特别是临床试验，在许多医疗保健系统中被倡导为黄金标准[3-5]。

与儿童和年长成人相比，青年参加癌症临床试验的可能性很小[5-10]。无论何种医疗保健系统，国际上都报道了较低的纳入率，这被认为与该群体不佳的生存率和预后有关[11-15]。究其原因，可能是由于独特的癌症生物学[16-17]、复杂的诊断途径[18]、治疗方案及护理地点的差异[19]。因此，许多国家和地区的青年医疗保健政策和倡议都将提高癌症临床试验纳入率作为针对年轻人的"关键建议"或"行动"[4, 20]。

年轻人较少参与癌症临床试验的原因是多方面和复杂的[5, 9, 21-22]。其中最主要的原因是他们中的许多人根深蒂固地认为，医疗保健服务的传统结构和组织配置被严格分为"儿科"和"成人"两类，两者均不能完全满足年轻癌症患者的需求[13, 23]。此外，我们也开始更多地了解年轻人对于进入研究试验的看法，存在着"有权了解和获得所有可用研究的信息"与感觉"信息太多而不知所措"两种互相冲突的看法。伴随癌症进程的发展，个人的观点可能会在这两者间波动[21, 24]。

考虑到这一点，本章将介绍一些临床试验参与率低的证据，讲述为什么试验很重要和如何将年轻人和家属纳入研究进程，以最大限度增加年轻人参与试验的机会。

### 2.1.2 癌症研究参与率较低的证据在哪里？

获得不平等的研究机会现象已经被广泛关注，尤其是涉及少数民族、社会经济地位较低的群体、老年患者，以及处于成人和儿科护理边界的人群，即13～24岁的青年人群[22]。有充分的文献记载，由于年龄差异，年轻人和年长患者参与研究的机会不平等[22]，然而，这两个患者群体被排除在外的原因可能不同。年长患者更有可能被排除在外的原因是他们有与年龄相关的并发症，而年轻人则基本没有。美国 Archie Bleyer 及其同事首先提出，与儿童患者相比，青少年缺乏癌症临床试验的相关数据[6]。此后，澳大利亚[11]、法国[13]、英国[8]、意大利[25]和加拿大[26]也报道了类似问题。尽管研究方法不同，但各国医疗保健系统的结果是一致的，即与儿童和一些年长成人相比，年轻人被纳入癌症临床试验的可能性更小。Bleyer 及其同事后来发现，与儿童和年长成人相比，年轻人试验参与率较低与其生存率改善度较差有关[12, 15]。图 2.1 显示了 2005—2014 年（译者注：此处时间与图 2.1 时间不一致，原著就是如此）苏格兰、英格兰和威尔士的年轻人常见癌症类型的临床试验招募情况。

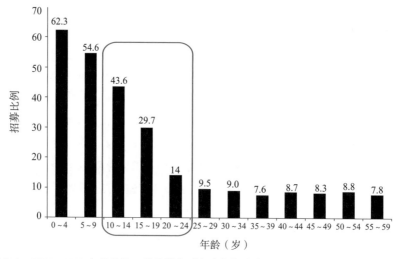

图 2.1　2005—2010 年苏格兰、英格兰和威尔士年轻人常见癌症类型的临床试验招募情况

### 2.1.3　我们为什么需要临床试验？

在许多医疗保健系统中，临床试验被视为衡量高质量医疗的标准。临床试验的设计、实施和报告不是一个简单的过程，而是充满了许多挑战，如在获得资金、监管及按时招募预期的患者数量等方面存在困难。尽管如此，开展试验和研究依然是一个值得追求的目标，并且与目前的医疗标准相比，其仍是产生新疗法和组合疗法唯一可靠且有效的三级证据途径。

#### 2.1.3.1　改善结局

连续几代的癌症临床试验使得某些癌症类型的 5 年生存率超过 90%，包括一些在年轻人中发现的癌症，如男性生殖细胞肿瘤和霍奇金淋巴瘤[1]。参与临床试验的好处不仅是在试验中可使用特定药物，还能得到更高标准的护理，包括获得多学科团队广泛的帮助、安全性的提高和协议驱动的护理[15]。患者也可能从利他主义或"回馈"意识中受益，特别是年轻人[21, 27]。

#### 2.1.3.2　允许对治疗方法进行科学的比较

临床试验允许对新的、更有效的或毒性更小的疗法进行系统评估，其结构最大限度地降低了"选择偏差",即主治医生可能有意识或潜意识地为表现更好、依从性更好或者只是医生"认为"可能会做得更好的患者提供不同的治疗。通过随机分配患者到不同的治疗组可以确保患者的人口统计学特征(年龄、性别、癌症类型、分期、预后指标和表现状况)具有较好的组间匹配性。此外,在试验参数范围内遵守相同的药物剂量、时间表和支持性护理,也能保证组间的公平比较。

### 2.1.3.3 充分记录疾病反应和毒副反应

严格的试验记录要求以标准化的方式精确记录剂量、有效性和不良反应[28]。这使得毒副反应和肿瘤反应能够以标准化的方式准确记录下来,以便进行患者之间、医疗机构之间的比较。这同时使新疗法与现行治疗标准之间能够进行科学的比较。

### 2.1.3.4 收集生物材料

在试验范围内收集生物材料,可以识别恶性肿瘤的分子靶点、预后指标和恶性生长的驱动因素,并与前瞻性收集的临床数据结果相关联。这在试验中是有益的,因为它可能有助于识别那些对药物特别敏感(和)或更容易产生毒副反应的患者亚组。生物样本与临床数据的储存提供了丰富的知识来源,我们有望从中解读恶性肿瘤生长和转归的分子、细胞驱动因素,从而使我们能够在未来开发更精确的治疗方法。我们在 2.4 部分举例说明了临床试验的重要性(见个案研究 1)。

## 2.1.4 优化年轻癌症患者的招募机会

许多国际研究者的努力使我们能够更好地了解一些年轻人在临床试验中代表性不足的原因。在本节中,我们将简要总结一些关键的发现。

## 2.1.5 试验的可用性

开放性临床试验和其他研究类型的可用性是纳入研究的关键因素。这对年轻人来说是一个特殊的挑战,因为在这一人群中癌症相对罕见,约占所有新确诊病例的 1%[29],而在小规模人群中开展试验存在一些相关问题。在英国,大约有 2400 名新发病例(即每年扩增病例数),欧洲有 14 000 名[30]。大约 3/4 的年轻人会出现白血病(主要是急性淋巴细胞白血病)、淋巴瘤(主要是霍奇金淋巴瘤)、脑和中枢神经系统(Central Nervous System,CNS)肿瘤、骨和软组织肉瘤,以及生殖细胞肿瘤(性腺和中枢神经系统肿瘤)[29]。在这些类型的癌症中,每一种都可以按组织学分为不同的亚组。相比之下,大约 80% 的年长成人新发肿瘤是恶性肿瘤,其中大约一半是乳腺癌、前列腺癌、结肠癌和肺癌[31]。因此,许多癌症服务和研究活动集中在上述每年新确诊病例数较多的癌症中。对于制药业来说,虽然有诸多关于孤儿药的激励措施和特权,包括为罕见或小众适应证药物延长专利时间,但因为制药成本和损耗率(第 1 阶段未能进入临床的药物数量)较高,并且针对小规模患者群体的药物收益有限,开发罕见癌症药物的吸引力仍较小。因此,对于许多年轻人来说,可能没有针对其癌症类型或亚型的临床试验。

### 2.1.6 试验的可获取性

即使已经确定并启动了试验，因为缺乏研究的可获取性，仍然无法允许年轻人加入研究。这可能受到结构或组织障碍，以及专业态度障碍的影响。如前所述，与一般人群相比，年轻人更可能患罕见类型的癌症[29]。如果可以开展试验，可能也不会在所有治疗年轻人的医院都开放。根据当地的情况和服务配置，年轻人可能会被转诊到儿科、成人肿瘤中心或专门的青年中心。对于患有迟发型儿童癌症并被转到成人肿瘤中心的年轻人来说，成人肿瘤中心不太可能开展儿科肿瘤研究，或者医生不知道是否有正在进行儿科肿瘤研究的邻近机构或部门。如果医生知道当地的儿科肿瘤研究机构，那么儿科病房适用的年龄限制可能会阻碍将年轻人转诊到儿科肿瘤中心进行试验[23]。冗长的管理程序和对儿科的不熟悉可能会妨碍儿科研究在成人肿瘤中心的开展。

在成人肿瘤中心，现有的研究范围可能主要反映的是成人癌症类型，如乳腺癌、结肠癌、直肠癌、前列腺癌和肺癌，但是这些癌症在年轻人中很少见，即使在年轻人中出现，也可能具有不同于年长成人的癌症生物学特性，这可能会使年轻人被排除在这些研究之外。此外，卫生保健人员往往参加过以年长成人为对象的交流培训，在与年长成人患者讨论研究方案时会更得心应手；而当卫生保健人员与年轻人讨论研究方案时，由于不熟悉年轻人的交流方式，研究可能会受到阻碍。

将年轻人转诊到青年专科医疗中心是一个理想的方案，在这里年轻人有机会获得与他们年龄相符的医疗设施、工作人员（照护人员）和相关试验及研究。卫生保健人员可最大限度地将年轻人纳入临床试验，在缩小临床和研究之间的差距方面发挥着关键作用[24]。最近，在英格兰 BRIGHTLIGHT 进行的一项全国性研究（见个案研究 2）中凸显了卫生保健人员的重要性。研究指出，临床试验纳入率低于预期的一个主要影响因素是，尽管有年轻人符合纳入标准，但卫生保健人员却没有向他们提供关于这项研究的信息[24]。卫生保健人员为了避免患者参与临床试验带来的额外负担，可能会对他们认为"虚弱"的患者进行试验信息的"把关"[22]。然而，年轻人表示他们需要了解所有与他们相关的现有研究的"知情权"与参与机会，就护理及是否参与研究等方面做出自主选择[24]。提供信息也是参与研究的关键，如果卫生保健人员不传达研究的价值，年轻人就不能做出回应[24]。具体内容在本书 2.1.9 中详细讨论。

### 2.1.7 试验的合适性

在这种情况下，试验的"合适性"主要是指确定研究参与人群的资格标准。资格标准主要基于临床特征，确定哪些患者最有可能对相关药物产生反应。然而，限制性的资格标准最近受到批判，主要是因为不清楚研究结果是否会对未参加试验的同一疾病患者产生普遍影响[32]。在资格标准中，常见的是设定纳入年龄的上下限，但是这些几乎没有科学或临床依据[9]。尽管国际文件对将年龄作为纳入标准的行为给予了警告，但在研究中仍然存在采用不合适的年龄标准[9, 28, 33-36]。

适当的年龄标准是指与疾病的生物学预测结果和被研究药物的预期毒性特征相匹配的年龄范围。图 2.2 显示了应用于 EURAMOS-1 试验恰当的年龄标准，该试验适用于 40 岁以下的骨肉瘤患者[37]。这与骨肉瘤的发病率相匹配：其在 15 ～ 20 岁达到高峰[38]。将年龄上限定为 40 岁有临床依据，因为这个年龄以上的骨肉瘤临床和生物学特征往往不同，且更年长的患者对治疗也难以耐受。图 2.2 还显示了第 3 阶段 RATHL 试验（晚期霍奇金淋巴瘤的适应性治疗）的年龄标准，该试验旨在确定哪些患者有可能避免治疗的不良反应[39]。该研究招募了 18 岁以上的患者，但霍奇金淋巴瘤的发病高峰始于 16 岁。因此，根据年龄而不是临床或生物学特征制定纳入标准时，会排除一些本可以纳入该研究并受益的患者群体。RATHL试验从 2008 年开始，到 2012 年结束，展示了霍奇金淋巴瘤试验在英国的历史构想，下一次霍奇金淋巴瘤试验的年龄上限是 25 岁，这也说明关注年龄标准不当的研究可以推动变革。目前，美国国家癌症研究所淋巴瘤临床研究小组已经同意，该小组进行的所有"成人"霍奇金淋巴瘤研究应将 16 岁作为最低年龄标准。此外，英国癌症研究的主要资助者已经规定在所有新的基金申请中，研究者必须为使用年龄作为纳入或排除标准提供科学依据[9]。一种可供其他国家的资助者使用的模式如下。

年龄是否要作为纳入或排除标准？

如果是，请提供设定年龄上限和下限的具体理由。请注意，如果认为有必要对涉及成人的研究设定年龄下限，则一般设定为 16 岁而不是 18 岁。16 岁及 17 岁患者的低发病率并不是将 18 岁设为研究年龄下限标准的充分理由。

这是英国癌症研究的一大进步，然而，行业赞助的研究在与青年有关的疾病研究中仍然有较低的年龄资格标准。

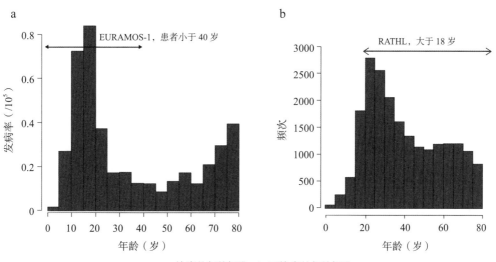

a.恰当的年龄标准；b. 不恰当的年龄标准。

图 2.2　使用年龄作为纳入排除标准

### 2.1.8 参与试验的意识

在卫生保健人员和公众中广泛宣传临床试验，以及为年轻人提供参与研究的机会，对于提高年轻人参与研究的积极性至关重要。卫生保健人员可能对邻近可接收转诊患者的医疗机构开展的研究项目不甚清楚，因此，在划分明确的儿科和成人病房，卫生保健人员可能不知道在本机构不同病区内有哪些相关研究是年轻人可以参与的。年轻人自己可能也没有意识到参与研究的重要性，他们或许依赖于卫生保健人员告知他们，而不是主动询问是否有研究可以参加。

### 2.1.9 试验的可接受性

成功招募的另一个重要因素是研究设计能否被治疗团队、年轻人，以及他们的家人、伴侣或照顾者接受 [9, 15, 21]。如果医生或治疗团队认为研究主题不适合或缺乏临床意义，他们就不太可能让年轻人参与研究。同样，如果研究主题和（或）结果对年轻人不重要，那么他们可能看不到参与的意义。研究设计是保证患者参与度的核心，特别是对年轻人来说，他们更关注研究是否会影响其正常活动，而影响正常活动的研究设计往往不具备吸引力。

为了增加研究主题和研究设计的可接受性，建议研究小组尽早与年轻人接触，最好是在概念定义阶段、方案制定期间、获得研究资金之前进行。尽管研究人员会建立多学科、多中心的合作团队来进行研究设计，但他们可能不会让年轻人参与早期研究设计。在过去的十年中，"用户参与""消费者参与""患者代表"这些术语已经成为许多卫生和社会保健系统中的常见词汇。

## 2.2 让年轻人参与研究

### 2.2.1 什么是用户参与？

用户参与，指的是与公众"一起"或"由"公众进行的研究，而不是"对"他们、"关于"他们或"为"他们进行的研究 [40]。目前，大多数学科都普遍接受这样一个前提，即对某种疾病及其相关治疗、临床和心理不良反应有亲身经验的人，在某些情况下，最适合为研究、临床和社会服务的设计与实施做出贡献。因此，用户参与研究通常是获得经费资助的先决条件，特别是在英国。

### 2.2.2 为什么要让用户参与？

在过去的十年里，用户参与已经成为一种普遍现象，因为它对研究人员、参与者、专业人员等相关人员都有利。然而，对用户参与所产生的有利程度进行严格评估具有挑战性 [41]。

传统意义上来说，大多数用户参与活动仅限于研究材料内容的设计，如患者信息表。然而，年轻人可以通过多种方式为研究做出贡献，他们可以参与整个研究过程，包括制定研究问题、收集数据、分析和研究结果报告[24, 27, 42-45]。表 2.1 说明了年轻人的参与方式。引入和保持有效的用户参与可能需要占用大量资源，需要预先进行充分的计划和组织。在用户参与方面，我们考虑了一些实际因素，提供了相关资源，以及提供了如何使年轻人成功参与纵向队列研究的案例，详见 2.4.3 节内容。

表 2.1　研究周期及年轻人如何为研究做出贡献

| 研究内容 | 年轻人能做的贡献或需要考虑的问题 |
| --- | --- |
| 研究概念 | 这一领域的研究与年轻人有关吗？ |
| | 该问题是否反映了当前的经验？ |
| 研究设计 | 结局测量与年轻人有关吗？ |
| | 研究设计是否为年轻人所接受？ |
| | 研究方法是否为年轻人所接受（时间、招募的人）？ |
| | 研究材料是否为年轻人所接受（内容、篇幅、相关信息的深度）？ |
| | 数据收集的方法是否为年轻人所接受（问卷、调查、讨论组、数字与在线、面对面、电话等多种模式）？ |
| 研究实施 | 招募率能否得到优化？ |
| | 目前保留的策略是否最佳？ |
| 分析 | 年轻人能否为分析提供更多见解？ |
| | 通过年轻人的验证，结果的解释是否有效、准确地反映了年轻人的经历？ |
| 传播 | 结果是否以年轻人可以理解的方式呈现？ |
| | 年轻人是否可以将研究结果传播给其他人以提高影响力？ |
| | 年轻人能否为会议记录和出版物做出贡献？ |

### 2.2.2.1 资助

支持用户参与研究的资金是必不可少的，但资金往往是有限的，这在研究预算和资金申请时要尽早考虑。从一开始就与年轻人明确他们是否会得到报酬是非常重要的，而研究期间的差旅费和伙食费应被视为参与研究的最低标准。通过选择会议室、利用 Facebook（封闭式）等网络平台和电子邮件可以将成本降到最低。

英国国家卫生研究院（National Institute of Health Research，NIHR）主张，计算研究成本（在提交之前计算确切的研究预算）时，研究人员应该为用户的参与分配具体费用。在这种情况下，除了为用户参与提供充足的差旅费和生活津贴外，通常还要将用户为项目贡献的时间纳入报酬预算。在英国，国家组织 INVOLVE 建议每天费用为 150 英镑[46]。值得注意的是，支付可能会影响社会支持与福利待遇，年轻人在接收付款前应该意识到这一点。一些研究团队通常会用代金券代替现金支付，这不太可能对英国社会支持与福利系统产生负面影响。在 INVOLVE 网站上可以找到一个帮助计算成本的在线工具[47]。

#### 2.2.2.2 时间

有效的用户参与需要足够的时间来规划。年轻人需要有足够的时间在会议之前熟悉会议材料，最好有专职人员，负责将复杂文件翻译或转变成通俗易懂的版本。年轻人可能还需要在旅途的预订和（或）支付、住宿方面得到帮助。重要的是，要明确定义年轻人在参加会议之前的要求，包括会议次数、会议前阅读材料的数量、参会形式（电子邮件、电话或视频会议）。许多年轻人渴望参与，但实际上，他们可能没有充分参与的能力，而且可能更适合参与讨论组等其他活动。确保年轻人了解项目的预期时间，以及他们可能参与的时间，将有效降低项目结束时参与者的失望或被拒绝感。

#### 2.2.2.3 场地及活动

场地和活动的选择将会受到用户参与时间和资金的影响。在可行性研究和筹备资金等资源匮乏的阶段，利用当地医院病房可能是唯一可行的方案。然而，最理想的选择是租用远离临床环境的房间，这会使年轻人在讨论癌症治疗与护理经历时更轻松。在选择场地时要考虑的另一件事是为那些行动不便和视力不佳的人提供便利。

有许多资源可以创造性地让年轻人参与进来，值得我们去探索如何最好地捕捉不同类型患者的体验[48-49]，同样其他行业是如何开展用户参与的也非常值得我们关注[27]。

### 2.3 获得其他公共宣传的支持

如上所述，在临床研究项目中扩大合作伙伴的范围，使之超越资助者 – 研究者 – 研究对象的传统限制，可以提高定性研究、临床试验等研究项目的整体质量。在研究机构、患者和公共组织的推动下，通过个别研究项目，可以在不同的研究方向上与合适的利益相关者建立伙伴关系。

在英国，临床研究基础设施为患者及其家长或宣传团体参与研究提供了机会。维持动态的国家临床试验组合是每个肿瘤专家临床研究团队（clinical study groups，CSGs）的责任，其成员包括患者或家长代表，从而为方案及个别项目的工作细节提供有效的额外建议。尽早考虑患者对试验设计和研究问题的潜在接受性，可以促进研究项目的成功实施与推广。同时，协助制作以患者为中心的信息表，已证明有利于通过伦理审查，促进患者更好地参与试验。

这些扩大参与的结构性方法与患者组织接触地方、国家、国际层面上的研究人员是相匹配的。

### 2.4 研究案例

#### 2.4.1 证明临床试验重要性的证据

在下面的研究案例中，我们以急性淋巴细胞白血病为例，来说明临床试验对年轻癌症患者的治疗价值。

### 2.4.2 个案研究 1：急性淋巴细胞白血病

#### 2.4.2.1 预后的改善：急性淋巴细胞白血病

在过去的 30 年中，急性淋巴细胞白血病（acute lymphoblastic leukemia，ALL）患儿的生存率有了显著提高，ALL 的治疗被认为是现代儿童癌症治疗最重要的成功案例之一[50]。随着医疗的进步，ALL 患儿的 5 年生存率从 1974 年的 47% 上升到今天的 90% 左右[1, 50]。然而，在青年人群中没有观察到类似的生存改善，年龄的增加被记录为一个不良的预后指标。

#### 2.4.2.2 允许治疗方法之间的科学比较：儿科与成人

从 2005 年开始，包括英国在内的一些医疗团队有越来越多的证据表明，与以骨髓抑制和移植为重点的成人治疗方案相比，患有 ALL 的青年人采用儿科治疗方案的疗效更显著[19, 51]。由于这些观察结果大多来自临床试验数据，因此，尽管在同一研究中儿科和成人方案之间没有随机化，但也有可能在这些研究之间进行过一些比较[19, 51]。

#### 2.4.2.3 提高试验设计的合适性

一项全国性的 ALL 试验，即 UKALL2003，修订了纳入研究对象的年龄上限标准，将 24 岁以下的患者纳入其中。该研究招募的患者生存率与儿科患者的生存率相差无几，其 5 年总生存率为 76%[52]。这些观察的成果是成人血液学专家和儿科血液学专家之间合作的结果。

#### 2.4.2.4 在研究中赋予个体生存优势：UKALL2003 经验

几乎没有证据表明参与临床试验本身与个体的生存优势有关。然而，国家癌症情报网络最近公布的数据显示，参加 UKALL2003 试验的年轻人在 1 年和 2 年的生存率明显高于那些没有接受试验的人[53]。试验组的 1 年生存率为 90.8%，而对照组为 81.9%，2 年后这一差异更为显著，试验组为 85.4%，对照组为 67.5%[53]。此外，对照组的年轻人在诊断后 3 个月内死亡的可能性（8%），比试验组的年轻人（2.5%）更高[53]。

#### 2.4.2.5 充分记录疾病反应和毒副反应

对患有 ALL 的年轻人来说，从成人到儿科治疗方案的转变会带来显著的生存优势。然而，对于那些年龄超过 10 岁的患者，严重不良事件的发生率增加了，且与治疗相关的毒性具有特定的年龄特征[52]。该方案的相关毒性增加表明，年轻的 ALL 患者最好在青年专科中心进行治疗。

### 2.4.3 个案研究 2

#### 2.4.3.1 年轻人对 BRIGHTLIGHT 研究的贡献

BRIGHTLIGHT[54]是一项针对英格兰年轻人癌症专科服务的全国性评估项目，其中年轻人在研究设计、管理和传播方面所做的贡献是独一无二的。BRIGHTLIGHT 由英国国家卫生研究所（National Institute for Health Research，NIHR）资助（NIHR RP-PG-1209-10013）。在 BRIGHTLIGHT 项目之前，"核心消费者群体"（core consumer group，CCG）中 5 名被诊断为癌症的年轻人作为主要项目"护理的本质"可行性研究的主体，以访谈的形式收集其他年轻人的数据，确定青年专科病房的优先事项，进行数据分析，并就研究设计的可接受性和 BRIGHTLIGHT 项目主要结局的选择与更广泛的年轻人进行协商 [24, 27, 42-45, 55]。重要的是，在研究建立过程中，CCG 认为 "2012 年癌症队列研究" "青年护理的本质" 不是一个能够吸引年轻人的名字。随后，年轻人参与了题目命名，根据一项医疗保健广告改编，将该项目重新命名为 "BRIGHTLIGHT" [27]。

### 2.4.3.2 衡量影响：研究的吸收和保留

这种程度的参与，即年轻人参与数据收集、分析和传播，是资源密集型的。然而，就研究设计和研究内容的可接受性而言，这些措施的好处体现在符合 BRIGHTLIGHT 纳入标准的年轻人接受率为 80%，而根据其他年轻人的队列研究计算出的预期接受率为 60% [24, 44]。

年轻人继续参与 BRIGHTLIGHT 的工作，并在协助研究团队招募、保留和传播等方面发挥了重要作用 [44]。BRIGHTLIGHT 青年咨询小组（Young Advisory Panel，YAP）是一个由约 20 名年轻人组成的小组，他们对 BRIGHTLIGHT 的各个方面提供建议，他们对招募工作做出贡献，包括修改时间安排和患者信息材料的使用方法，邀请更广泛的治疗团队（社会工作者和青年支持工作者）参与招募工作，并提倡所有有资格参加研究的年轻人都应了解参与机会，以便对其治疗做出知情的选择 [24]。在这种情况下，很难衡量他们的行为对提高参与率是否有影响，因为不可能将年轻人随机分配到仅受 YAP 或卫生保健人员影响的组中。此外，大多数的招募困难来自年轻人没有机会接触卫生保健人员。

对于那些获得参与研究机会的患者来说，对 BRIGHTLIGHT 的使用率达到了 80%，Wave 2 的保留率也高于预期，达到了 69%，这可能与该研究是年轻人为自己设计的有关 [45]。BRIGHTLIGHT YAP 团队受邀对患者的保留率做出贡献，在根据 YAP 的建议对试验方案进行了多项修改后，Wave 3 的保留率从 30% 增加到了 59% [45]。

### 2.4.3.3 衡量影响：用户参与对年轻人有益吗？

年轻人参与研究的益处是多方面的。实际益处包括学习新的技能，如数据收集、分析、写作和介绍，这些技能有助于就业或接受高等教育，并为在恢复期间建设性地利用了时间提供证据。个人特质方面的益处包括提升信心，可以学习如何与同龄人、卫生保健人员和公众进行沟通。此外，年轻人表达了参与治疗的价值。研究带来的全部影响值得进一步探索。

## 结论

癌症研究引起了公众的高度关注。对于青年人来说，与儿童和年长成人相比，临床试验参与率的差异使人们开始努力理解这一现象，并制定平衡参与率差异的相关干预措施。在英国，为确保研究项目的成功，年轻人参与临床试验在青年癌症护理中被赋予了高度优先权，这给研究人员带来了相当大的挑战。让自己参与研究进程已被证明是可行且有效的，因此，它将成为未来影响年轻人临床研究的先决条件。

## 致谢

我们要感谢 CCG 和 BRIGHTLIGHT YAP 的成员，感谢他们在国家癌症研究机构青年临床研究小组和 BRIGHTLIGHT 的支持下为研究工作做出的贡献。研究案例介绍了由 NIHR 根据其应用研究计划（NO. RP-PG-1209-10013）资助的独立研究。所表达的观点是作者的观点，不一定是 NHS、NIHR 或卫生部的观点。Lorna Fern 由青少年癌症信托基金资助。

# 参考文献

[1]   Smith MA, Seibel NL, Altekruse SF, Ries LA, Melbert DL, O'Leary M, et al. Outcomes for children and adolescents with cancer: challenges for the twenty-first century. J Clin Oncol. 2010;28(15):2625–34.

[2]   Hayes A, et al. Clinical trials. In: Bleyer A, Barr R, Whelan J, Ferrari A, Ries L, editors. Cancer in adolescent and young adults. Cham: Springer; 2016. p. 549.

[3]    Bleyer A, Morgan S, Barr R. Proceedings of a workshop: bridging the gap in care and address- ing participation in clinical trials. Cancer. 2006;107(7 Suppl):1656–8.

[4]   National Institute for Clinical Excellencec. Improving outcomes guidance for children and young people. London: Crown Publishers; 2005.

[5]   Freyer D, Seibel N. The clinical trials gap for adolescents and young adults with can- cer: recent progress and conceptual framework for continued research. Curr Peadiatr Rep. 2015;3(2):137–45.

[6]   Bleyer WA, Tejeda H, Murphy SB, Robison LL, Ross JA, Pollock BH, et al. National cancer clinical trials: children have equal access; adolescents do not. J Adolesc Health. 1997;21(6):366–73.

[7]   Bleyer A, Budd T, Montello M. Lack of participation of older adolescents and young adults with cancer in clinical trials: impact in the USA. 2nd ed: Cancer Adolescent, Blackwell pub- lishing; 2005. p. 32–45.

[8]   Fern L, Davies S, Eden T, Feltbower R, Grant R, Hawkins M, et al. Rates of inclusion of teenagers and young adults in England into National Cancer Research Network clinical trials: report from the National Cancer Research Institute (NCRI) Teenage and Young Adult Clinical Studies Development Group. Br J Cancer. 2008;99(12):1967–74.

[9]   Fern LA, Lewandowski JA, Coxon KM, Whelan J. Available, accessible, aware, appropriate, and acceptable: a strategy to improve participation of teenagers and young adults in cancer trials. Lancet Oncol. 2014;15(8):e341–50.

[10]   Ferrari A. Michael Montello Troy Budd Archie Bleyer. the challenges of clinical trials for adolescents

and young adults with cancer. Pediatr Blood Cancer. 2008;50(S5):1101–4.

[11] Mitchell AE, Scarcella DL, Rigutto GL, Thursfield VJ, Giles GG, Sexton M, et al. Cancer in adolescents and young adults: treatment and outcome in Victoria. Med J Aust. 2004;180(2):59–62.

[12] Bleyer A, Montello M, Budd T, Saxman S. National survival trends of young adults with sarcoma - lack of progress is associated with lack of clinical trial participation. Cancer. 2005;103(9):1891–7.

[13] Desandes E, Lacour B, Sommelet D, White-Koning M, Velten M, Tretarre B, et al. Cancer adolescent pathway in France between 1988 and 1997. Eur J Oncol Nurs. 2007;11(1):74–81.

[14] Desandes E, Bonnay S, Berger C, Brugieres L, Demeocq F, Laurence V, Sommelet D, Tron I, Clavel J, Lacour B. Pathways of care for adolescents patients with cancer in France from 2006 to 2007. Peadiatr Blood Cancer. 2012;58:924–9.

[15] Unger JM, Cook E, Tai E, Bleyer A. The role of clinical trial parctipation in cancer research: barriers, evidence, and strategies. Am Soc Clin Oncol Educ Book. 2016;35:185–98.

[16] Bleyer A, Viny A, Barr R. Cancer in 15-to 29-year-olds by primary site. Oncologist. 2006;11(6):590–601.

[17] Damenia AO, Turkevich EA, Semiglazov VF, Kochetova IA, Gurbanov SS, Bit-Sava EM, et al. Biological features of breast cancer in patients under 35. Vopr Onkologii. 2007;53(6):674–6.

[18] Lethaby CD, Picton S, Kinsey SE, Phillips R, van Laar M, Feltbower RG. A system- atic review of time to diagnosis in children and young adults with cancer. Arch Dis Child. 2013;98(5):349–55.

[19] Boissel N, Auclerc MF, Lheritier V, Perel Y, Thomas X, Leblanc T, et al. Should adolescents with acute lymphoblastic leukemia be treated as old children or young adults? Comparison of the French FRALLE-93 and LALA-94 trials. J Clin Oncol. 2003;21(5):774–80.

[20] Ferrari A. SIAMO: Italian pediatric oncologists and adult medical oncologists join forces for adolescents with cancer. Pediatr Hematol Oncol. 2014;31(6):574–5.

[21] Pearce S, Brownsdon A, Fern L, Gibson F, Whelan J, Lavender V. The perceptions of teenag- ers, young adults and professionals in the participation of bone cancer clinical trials. Eur J Cancer Care (Engl). 2016.; [Epub ahead of print].

[22] Ford JG, Howerton MW, Lai GY, Gary TL, Bolen S, Gibbons MC, et al. Barriers to recruit- ing underrepresented populations to cancer clinical trials: A systematic review. Cancer. 2008;112(2):228–42.

[23] Ferrari A, Arico M, Dini G, Rondelli R, Porta F. Upper age limits for accessing pediatric oncology centers in Italy: a barrier preventing adolescents with cancer from entering national cooperative AIEOP trials. Pediatr Hematol Oncol. 2012;29(1):55–61.

[24] Taylor RM, Solanki A, Aslam N, Whelan JS, Fern LA. A participatory study of teenagers and young adults views on access and participation in cancer research. Eur J Oncol Nurs. 2016;20:156–64.

[25] Ferrari A, Bleyer A. Participation of adolescents with cancer in clinical trials. Cancer Treat Rev. 2007;33(7):603–8.

[26] Hay AE, Rae C, Fraser GA, Meyer RM, Abbott LS, Bevan S, et al. Accrual of adolescents and young adults with cancer to clinical trials. Curr Oncol. 2016;23(2):e81–5.

[27] Taylor RM, Mohain J, Gibson F, Solanki A, Whelan J, Fern LA. Novel participatory meth- ods of involving patients in research: naming and branding a longitudinal cohort study, BRIGHTLIGHT. BMC Med Res Methodol. 2015;15:20.

[28] Group IEW. Guideline for good clinical practice E6 (R1). International conference on harmo- nization. 1996.

[29] Birch JM, Alston RD, Quinn M, Kelsey AM. Incidence of malignant disease by morpho- logical type, in young persons aged 12–24 years in England, 1979–1997. Eur J Cancer. 2003;39(18):2622–31.

[30] Stark D, Bielack S, Brugieres L, Dirksen U, Duarte X, Dunn S, et al. Teenagers and young adults with cancer in Europe: from national programmes to a European integrated coordinated project. Eur J Cancer Care (Engl). 2016;25(3):419–27.

[31] Whelan J, Fern L. Cancer in adolescence: incidence and policy issues. In: Kelly D, Gibson F, editors. Cancer care for adolescents and young adults. Oxford: Blackwell Publishing Ltd.; 2008.

[32] Aapro MS, Kohne CH, Cohen HJ, Extermann M. Never too old? Age should not be a barrier to enrollment in cancer clinical trials. Oncologist. 2005 Mar;10(3):198–204.

[33] Association WM. Declaration of Helsinki- Ethical Principles for medical research involving human subjects. 2013.

[34] Health Do. Cancer reform strategy, Chapter 6 Reducing cancer inequalities. London; 2007.

[35] Administration FaD. Studies in support of special populations: geriatrics E7. Silver Spring; 1994.

[36] Administration FaD. Clinical Investigation of medicinal products in the peadiatric population. Silver Spring; 2000.

[37] Whelan JS, Bielack SS, Marina N, Smeland S, Jovic G, Hook JM, et al. EURAMOS-1, an international randomised study for osteosarcoma: results from pre-randomisation treatment. Ann Oncol. 2015;26(2):407–14.

[38] Arora RS, Alston RD, Eden TO, Geraci M, Birch JM. The contrasting age-incidence pat-

terns of bone tumours in teenagers and young adults: implications for aetiology. Int J Cancer. 2012;131(7):1678–85.

[39] Johnson P, Federico M, Kirkwood A, Fossa A, Berkahn L, Carella A, et al. Adapted treatment guided by interim PET-CT scan in advanced Hodgkin's lymphoma. N Engl J Med. 2016;374(25):2419–29.

[40] INVOLVE. 2017. http://www.invo.org.uk/find-out-more/what-is-public-involvement-in-research-2/.

[41] Brett J, Staniszewska S, Mockford C, Herron-Marx S, Hughes J, Tysall C, et al. Mapping the impact of patient and public involvement on health and social care research: a systematic review. Health Expect. 2014;17(5):637–50.

[42] Taylor RM, Fern L, Whelan J, Pearce S, Grew T, Millington H, et al. "Your place or mine?" Priorities for a specialist teenage and young adult (TYA) cancer unit: disparity between TYA and professional perceptions. J Adolesc Young Adult Oncol. 2011;1(3):145–51.

[43] Fern LA, Taylor RM, Whelan J, Pearce S, Grew T, Brooman K, et al. The art of age-appropriate care: reflecting on a conceptual model of the cancer experience for teenagers and young adults. Cancer Nurs. 2013;36(5):E27–38.

[44] Taylor RM, Fern LA, Solanki A, Hooker L, Carluccio A, Pye J, et al. Development and valida- tion of the BRIGHTLIGHT Survey, a patient-reported experience measure for young people with cancer. Health Qual Life Outcomes. 2015;13:107.

[45] Taylor RM. Optimising a retention strategy with young people: the BRIGHTLIGHT study. J Young Adult Adolesc Oncol. 2017 (in press).

[46] INVOLVE. 2017. http://www.invo.org.uk/wp-content/uploads/2014/11/10002-INVOLVE- Budgeting-Tool-Publication-WEB.pdf.

[47] INVOLVE. 2017. http://www.invo.org.uk/resource-centre/payment-and-recognition-for- public-involvement/involvement-cost-calculator/.

[48] Children St. Participation—Spice it up!; 2003.

[49] Shaw C, Brady LM, Davey C. Guidelines for research with children and young people. London: National Childrens Bureau Research Centre; 2011.

[50] Rowe JM, Buck G, Burnett AK, Chopra R, Wiernik PH, Richards SM, et al. Induction therapy for adults with acute lymphoblastic leukemia: results of more than 1500 patients from the international ALL trial: MRC UKALL XII/ECOG E2993. Blood. 2005;106(12):3760–7.

[51] Boissel N. Lymphoblastic leukaemia in adults. The European cancer congress 2015. Vienna; 2015.

[52] Hough R, Rowntree C, Goulden N, Mitchell C, Moorman A, Wade R, et al. Efficacy and toxicity of a paediatric protocol in teenagers and young adults with Philadelphia chromo- some negative acute lymphoblastic leukaemia: results from UKALL 2003. Br J Haematol. 2016;172(3):439–51.

[53] Network NCI. Clinical trial participation and outcomes in teenagers and young adults in England with acute lymphoblastic leukaemia. 2015. http://www.ncin.org.uk/view?rid=2908.

[54] Brightlight. 2017. www.brightlightstudy.com.

[55] Gibson F, Fern L, Whelan J, Pearce S, Lewis IJ, Hobin D, et al. A scoping exercise of favour- able characteristics of professionals working in teenage and young adult cancer care: 'thinking outside of the box'. Eur J Cancer Care (Engl). 2012;21(3):330–9.

# 3

# 青年护理模式

Dan Stark, Andrea Ferrari

为了给患有癌症的青年提供卫生保健服务，我们必须要了解疾病的模式。然而，更重要的是，我们需要应对这一群体在临床上和组织管理上所固有的挑战。

青年正处于"承上启下"的特殊成长发育时期，改善青年癌症管理措施必须将其考虑在内。青年在临床、生物和社会心理方面都具有特殊性，为特殊年龄组提供保健服务对当地卫生服务机构也是一项挑战。地理差异带来的问题可能需要一些专业服务来弥补，但将不利因素最小化的模式是已知的，且详细记录并得到良好评估的。地方医院应与拥有公共和商业支持的非营利组织合作，提供更好的服务以满足当地需求，并支持当地的专科护理，如病房或门诊护理。

青年服务需要政策及临床和行政卫生保健人员的切实支持，这可能需要通过遵守一项经过充分考虑和响应的战略来促进。国家政策可以起到很大作用，在英国、澳大利亚、加拿大、法国，以及意大利，国家政策正在不断更新。

在这些改变下，一些地区患者的预后得到了改善。世界上不同地区对此采取了类似但不同的方法，可以从中获取一些有益的信息。本章讨论了哪些形式的卫生保健服务设计正在减轻（或在未来可以减轻）这些严重疾病带来的破坏性，并且在这样做的同时，也能满足青年患者的特殊需求。

## 3.1 问题所在

近年来，越来越多的证据支持为患有癌症的青年人群设计癌症服务。如果我们的目标是在现有的医疗保健体系中应对这些患者护理中出现的特殊挑战，那么就能理解这些设计中的主要考虑因素。框 3.1 对这些问题进行了说明。

框 3.1　针对青年癌症的专家服务面临着一些特定年龄的挑战

1. **青年癌症患者高度特异性的医疗需求**

－ 他们的症状评估和从症状到诊断的途径具有特异性 [1-2]；

－ 在生物学上，他们的癌症类型和治疗方法具有特异性 [3]；

－ 他们具有明显的急性毒性和晚期效应 [4-6]。

2. **青年癌症患者带来了特殊的支持性护理挑战** [7]

－ 社会环境：平衡家庭、同龄人群体和患者的个人情况；

－ 个人发展：这个年轻人在其个人的生物发展历程中（从早期的儿童时代到成熟的成年时代）处于什么位置？ [8-10]

－ 他们具有特殊的心理需求 [11]。

3. **青年癌症护理涉及多个不同的团队**

－ 跨越癌症部位的特定临床团队（例如，乳腺癌、肉瘤、淋巴瘤）[9, 12]；

－ 跨越卫生保健系统的不同科室（例如，血液科和肿瘤科，成人科和儿科）[13-14]。

以上这些挑战都有一个共同的特点：它们都是由于青年处于"承上启下"的特殊生长发育时期而造成的。根据定义，青年是社会中介于儿童和成人之间的群体 [8-9]。

如果没有专科青年卫生服务机构，青年就只能在成人科或儿科中接受护理。成人科和儿科护理都为青年的护理提供了信息，但青年的护理是青年特有的（框 3.1）。由于青年人在社会、心理和生理发展方面的差异，会导致成人科和儿科服务对最佳护理方法的误解 [9]。两者都试图应用他们所熟悉的支持性护理和医疗护理模式，导致可能不会关注青年问题。举例如下。

● 不同年龄的患者受研究团队常用沟通方式的影响存在差异。

● 当对青年癌症患者的化疗药物进行减量时，在儿童胚胎性肿瘤和成人肿瘤中已有的、更成熟的经验会影响医疗团队的判断 [15]。

● 就如何解决护理挑战方面的"有根据的猜测"，他们可能会受到自身在年轻或年长患者中已有的丰富的临床实践影响。

继续维持原状并不能满足患者的需要，还会延误最新治疗方案的开发，因为它推迟了对临床试验中不同方法的利弊研究。关注这一发展时期是青年服务的关键，需要不断地将其作为服务设计的核心。

因为既往青年年龄段的数据结果至少被划分在两个专业领域，没有被放在一起考虑，所以在专业和学术方面会被边缘化。这意味着，即使在首次描述这些挑战的 20 年后 [16-17] 取得了进展 [18-20]，但情况仍然存在以下问题。

● 临床结果的描述并不完整。

● 青年癌症的生物学特性（在肿瘤生物学和药理学方面）的描述并不完整 [21-29]。

患有癌症的青年自身对如何改善护理有清晰的认识，他们认为癌症使他们与其他年轻人隔离开来，这也支持了关注这一发展时期的重要性[30]。这是因为青年分散在许多医疗保健机构中，许多人不知道还有其他年轻人也在接受癌症治疗。当然，这是具有讽刺意义的，因为青年在日常生活中非常重视自己的同龄人[31]。一些专业人士可能觉得这种孤立仅仅是因为青年癌症很罕见。与成人癌症相比，它们并不常见，但它们也没有儿童癌症那么罕见。然而，在很多年前，儿童癌症护理的专业性就使不同的患儿和家庭联系了起来[32]。不管是哪种癌症，对青年来说，跨领域的问题在肿瘤学中肯定不罕见。因此，一个成功的青年服务需要跨越这些界限，将年轻人聚集在一起进行癌症护理，并将提供治疗和护理的专业人员也聚集在一起。

在概念上很难为青年提供一个单一的、理想的"新"护理模式。传统的以家庭为中心的儿科或以患者为中心的成人护理模式都不能满足青年患者的需要。但为了克服这些困难，定义一个特定的模式，调整现有的系统，可能会满足青年的需求。为了实现这一目标，我们要以患者为中心，采用多学科的方法，并邀请儿科肿瘤专家和成人内科肿瘤专家都直接参与到团队中。我们应该让年轻患者直接参与护理过程，鼓励他们正常生活，包括允许他们挑战权威。此外，青年项目应根据当地情况、医疗文化的差异及资源调整整体护理模式，这也会导致不同的地方会产生不同且多样的问题解决方案。

## 3.2 解决问题的实际方法

### 3.2.1 提供青年护理的地区

青年癌症并不常见。如果专业人员想成为专家，拥有与青年合作的经验和特定的临床技能，那么他们需要定期和大量地了解这些问题，并有时间优先考虑他们在这个领域的专业教育问题。集中提供卫生保健服务（如在儿科癌症方面）有助于解决这些问题[16, 19, 33]，但这也有缺点需要考量，特别是在青年人群中，与儿童相比，其对年轻人的感觉、心理、社会适应、教育和职业发展会产生负面影响。确诊癌症的时间点，正是青年开始离开较小的家庭单位支持，进入由朋友和伙伴组成的同龄人社会网络的关键时期[34]。虽然对于一个家庭在数月内反复跋涉97 km进行治疗是巨大的负担，但我们支持儿童的关键代表人物（通常是父母）参与许多关键事件。对于一个19岁的孩子来说，被安置在一个年龄相仿的社会群体中（也许在大学或公司做学徒）或许会有一个新开始的亲密伴侣，但同龄人提供的个人支持很少能在较远的距离上仍然保持较高的质量。青年可能不得不重新依赖家庭，或者尝试在没有支持的情况下进行健康管理。

由于政策的驱动和一些年轻人选择接受现有的专业服务，一些地方已经实行了有限的集中保健服务。2005年，英国国家临床优化研究所（现在的英国国家卫生与临床优化研究所）发表了《儿童和年轻人癌症改善结果指南（improving outcomes guidance for cancer in children and young people）》，并由此建立了青年治疗中心关系网[35-36]。该指南规定了15～24岁的患者在被诊断为癌症时应接受的具体护理标准，这些标准通过每 2 ～ 3 年 / 次（尽管在财政紧缩时期不确定）的"对等"服务审查进行评估。半集中化是其中的一部分，同时还有其他几个关键特征。

- 区域化的主要治疗中心可以向患有罕见或不太罕见的癌症、一线疾病和复发性疾病，以及严重并发症的青年患者提供所有可能需要的高质量护理。此外，投资支持特定的社会心理护理，包括由专业护士、社会工作者、康复专家、心理健康护理专家、教育和职业专家，以及活动协调员组成的多专业团队。这一大型治疗中心与当地的"指定医院"建立了合作网络，在这些医院里一些加强护理的要素已经到位（但对专家人员的投资较少），并与治疗中心保持积极联系。

- 定义转诊途径以调查症状。在每个地区公开的网络转诊路径文件中，定义初级保健医生应该请哪位同事或保健团队来调查症状或体征，如何联系他们及预期的时间范围，并在 2 年 / 次的同行评审系统中进行检查。

- 18 岁或 18 岁以下的青年必须在主要治疗中心开始治疗。之后，如果愿意，可以在指定医院接受当地提供的"共享"护理。

- 19 ～ 24 岁的年长青年必须在知情的情况下，选择是去主要治疗中心，还是在指定医院接受治疗，使他们能够权衡风险和利益。如何解释这一选择已由一个专门的国家项目决定，但目前还不清楚实践中是如何实现的（http://www.nhs.uk/young-cancer-care/pages/can-cer-treatment-choices.aspx，2016 年 8 月访问）。

- 英国国家医疗服务体系中的非指定医院不受委托为青年提供癌症治疗。因此，若这些医院提供治疗，国家医疗服务系统不会为其支付费用。

- 专业人员，包括跨区域的临床和管理团队，通过跨区域关系网分享他们服务的改进和发展。

在其他国家，发展包括不同程度的集中护理，如下文所描述，但英国的情况（可以说）在卫生服务政策方面得到了最好的描述。BRIGHTLIGHT 前瞻性评价了目前这种半专业化的方法、实践性质、对结果的影响、费用和更广泛的影响[37-38]，这源于可靠性较低但引人深思的数据在国际上特定患者队列中的扩大[39]。然而，要注意，这些服务专业化系统并不能避免变革的压力。在英格兰，它们由一个临床领导的政策参考小组监督，但最近儿科和青年参考小组被合并，威胁到青年护理在 NHS 政策中的地位。

如果年轻人选择不前往主要治疗中心，周边的青年专科服务可以延伸到其他医院。这有可能减少一些患者对地区和社会的干扰，并在当地提供特殊支持。同时，它还能保持专业的关系网。目前一个相关的试点评估已经完成，正在等待全面推广[40]。

### 3.2.2 青年服务应包括哪些年龄范围？

如何客观定义青年的年龄范围对研究人员来说具有挑战。"不同研究者使用的年龄范围是不一致的，这经常受到出版物同行评审者和那些可能不支持改变护理结构者的批评。"明确年龄范围可以提高清晰度。对于一些人来说，这些批评人士正在寻求该领域专家的帮助以确定年龄范围。对其他人来说，批评是一种更简单的请求，即在服务数据中保持结构的一致，这样一来，不同实验结果可以相互比较。但是，在实践中，年龄范围应在地方或个别项目层面上明确和商定，以解决服务或研究项目的具体问题，因为达成不同的研究目的需要规定不同的年龄范围（框 3.2）。青年从诊断到治疗，再到癌症存活（生存率超过 80%），他们的个人发展是渐进的，他们的护理和结局研究也应该随之发展[9]。儿童和成人服务之间的联合护理方法可以支持卫生保健提供者之间的过渡，如晚期护理效果。根据 2013 年 ENCCA 研究对青年专业人员的调查结果显示，青年服务应该对有特殊需要的患者灵活处理，如在教育或个人发展方面[41]。

---

**框 3.2　青年研究的年龄范围如何随研究目的而变化**

**克服临床界限的挑战**

- 在英国，青年服务涵盖 13 ～ 24 岁年龄段，跨越了成人和儿童服务的界限。
- 儿科和成人团队共同为患者制订临床护理计划，可以带来相当大的好处，这个年龄段的患者包括处于青春期及以后的青少年癌症患者（13 ～ 18 岁）和年轻成人（19 ～ 24 岁）。两组专业人员都对 16 ～ 18 岁的患者积极分担责任，在这个年龄段，社会心理和法律问题可能是最有争议的[31]。此外，13 ～ 24 岁的年龄范围促使了多学科临床护理讨论或临床病理会议的公平性，儿科病例和成人病例都将被联合讨论。我们发现，与邀请成人团队参加儿童癌症会议相比，这对团队来说是有凝聚力的，反之亦然。
- 然而，这个年龄界限在国际上是不一致的。在南欧的一些地区，儿科护理结束时间为 14 岁或 15 岁，但在德国严格为 18 岁（表 3.1）。

**支持年轻人的个人发展**

- 可以为不超过 39 岁的年长患者提供这种支持。Erikson 划分了年轻的青少年时期、年长的青少年时期、成年初期和青年期[42]。这项工作在 20 世纪 70 年代的社会是与众不同的，它涵盖的年龄转变比较多，如结束学业的年龄，或开始为人父母，或个人经济独立[43-45]。

**研究特定年龄段的发病率和结果**

在确定年龄段的过程中，流行病学数据一直占主导地位，倾向于使用每 5 年一分组（如 15 ～ 19 岁和 20 ～ 24 岁）。以 5 年为一个年龄段划分是比较常见的。然而，现代计算机化的数据库使严格分组的必要性大大降低，长期的注册流程和"大数据"分析使病例数能够在没有统计学分组的情况下进行分析[19, 31, 46]。

表 3.1　选定欧洲国家青年癌症服务的年龄组、项目和挑战，以定义其与当地需求的差异

| | 英国 | 法国 | 德国，波兰 | 意大利 | 西班牙 | 荷兰 | 丹麦 | 捷克共和国 |
|---|---|---|---|---|---|---|---|---|
| 年龄范围 | 15～24岁（几个部门为13～24岁） | 15～25岁 | 儿科和成人护理以18岁为界线 | 19～24岁 | 14～30岁 | 18～35岁 | 未定义 | 15～19岁 |
| 地方项目 | 经过认可和检查的25个主要青年单位和众多指定医院 | 8个青年项目，有3个青年单位 | 3个中心的跨学科项目 | 2个青年单位，1个区域项目 | 1个青年儿科中心的单位——地方举措 | 2个青年中心 | 2个青年单位 | 白血病合作试验 |
| 下一个挑战 | 保持政策倡议；增加研究 | 提高肿瘤医学的参与度、前瞻性研究 | 拓展青年基础设施合作 | 通过执行国家政策，使所有人都能公平地获得服务 | 国家经济和政治支持 | 前瞻性研究：财务模型 | 国家政策 | 卫生保健系统内的财政支持 |

### 3.2.3　护理环境

特定的青年医疗"单位"源自于现有服务的调整，随后指定确切的地方。通常这不是在政策变化多年后才开始的，无论医院是否有政策变化，在许多临床医生的实际支持下，以及年轻人作为"服务用户的倡导者"的大力支持下，已经确定对合适设施、共享护理模式和年轻人之间的同龄支持的临床需求未得到满足[32]。

提供青年护理通常都是从门诊环境开始的，这比住院病房要简单。一个支持门诊的区域就是例子，有慈善机构支持的特定装饰、电子通信设施和年轻人喜欢的食物类型。在善于与年轻人打交道的工作人员支持下，这种环境可以让年轻人在就诊前放松下来，使他们在等待噩耗时能够与同龄人进行交流。这些特定的住院环境对年轻人很有价值，毫无疑问，与许多医疗环境相比，装饰和设备可以是现代的[47, 48]。然而，当被问及细节时，年轻人也很重视隐私，但最重要的是与年龄相仿的人在一起的时间[49]。基于互联网的互动对年轻人（和其他人）来说是非常重要的，应该迎合他们的需求，同时也要考虑到可能带来的挑战，如信息管理等方面的问题[50]。在初步建立友好的前提下，建立一个新的青年特定护理场所过程（一旦完成后续工作）是跨学科团队联合协作和相互理解的重点。

加拿大、美国、澳大利亚、新西兰、印度、中国、摩洛哥和乌拉圭，以及欧洲6个国家都提供了专门的青年肿瘤护理环境。在青年服务中，专业人员最想改进的是合作精神[19, 51-53]。

为青年提供护理的环境也可能改变医院或诊所的文化。青年本就会挑战现状[12]，包括健康服务的设计。这些挑战有时会引发争议，但如果是建设性的，则对刺激改善极为有益。这就是为什么在一些国际环境中，在设计和发展癌症护理环境时，将青年患者的声音纳入决策中被广泛使用[54]。

护理环境可能在任何意义上都不足以实现专业人士和年轻人所希望的结果。欧洲儿科软组织肉瘤研究小组（European pediatric Soft Tissue Sarcoma Study Group，EpSSG）最近的一项研究对比了参加 EpSSG 方案的青少年（定义患者年龄为 15 ～ 19 岁）数量和基于人口癌症登记处的发病率预估出青少年病例数量。该研究证实，尽管这些试验对 21 岁以下的患者开放，但青少年在 EpSSG 方案中的参与率较低（15 ～ 19 岁患者的参与人数与预期人数之比为 0.30，而 0 ～ 14 岁患者的参与人数与预期人数之比为 0.64）。尽管英国有专门的青年服务，但纳入试验的比例较低，低于意大利和法国 [55]。即使他们有一个专门针对青年的护理环境，青年患者和青年专科服务仍然需要与现有合适年龄的临床试验密切联系。

### 3.2.3.1 促进青年癌症迅速诊断的服务

详细的研究报告一致显示，在医疗保健系统中，青年的症状和治疗之间的时间间隔延长了 [56-59]。仍不清楚这是不是特定年龄段的问题，还是与这个年龄段的癌症不常见有关。因此，在决定是否对症状进行调查时，临床上使用"先验概率"。青年的问题包括：

- 非特异性症状并不总是对年轻人特别或经典的描述。
- 非癌症诊断的频率可以解释许多目前的症状。
- 年轻人对自己身体的正常功能没有清楚的认识，因此不会为问题寻求帮助（假定症状是他们正在经历的一个"阶段"）。
- 青年不再（与儿童不同）与对健康问题有更多经验的年长成人讨论任何症状。
- 年轻人缺乏信心，认为他们没有空闲时间（或者在某些体系中没有经济能力）去咨询卫生保健人员。
- 近年来，从第一次出现症状到接受癌症治疗的时间过长，什么时候会妨碍预后，什么时候不会妨碍预后，也变得不太清楚。

进行专业的初步医疗保障咨询往往是年轻人最初可能出现癌症症状时合理的做法 [60]。然而，多次咨询是有据可查的。有明确的证据表明，在癌症被诊断之前的几个月里，青年确实进行了更多症状相关的医疗咨询 [1, 61-62]。与儿童相比，青年的症状间隔时间更长，这既与患者和家属的症状评估有关（患者 – 延迟），也与医生对症状的解释，以及是否转诊有关（医生 – 延迟）[59]。

已经设计了一些方案以提高年轻人对癌症症状的理解 [63]。最近一个 SIAMO 项目在意大利推广了一项沟通策略（在不同的层面，即社区、家庭医生、肿瘤医生和机构），开展了两项专门针对青少年的宣传活动，以提高他们对癌症可能发生在他们这个年龄段的认识，以及如何解释他们所经历的症状，促使他们尽快发现和就医，从而缩短诊断路径 [64-65]。丹麦在成人癌症护理方面的研究正开始确定调整护理路径，这可能会加快所有患者的诊断速度 [66-69]，但仍需对青年友好。

一旦有年轻人住院，青年服务也可能会加快青年癌症诊断和治疗的进程。根据我们当地的经验，医疗团队会分析讨论罕见病例，排除常见疾病的可能。例如，淋巴瘤和生殖细胞肿瘤小组可能会看到纵隔肿块。通过这些团队之间的常规病例讨论建立的牢固关系可以加速正确的诊断和管理。

### 3.2.4 提供专业的多学科临床团队

提供癌症护理所需的专业支持性护理技能是多方面的。那些专门针对青年的护理超出了传统的肿瘤学领域。如在一次咨询中，建设性地利用家庭中几代人的各种情感表达，以及扩大同龄人护理网络，以满足所有人的不同信息偏好。

目前，许多卫生保健专业培训课程并未包括解决青年具体问题的常规方案，如沟通、个人发展或疾病概况 [70-71]。我们通过欧洲儿童和青少年癌症网络（European Network for Cancer in Children and Adolescents，ENCCA，www.encca.eu）在欧洲进行了专业意见调查，结果表明专业人员和服务使用者对最重要的专业知识达成了共识 [41, 72]。青年服务需要一个特定的多学科团队，这要求卫生保健人员具备相关能力，最好完成培训并取得认证 [73-74]。服务管理者也需要允许工作人员跨越传统的连接工作。

美国、英国、加拿大、澳大利亚和欧盟都有针对青年癌症的培训课程，每个课程都定义了一个类似的知识体系 [74-77]。然而，除了知识之外，在专业人员所需的技能和态度方面存在很大的不同，在是否考虑了儿科和成人培训计划之间的衔接方面也有不同。特别是最近在加拿大，要求倡导、领导和服务发展的知识技能和态度（A Gupta，2014 年个人通信）。有趣的是，很少有人强调合作技能的重要性。

在 2014 年，由 ENCCA 和青少年癌症信托基金主办的国际峰会上，青年癌症和医学教育专家的共识如下。

- 癌症专业人员需要经过青年专项教育的认证。这必须是医生和相关卫生保健人员之间的合作，并且可供所有从事青年服务的人员使用。
- 应该为所有从事青年重病患者工作的卫生保健人员提供通用的"与青年合作"的培训课程。
- 所有从事青年护理的卫生保健人员必须接受完整的青年培训，他们应持有有效的青年肿瘤学认证资格。
- 培训学习应在网上进行，而所需的面对面工作应在主要的国际大会上进行。
- 这种培训应该由大学与专业协会进行合作认证。

实现这些目标是一项持续的工作。

## 3.3 全球青年癌症护理服务和项目

上文已详细描述了英国的青年癌症护理服务 [35, 54]。

### 3.3.1 在欧洲大陆

法国的青年护理有一个将儿科和成人肿瘤学或血液学结合起来的综合性交叉合作项目。2004 年以来，连续 3 个国家癌症计划内容都涉及青年，如区域性的护理途径和增加青年相关研究。国家癌症研究所（Institut National du Cancer，INCa）支持了 8 个定义明确的法国青年中心。要求每个中心必须有如下组成部分。

- 一个跨领域的临床团队（至少一个儿科和一个成人肿瘤或血液病专家与协调护士）。
- 一个包括心理学家和社会工作者的具体社会心理项目。

肿瘤血液学青少年和年轻成人小组（Groupe Onco-hematologie Adolescents et Jeunes Adultes，Go-AJA）是全国性的专家小组和慈善机构，包括患者及其代表和专家。这个具有专业领导力的团体一直是 2016 年 5 月由 INCa 推出的青年国家协调计划的基石。

在德国，青年的癌症护理具有独特的儿科和成人肿瘤基础设施，18 岁是相对明确的年龄界限。小于 18 岁的青少年癌症患者住院治疗不能报销，除非是在德国儿科肿瘤学和血液学协会（German Society for Pediatric Oncology and Hematology，GPOH）认证的单位进行住院治疗。在 18 岁生日前后接受治疗的患者需要采取特殊的行动。肿瘤内科国家合作基础设施是"定点"的（白血病、淋巴瘤、生殖细胞肿瘤），但可以支持儿科和成人科国家协会之间的合作，4 个中心已经启动了针对青年的跨学科项目[78]。

在意大利，已经建立了两个青年中心，主要关注儿童和成人肿瘤医生之间的合作[79]。意大利国家项目最初起源于儿科肿瘤学，随着儿科合作组织（Associazione Italiana Ematologia Oncologia Pediatrica，AIEOP）青少年委员会的成立，确立了保障意大利青少年癌症患者能够充分、公平地获得现有最佳护理的目标[79-80]。

意大利肿瘤血液病科学协会（Società scientifiche italiane Insieme per gli Adolescenti con Malattie Onco-ematologiche，SIAMO，www.progettosiamo.it）于 2014 年开始制订一个全面的国家计划，这是一个由成人科和儿科团体合作的国家工作组[81]。最近，SIAMO 得到了国家卫生部门的正式支持（Andrea Ferrari，2016 年个人通信）。SIAMO 的目标是在意大利的下一个国家肿瘤学计划中制定一份专门的文件，目的是确定各中心（无论是儿科还是成人单位）治疗青少年癌症所需的标准和设施。目前，在 SIAMO 的支持下，新的地方项目已经准备在意大利不同的中心启动。最近的一次对 15 ～ 19 岁患者进入 AIEOP 中心的评估结果显示，由于过去几年推出的各种举措，15 ～ 19 岁患者进入 AIEOP 中心的比例从 1989—2006 年的 0.10 明显上升到 2007—2012 年的 0.28[82]。

在荷兰，来自区域中心的卫生保健人员于 2013 年启动了一个全国性的青年合作项目，该项目由肿瘤内科发起，重点不是更明确地跨越儿童和成人护理的界限，而是关注 18 ～ 35 岁的人群，并且有一个青年（数字化）社区，对患者的生育能力、年龄段偏好、急性和长期的治疗效果进行了研究[83]。

在西班牙，2011 年在小儿血液肿瘤科成立了一个青少年癌症委员会。14 岁以上的患者可能在成人肿瘤科病房接受治疗[84]。慈善机构 AAA——"西班牙青年癌症患者协会"（www.aaacancer.org）提高了人们的意识，并维护了一个包括青年活动的患者社区（www.adolescentesyjovenesconcancer.com/）。

在丹麦，青年护士于 2000 年在奥胡斯大学医院发起了相关项目[49]，并在哥本哈根取得了进展。斯堪的纳维亚半岛完整的、多方位的癌症登记数据和专注于此的研究人员最近提供了关于青年特定的癌症生存结果和患者路径的高质量流行病学数据[45]。丹麦癌症协会正在考虑相关政策。

在其他国家，包括北欧和西欧（比利时、瑞典、挪威）、东南欧（罗马尼亚、保加利亚）、地中海（希腊、斯洛文尼亚）和中欧（立陶宛、波兰、捷克），虽然有一些单独的项目，但目前还没有全国性的临床项目来改善青年癌症的治疗效果。例如，立陶宛的白血病试验正在成人科和儿科团队间开放合作。

### 3.3.2　美国

2006 年青年肿瘤进展审查小组报告的数据[71, 85]，以及美国国家癌症研究所（National Cancer Institute，NCI）截至 2000 年的生存数据[86]描述的不良结果所带来的挑战，已经被服务用户和非营利部门组成的联盟接受了。从那时起，美国的青年服务工作一直在快速发展[87]。这为青年癌症提供了生物学[3]和社会心理学研究方案[88-89]。与此同时，在儿科和成人肿瘤学之间建立合作是美国青少年癌症协会确定的 10 个合作中心的核心工作，也是为青年卓越中心提供认证的核心工作，要求这些中心包括临床和多维支持性护理、研究计划并符合质量标准[90-92]。在青年的部分领域（并非所有领域）已经能看到患者结局的改善[93]。

正在进行的工作中，"关键质量"组织将学术研究者、临床工作者、行政人员和服务用户的利益相关者联系起来。这包括确定青年患者并提高将其转诊到青年专科中心的能力[94]，满足有关护理质量的建议[91]，与非营利组织合作，选择最佳治疗方法[15]，并为 15～39 岁患癌的美国人提供支持性护理，以满足其心理、医疗、经济和就诊距离需求[18]。这些和其他优先事项被列为该领域正在进行的明确优先事项工作[95]。目前，人们对获得护理服务的关注仍然存在，而年轻人中仍普遍存在医疗保障不足的挑战[96-97]。近年来，许多州的情况可能会有所缓和，特别是通过《平价医疗法案》（Affordable Care Act），对 26 岁以下的人影响最大。

人们乐观地认为，通过医院层面的儿科和成人团队之间的合作，以及 NCI 社区肿瘤学研究计划，试验招募可能会得到加强[98-99]。一个有影响力的变化是重组美国合作临床试验组，形成 NCI 临床试验网络。这鼓励拥有研究基础设施的医院（通过行政和财政激励措施及合作试验设计）将青年们纳入任何合适的试验，这些试验可能来自儿科或成人合作小组[100-101]。这既是促进或支持新试验的发展，也是成人科和儿科之间进行合作的结果[102]。

### 3.3.3 加拿大

自 2008 年以来，美国癌症协会与癌症问题特别工作组一直在与加拿大国家癌症组织合作，指导加拿大青年癌症协会在护理和预后方面差异地应对工作。2011 年和 2013 年的更新说明了一些明显的国家优先事项，如对姑息治疗问题的早期认识，需要考虑"虚拟"专家护理（在线），以及强调对未来的青年领导人，特别是对他们的领导技能进行培训[103-105]。与其他地方一样，扩大合作范围和确保必要的资源是具有挑战性的[77]。

其中一些挑战正由国际研究机构通过研究和临床数据集中解决[20, 106-107]。在全国范围内，具备创新和进步特点的个别项目正在推动这一领域的发展，越来越强调满足患者在癌症治疗后的需求服务[108-109]。

### 3.3.4 澳大利亚

澳大利亚全国范围内，在青年癌症服务团队的领导下，每个州至少有一个为 12～24 岁身患癌症的青年提供服务的专业机构（http://youthcancer.com.au/Youth-Cancer-Services.aspx，2016 年 8 月访问）。他们的政策还包括对患有癌症或死于癌症的年轻人父母、兄弟或姐妹的支持。自 2008 年以来，这一举措得到了两轮国家政府对管理和护理的支持，被纳入国家政策。在 Canteen 等非营利性国家服务用户支持组织（https:// www. canteen.org.au/ ）的支持下，这些中心已经形成网络，工作人员也得到了培训。青年癌症服务是在 2005 年以青年癌症患者为核心建立的，并由战略、研究、数据小组和年轻人参与，4 个咨询小组提供信息。

澳大利亚——促进集中化专家护理的模式。澳大利亚模式的重点是发展多学科青年癌症小组，这些小组设在大型地区医院的癌症服务部门，但与传统的肿瘤学服务部门合作。澳大利亚特别关注的具体问题包括远程医疗的使用、当地年轻癌症患者的特殊需求、将卫生保健人员的培训与治疗患有其他疾病的青年结合起来，以及最近对青年的心理评估和痛苦管理的关注[110]。

### 3.3.5 其他地方

尽管面临着更大的资源挑战和一些非常独特的公共卫生文化的挑战，摩洛哥、印度和中国也正在这一领域采取措施[111]。

### 结论

改善青年癌症的管理需要我们结合年龄的界限做到卓越护理。服务设计也应在当地具体挑战的背景下进行，以创建针对特定年龄范围、地理覆盖面和技能组合的服务，以便及时诊断并在所有领域提供优质护理。专业人员需要通过认证，以表明他们正在提高相关技能和改进态度，以及丰富他们的相关知识。对相似的青年患者采用不同的护理和管理方法，可能会揭示一些问题，这可能是积极的，也可能是消极的，或者是破坏性的，具体取决于已建立的关系。

为了促进现有临床团体之间的支持性关系，青年癌症服务的倡导者、专业人员和公众应在支持性的卫生服务政策基础上奋斗，诸如 ASCO、SIOPE 和 ESMO 等国际性组织在开拓者的带领下，通过建设性的合作继续推进这一进程，地区和国家政策紧随其后[112-113]。

不同的欧洲项目已经联合起来，旨在建立欧洲青年癌症患者网络（European Network for Teenagers and Young Adults with Cancer，ENTYAC）。ENTYAC 是欧洲儿童和青少年癌症网络（European Network for Cancer in Children and Adolescents，ENCCA）的一个分支，该网络于 2011—2015 年在欧盟第七框架计划（FP7）中启动。在 2015 年 ENCCA 结束时，其致力于"改善青年癌症患者的预后"的工作包在 ENTYAC 中发展。后者已成为欧洲国家集团的一个新生联盟[19]。对现有护理模式的评估正在进行中[38, 88, 106]，其中一些数据将在 2017—2018 年提供，进一步为青年癌症患者提供高质量、以患者为中心和公平服务的务实设计。

## 参考文献

[1] Dommett RM, et al. Features of cancer in teenagers and young adults in primary care: a population-based nested case-control study. Br J Cancer. 2013;108(11):2329–33.

[2] Ferrari A, et al. The sooner the better? How symptom interval correlates with outcome in children and adolescents with solid tumors: regression tree analysis of the findings of a pro- spective study. Pediatr Blood Cancer. 2016;63(3):479–85.

[3] Tricoli JV, et al. Biologic and clinical characteristics of adolescent and young adult cancers: acute lymphoblastic leukemia, colorectal cancer, breast cancer, melanoma, and sarcoma. Cancer. 2016;122(7):1017–28.

[4] Rugbjerg K, et al. Cardiovascular disease in survivors of adolescent and young adult cancer: a Danish cohort study, 1943–2009. J Natl Cancer Inst. 2014;106(6):dju110.

[5] Rugbjerg K, Olsen JH. Long-term risk of hospitalization for somatic diseases in survivors of adolescent or young adult cancer. JAMA Oncol. 2016;2(2):193–200.

[6] Woodward E, et al. Late effects in survivors of teenage and young adult cancer: does age matter? Ann Oncol. 2011;22(12):2561–8.

[7] Morgan S, et al. Sex, drugs, and rock 'n' roll: caring for adolescents and young adults with cancer. J Clin Oncol. 2010;28(32):4825–30.

[8] World Health Organisation. Adolescent development. 2015. http://www.who.int/ maternal_child_ adolescent/topics/adolescence/dev/en/.

[9]   Arnett JJ. Emerging adulthood. A theory of development from the late teens through the twenties. Am Psychol. 2000;55(5):469–80.

[10]  Viner RM, et al. Life course epidemiology: recognising the importance of adolescence. J Epidemiol Community Health. 2015;69(8):719–20.

[11]  Whitaker KJ, et al. Adolescence is associated with genomically patterned consolidation of the hubs of the human brain connectome. Proc Natl Acad Sci USA. 2016;113(32):9105–10.

[12]  Erikson EH. Identity: youth and crisis. New York: Norton; 1968.

[13]  Abrams AN, Hazen EP, Penson RT. Psychosocial issues in adolescents with cancer. Cancer Treat Rev. 2007;33(7):622–30.

[14]  Barr RD, Holowaty EJ, Birch JM. Classification schemes for tumors diagnosed in adoles- cents and young adults. Cancer. 2006;106(7):1425–30.

[15]  Potosky AL, et al. Use of appropriate initial treatment among adolescents and young adults with cancer. J Natl Cancer Inst. 2014;106(11):dju300.

[16]  Leonard RC, et al. Strategy needed for adolescent patients with cancer. BMJ. 1995;311(7001):387.

[17]  Lewis IJ. Cancer in adolescence. Br Med Bull. 1996;52(4):887–97.

[18]  Nass SJ, et al. Identifying and addressing the needs of adolescents and young adults with cancer: summary of an Institute of Medicine workshop. Oncologist. 2015;20(2):186–95.

[19]  Stark D, et al. Teenagers and young adults with cancer in Europe: from national programmes to a European integrated coordinated project. Eur J Cancer Care (Engl). 2016;25(3):419–27.

[20]  Barr RD, et al. Cancer in adolescents and young adults: a narrative review of the current status and a view of the future. JAMA Pediatr. 2016;170(5):495–501.

[21]  Veal GJ, Hartford CM, Stewart CF. Clinical pharmacology in the adolescent oncology patient. J Clin Oncol. 2010;28(32):4790–9.

[22]  Gramatges MM, Rabin KR. The adolescent and young adult with cancer: state of the art— acute leukemias. Curr Oncol Rep. 2013;15(4):317–24.

[23]  Vriens MR, et al. Clinical and molecular features of papillary thyroid cancer in adolescents and young adults. Cancer. 2011;117(2):259–67.

[24]  Casanova M, et al. A prospective protocol for nasopharyngeal carcinoma in children and adoles- cents: the Italian Rare Tumors in Pediatric Age (TREP) project. Cancer. 2012;118(10):2718–25.

[25]  Daniotti M, et al. Cutaneous melanoma in childhood and adolescence shows frequent loss of INK4A and gain of KIT. J Invest Dermatol. 2009;129(7):1759–68.

[26]  Chan JK, et al. Ovarian cancer in younger vs older women: a population-based analysis. Br J Cancer.

2006;95(10):1314–20.

[27] Tricoli JV, et al. Unique characteristics of adolescent and young adult acute lymphoblastic leukemia, breast cancer, and colon cancer. J Natl Cancer Inst. 2011;103(8):628–35.

[28] Collinson K, et al. Age-related biological features of germ cell tumors. Genes Chromosomes Cancer. 2014;53(3):215–27.

[29] Kohsaka S, et al. A recurrent neomorphic mutation in MYOD1 defines a clinically aggressive subset of embryonal rhabdomyosarcoma associated with PI3K-AKT pathway mutations. Nat Genet. 2014;46(6):595–600.

[30] Kent EE, et al. Talking about cancer and meeting peer survivors: social information needs of adolescents and young adults diagnosed with cancer. J Adolesc Young Adult Oncol. 2013;2(2):44–52.

[31] Hollis R, Morgan S. The adolescent with cancer—at the edge of no-man's land. Lancet Oncol. 2001;2(1):43–8.

[32] Kelly D, Pearce S, Mulhall A. 'Being in the same boat': ethnographic insights into an adoles- cent cancer unit. Int J Nurs Stud. 2004;41(8):847–57.

[33] Stark D, Lewis I. Improving outcomes for teenagers and young adults (TYA) with cancer. Klin Padiatr. 2013;225(6):331–4.

[34] Clic-Sargent. A long way from home - the impact of travel on children and young people with cancer. London; 2010. p. 24.

[35] Carr R, et al. Young adult cancer services in the UK: the journey to a national network. Clin Med. 2013;13(3):258–62.

[36] NICE(UK). Improving outcomes in children and young people with cancer. Cancer service guidance: London; 2005.

[37] Taylor RM, et al. Development and validation of the BRIGHTLIGHT Survey, a patient-reported experience measure for young people with cancer. Health Qual Life Outcomes. 2015;13(1):107.

[38] Whelan J, Barber J, Feltbower R, Fern L, Gibson F, Hooker L, Lerner M, Millington H, Moran A, Morris S, O'Hara C, Pearce S, Raine R, Stark D, Taylor R. Do specialised services for TYA with cancer add value? London: NIHR (UK); 2012.

[39] Wolfson J, et al. Impact of treatment site in adolescents and young adults with central nervous system tumors. J Natl Cancer Inst. 2014;106(8):dju166.

[40] Coad J. Teenage Cancer Trust North West Pilot Evaluation. 2015. http:// www.coventry.ac.uk/ research/research-directories/current-projects/2015/ teenage-cancer-trust-north-west-pilot-evaluation/.

[41] Jones LJ, Pini SA, Morgan SJ, Birk GK, Stark DP. How Do Teenagers and Young Adults with Cancer Experience Their Care? A European Survey. J Adolesc Young Adult Oncol. 2017;6(1): 102–10. https://doi.org/10.1089/jayao.2016.0011. Epub 2016 Jun 17. PMID:27314907.

[42] Bleyer WA, et al. American Cancer Society Workshop on Adolescents and Young Adults with Cancer. Workgroup #1: long-term care and lifetime follow-up. Cancer. 1993;71(7):2413.

[43] Statistics, O.f.N. Large increase in 20 to 34-year-olds living with parents since 1996. 2014. http://www.ons.gov.uk/ons/rel/family-demography/young-adults-living-with-parents/2013/ sty-young-adults.html.

[44] Iacovou M. Leaving home: independence, togetherness and income in Europe. New York: United Nations, Department of Economic and Social Affairs; 2011.

[45] Michelagnoli MP, Pritchard J, Phillips MB. Adolescent oncology—a homeland for the "lost tribe". Eur J Cancer. 2003;39(18):2571–2.

[46] Stark D, et al. Survival patterns in teenagers and young adults with cancer in the United Kingdom: comparisons with younger and older age groups. Eur J Cancer. 2015;51(17): 2643–54.

[47] Smith S. Adolescent units-an evidence-based approach to quality nursing in adolescent care. Eur J Oncol Nurs. 2004;8(1):20–9.

[48] Marris S, Morgan S, Stark D. 'Listening to Patients': what is the value of age-appropriate care to teenagers and young adults with cancer? Eur J Cancer Care (Engl). 2011;20(2):145–51.

[49] Olsen PR, Harder I. Caring for teenagers and young adults with cancer: a grounded theory study of network-focused nursing. Eur J Oncol Nurs. 2011;15(2):152–9.

[50] Perales MA, et al. Social media and the adolescent and young adult (AYA) patient with can- cer. Curr Hematol Malig Rep. 2016;11(6):449–55.

[51] Albritton K, Bleyer WA. The management of cancer in the older adolescent. Eur J Cancer. 2003;39(18):2584–99.

[52] Ferrari A, et al. Starting an adolescent and young adult program: some success stories and some obstacles to overcome. J Clin Oncol. 2010;28(32):4850–7.

[53] Bleyer A. The Quid Pro Quo of pediatric versus adult services for older adolescent cancer patients. Pediatr Blood Cancer. 2010;54(2):238–41.

[54] Whiteson M. The Teenage Cancer Trust—advocating a model for teenage cancer services. Eur J Cancer. 2003;39(18):2688–93.

[55] Ferrari A, Trama A, De Paoli A, Bergeron C, Merks JHM, Jenney M, Orbach D, Chisholm JC, Gallego S, Glosli H, De Salvo GL, Botta L, Gatta G, Bisogno G; RARECAREnet Working Group. Access to

clinical trials for adolescents with soft tissue sarcomas: Enrollment in European pediatric Soft tissue sarcoma Study Group (EpSSG) protocols. Pediatr Blood Cancer. 2017;64(6). https://doi.org/10.1002/pbc.26348. Epub 2016 Nov 24.

[56] Goyal S, et al. Symptom interval in young people with bone cancer. Eur J Cancer. 2004;40(15):2280–6.

[57] Martin S, et al. Delays in cancer diagnosis in underinsured young adults and older adoles- cents. Oncologist. 2007;12(7):816–24.

[58] Desandes E, et al. Pathways of care for adolescent patients with cancer in France from 2006 to 2007. Pediatr Blood Cancer. 2012;58(6):924–9.

[59] Veneroni L, et al. Symptom interval in pediatric patients with solid tumors: adolescents are at greater risk of late diagnosis. Pediatr Blood Cancer. 2013;60(4):605–10.

[60] Fern LA, et al. Why can't we improve the timeliness of cancer diagnosis in children, teenag- ers, and young adults? BMJ. 2013;347:f6493.

[61] Lyratzopoulos G, et al. Variation in number of general practitioner consultations before hos- pital referral for cancer: findings from the 2010 National Cancer Patient Experience Survey in England. Lancet Oncol. 2012;13(4):353–65.

[62] Ahrensberg JM, Fenger-Gron M, Vedsted P. Primary care use before cancer diagnosis in ado- lescents and young adults—a Nationwide Register Study. PLoS One. 2016;11(5):e0155933.

[63] Forbes LJ, et al. Differences in cancer awareness and beliefs between Australia, Canada, Denmark, Norway, Sweden and the UK (the International Cancer Benchmarking Partnership): do they contribute to differences in cancer survival? Br J Cancer. 2013;108(2):292–300.

[64] Magni C, et al. Adolescents' health awareness and understanding of cancer and tumor pre- vention: when and why an adolescent decides to consult a physician. Pediatr Blood Cancer. 2016;63(8):1357–61. https://doi.org/10.1002/pbc.25985.

[65] Magni C, et al. "There's no reason why": a campaign to raise cancer awareness among ado- lescents. Tumori. 2016;2016(3):270–5. https://doi.org/10.5301/tj.5000493.

[66] Rose PW, et al. Explaining variation in cancer survival between 11 jurisdictions in the International Cancer Benchmarking Partnership: a primary care vignette survey. BMJ Open. 2015;5(5):e007212.

[67] Jensen H, et al. Diagnostic intervals before and after implementation of cancer patient path- ways - a GP survey and registry based comparison of three cohorts of cancer patients. BMC Cancer. 2015;15:308.

[68] Ingeman ML, et al. The Danish cancer pathway for patients with serious non-specific symp- toms and signs of cancer-a cross-sectional study of patient characteristics and cancer prob- ability. BMC Cancer. 2015;15:421.

[69] Larsen MB, et al. Secondary care intervals before and after the introduction of urgent referral guidelines for suspected cancer in Denmark: a comparative before-after study. BMC Health Serv Res. 2013;13:348.

[70] Committee LFR. Livestrong young adult alliance implementation plan. Austin: Livestrong; 2014.

[71] Livestrong. Closing the gap: a strategic plan. Austin: Livestrong; 2007.

[72] Fern LA, Stark DP, Phillips B, Morgan S, Azzim A, Gibson F. Benchmarking teenage and young adult cancer professional developments across Europe: A Delphi Survey. In European cancer congress. Amsterdam; 2013.

[73] Smith S. In: Case L, editor. A blueprint of care for teenagers and young adults with cancer. London, UK: Teenage Cancer Trust; 2013.

[74] GMC (UK). Curriculum for specialty training in medical oncology. 2010. http://www.gmc- uk.org/Medical_Oncology_curriculum_2010.pdf_32731045.pdf.

[75] Hayes-Lattin B, Mathews-Bradshaw B, Siegel S. Adolescent and young adult oncology train- ing for health professionals: a position statement. J Clin Oncol. 2010;28(32):4858–61.

[76] Ercan O, et al. Demography of adolescent health care delivery and training in Europe. Eur J Pediatr. 2009;168(4):417–26.

[77] Ramphal R, et al. Practices and resources devoted to the care of adolescents and young adults with cancer in canada: a survey of pediatric and adult cancer treatment centers. J Adolesc Young Adult Oncol. 2011;1(3):140–4.

[78] Bernig T, et al. Treatment of adolescents and young adults (AYA) with cancer in a multidisci- plinary setting: on the way to a highly specialized AYA unit. Klin Padiatr. 2013;225(6):335–8.

[79] Ferrari A, et al. Adolescents with cancer in Italy: entry into the national cooperative paediatric oncology group AIEOP trials. Eur J Cancer. 2009;45(3):328–34.

[80] Ferrari A. The challenge of access to care for adolescents with cancer In Italy: national and local pediatric oncology programs. J Adolesc Young Adult Oncol. 2013;2(3):112–7.

[81] Ferrari A. SIAMO: Italian pediatric oncologists and adult medical oncologists join forces for adolescents with cancer. Pediatr Hematol Oncol. 2014;31(6):574–5.

[82] Ferrari A, et al. Adolescents with cancer in Italy: improving access to national cooperative pediatric oncology group (AIEOP) centers. Pediatr Blood Cancer. 2016;63(6):1116–9.

[83] Aben KK, et al. Cancer in adolescents and young adults (15-29 years): a population-based study in the Netherlands 1989-2009. Acta Oncol. 2012;51(7):922–33.

[84] Lassaletta A, Andión M, Garrido-Colino C. The current situation of adolescents with cancer in

pediatric hematology-oncology units in Spain. Results of a national survey. An Pediatr (Barc). 2013;78(4):268.e1–7.

[85]　Bleyer A. The adolescent and young adult gap in cancer care and outcome. Curr Probl Pediatr Adolesc Health Care. 2005;35(5):182–217.

[86]　Bleyer A, O'Leary M, Barr R, LAG R. Cancer epidemiology in older adolescents and young adults 15 to 29 years of age, including SEER incidence and survival, 1975–2000. Bethesda: National Cancer Institute; 2006.

[87]　Johnson RH. AYA in the USA. International perspectives on AYAO, part 5. J Adolesc Young Adult Oncol. 2013;2(4):167–74.

[88]　Smith AW, et al. Health-related quality of life of adolescent and young adult patients with cancer in the United States: the Adolescent and Young Adult Health Outcomes and Patient Experience study. J Clin Oncol. 2013;31(17):2136–45.

[89]　Mathews-Bradshaw B, et al. The history and accomplishments of the livestrong young adult alliance. J Adolesc Young Adult Oncol. 2011;1(1):43–7.

[90]　Zebrack B, Mathews-Bradshaw B, Siegel S. Quality cancer care for adolescents and young adults: a position statement. J Clin Oncol. 2010;28(32):4862–7.

[91]　Reed D, Block RG, Johnson R. Creating an adolescent and young adult cancer program: lessons learned from pediatric and adult oncology practice bases. J Natl Compr Canc Netw. 2014;12(10):1409–15.

[92]　Teen Cancer America. State of the nation. 2016. https://www.teencanceramerica.org/ state-of-the-nation-our-hospital-partners/.

[93]　Keegan TH, et al. Comparison of cancer survival trends in the United States of adolescents and young adults with those in children and older adults. Cancer. 2016;122(7):1009–16.

[94]　Parsons HM, et al. Who treats adolescents and young adults with cancer? A report from the AYA HOPE Study. J Adolesc Young Adult Oncol. 2015;4(3):141–50.

[95]　Smith, A.W., et al., Next steps for adolescent and young adult oncology workshop: an update on progress and recommendations for the future. Cancer, 2016.

[96]　Parsons HM, et al. Young and uninsured: Insurance patterns of recently diagnosed adolescent and young adult cancer survivors in the AYA HOPE study. Cancer. 2014;120(15):2352–60.

[97]　Parsons HM, et al. Clinical trial participation and time to treatment among adolescents and young adults with cancer: does age at diagnosis or insurance make a difference? J Clin Oncol. 2011;29(30):4045–53.

[98] Roth ME, et al. Low enrollment of adolescents and young adults onto cancer trials: insights from the community clinical oncology program. J Oncol Pract. 2016;12(4):e388–95.

[99] Shaw PH, et al. Improved clinical trial enrollment in adolescent and young adult (AYA) oncology patients after the establishment of an AYA oncology program uniting pediatric and medical oncology divisions. Cancer. 2012;118(14):3614–7.

[100] Weiss AR, Nichols CR, Freyer DR. Enhancing adolescent and young adult oncology research within the national clinical trials network: rationale, progress, and emerging strategies. Semin Oncol. 2015;42(5):740–7.

[101] Freyer DR, Felgenhauer J, Perentesis J. Children's Oncology Group's 2013 blueprint for research: adolescent and young adult oncology. Pediatr Blood Cancer. 2013;60(6):1055–8.

[102] Olson TA, et al. Pediatric and adolescent extracranial germ cell tumors: the road to collabora- tion. J Clin Oncol. 2015;33(27):3018–28.

[103] Fernandez C, et al. Principles and recommendations for the provision of healthcare in canada to adolescent and young adult-aged cancer patients and survivors. J Adolesc Young Adult Oncol. 2011;1(1):53–9.

[104] Rogers PC, et al. A process for change in the care of adolescents and young adults with cancer in canada. "Moving to action": the Second Canadian International Workshop. International perspectives on AYAO, part 1. J Adolesc Young Adult Oncol. 2013;2(2):72–6.

[105] Ramphal R, et al. Active therapy and models of care for adolescents and young adults with cancer. Cancer. 2011;117(10 Suppl):2316–22.

[106] Baxter NN, et al. The initiative to maximize progress in adolescent and young adult cancer therapy (IMPACT) cohort study: a population-based cohort of young Canadians with cancer. BMC Cancer. 2014;14:805.

[107] White V, et al. The Australian-Canadian adolescent and young adult collaborative cohort initiative: initial meeting report. J Adolesc Young Adult Oncol. 2016;6(1):1–5.

[108] Gupta AA, et al. Reimagining care for adolescent and young adult cancer programs: moving with the times. Cancer. 2016;122(7):1038–46.

[109] Xu Y, et al. Quantifying treatment delays in adolescents and young adults with cancer at McGill University. Curr Oncol. 2015;22(6):e470–7.

[110] Palmer S, Patterson P, Thompson K. A national approach to improving adolescent and young adult (AYA) oncology psychosocial care: the development of AYA-specific psychosocial assessment and care tools. Palliat Support Care. 2014;12(3):183–8.

[111] Magrath I, Epelman S. Cancer in adolescents and young adults in countries with limited resources. Curr Oncol Rep. 2013;15(4):332–46.

[112] ESMO. European Society for Medical Oncology. 2013. http://www.esmo.org/About-Us/ Who-We-Are/Educational-Committee/Educational-Committee-Major-Achievements.

[113] SIOP-E. SIOP-E Strategic plan 2015-2020. 2015. http://www.siope.eu/2015/10/05/3505/.

# 4

# 心理支持和社会护理

Lucy Holland，Kate Thompson

## 4.1 简介

在青年时期接受癌症诊断和治疗极具挑战性，因为遭遇这场重大健康危机的时间恰逢生长和发育的关键转变[1-5]。正常发展轨迹的中断可能会对成长期经历癌症的年轻人产生以下几个方面的重大影响：身体发育、生育力和身体形象；身份、自尊、心理健康；家庭、同伴和伴侣关系；学校和职业规划；人生观和成年期远大前景[6-12]。伴随而来的威胁远大于预期寿命年限，以及已知生存损害对被诊断为特定类型癌症年轻人的影响[13-15]。此外，还会对父母、兄弟姐妹、伴侣和同龄人产生重大影响。

由于年轻人及其家庭所经历的独特性影响，人们越来越认识到需要保健服务来提供针对年轻人发展需要的护理。这一概念被称为"青年友好型""青年响应型"或"优质青年"医疗保健[5-6, 8-12, 16]。这种护理的基础在于面对健康和福祉的挑战时，保健服务和保健专业人员有责任理解和支持年轻人进行发展和提高自我管理能力[16-18]。青年友好型癌症护理的前提和基本原则是为患有癌症的年轻人提供心理支持与社会护理。

本章从概述年轻人所经历的独特发展和心理社会影响开始，界定什么是心理支持与社会护理，然后讨论提供青年友好型癌症护理所需的实践基础，包括以下内容：实践哲学；参与；沟通；同意、能力和保密；心理社会评估；环境和文化安全实践。报告最后将讨论心理支持与社会护理的关键领域，包括：心理支持；关系；教育和就业；经济情况；实际问题；生存和精神护理；自我管理；促进健康和护理过渡。

## 4.2 癌症诊断和治疗对青年的影响

### 4.2.1 青年的发展

与儿童和老年人相比，深入了解青年身体、神经生物学、认知、心理、社会和生存领域的快速变化，对于理解患有癌症的年轻人的独特复杂经历至关重要。针对年轻人的护理包括认识到发展进程不是线性的，需要理解每个人在每个领域的发展速度和进展存在巨大的异质性。这一点在实践中得到体现，你可能会遇到一名经济独立、生活自主、已婚或对父母心理依赖性不高的 19 岁患者，这位年轻人很可能会与一名无论是在经济、认知度抑或是独立性方面都不成熟的 23 岁患者共同接受治疗。可见，必须了解这些癌症的轨迹和相互的影响，以确保对年轻人进行个体评估并给予适当的支持，这是基于发展的阶段、健康危机的性质，以及相关的心理社会影响，而不仅仅是年龄。

#### 4.2.1.1 躯体发展

青春期和成年期身体发生的变化是显著的，是复杂的荷尔蒙变化的结果。青春期的开始是身体快速生长和生理变化的时期，女性通常发生在 10 ～ 11 岁，男性通常发生在 11 ～ 12 岁。女性的青春期通常在 15 ～ 17 岁时完成，男性在 16 ～ 17 岁时完成[19-20]。这种青春期变化在性成熟时达到顶峰，性成熟被定义为生育能力的实现和第二性征的发展，包括体毛和声音的变化[21-22]，这种变化伴随着性欲和性唤起的增加而变化[22]。身体完全成熟的标志是荷尔蒙功能达到成人水平、身体完全发育、具有生育能力、成人的身体形象，以及身体自我意识的发展。

#### 4.2.1.2 神经生物学和认知发展

近几十年来，通过研究解释了青年期的神经生物学和认知发展过程，我们对青少年行为的理解显著增加。在大脑内部，纹状体区在青春期早期首先发育，这对于探索和学习环境中新颖且有益的线索至关重要且发挥积极作用。这也是为什么青春期追求刺激和冒险倾向增强的原因[23]。前额叶皮质发育较晚，在 25 岁左右完全成熟[23-24]。这一区域负责更高级别的执行职能，包括理解和解释信息、因果逻辑分析、考虑各种选择、假设结果、考虑目前和未来的影响、抑制行为、规划未来和设定个人目标[21, 23]。因此，在青春期早期，对奖励和新奇刺激的反应会增强，从而影响冒险和寻求感觉的行为。与此同时，前额叶皮层仍在发育成熟，这意味着年轻人缺乏成年人的能力，无法始终如一地发挥更高层次的认知功能，特别是在对社会、身体或神经生物奖励做出更高反应的情况下。这并不意味着年轻人完全无法做出明智的决定、规划或抑制行为。相反，他们始终如一地执行这些职能的能力，特别是在可能提供可观回报的情况下，只是这些能力尚未成熟[23]。

#### 4.2.1.3 心理发展

心理发展涉及寻求个人认同感和独立性，包括确定自我概念、需求、价值观和信仰，以及了解自己在世界上的位置[21]。在以青年为特征的快速成长过程中，年轻人经历了一系列新的情绪，他们的应对策略也随之演变。情绪成熟包括识别和管理情绪、培养同理心、学会建设性地解决冲突、养成合作能力和维护自尊[21, 25-26]。然而，在澳大利亚和全球范围内，青春期目前一直被认为是精神疾病发作的重大风险时期[27-28]。在澳大利亚，心理健康问题是年轻人最大的疾病负担[28]。此外，75% 的心理健康问题出现在 25 岁之前；与成年人相比，青少年的自杀率高于平均水平，精神健康和药物使用障碍至少占 15 ～ 24 岁人群疾病负担的 50% ～ 70%[28-30]。然而，只有 1/4 的患有精神疾病的年轻人得到专业帮助[28]，众所周知，年轻人不像其他年龄段的人那样经常获得精神疾病服务[28]。因此，如今年轻人的心理发展轨迹可能会因为精神疾病和缺乏适当的支持而变得复杂。

#### 4.2.1.4 社会发展

在整个发展过程中，年轻人经历了重大的社会和角色变化。他们经历了从家庭独立到自主和相互依赖的转变，其特点是对同伴关系的关注增加[25, 31]。同辈群体在整个青春期发挥着许多重要的作用，为发展身份认同、道德判断、价值观的演变提供了参照点[32]。这一时期的特点还包括恋爱关系的发展、性活动的增加和性认同的发展[33]。社会发展是通过与同龄男女发展成熟的关系、承担社会角色和培养社会责任行为来实现的。

#### 4.2.1.5 教育和职业

教育和职业提供了促进技能发展、自信、发展身份、同伴关系和参加社会活动的必要环境。对于一部分人来说，它还可以提供安全性和稳定性，并接触可靠的成年人、明确界限和安全依恋的模式[34-35]。学校参与、本科学习和职业成功是确保经济成功、巩固年轻人自我意识和对世界做出贡献的必要条件[36-37]。教育和职业通常是年轻人优先考虑的问题，因为他们在青年期间经历了不断变化的教育、职业和经济目标。

#### 4.2.1.6 生存发展

只有在认知发展、心理发展、寻求身份认同和更多地接触同龄人生活的综合作用下，年轻人才有能力进行生存探索[38-39]。这种探索融合了孤立、道德、爱、疏远和承担决策责任等概念，因此经常引发关于生命意义的质疑[40]。这一过程虽然不具有普遍性，但往往涉及宗教或精神信仰的确定[38]。由于年轻人会寻找一些重大问题的答案，如事物为什么会存在，事件为什么会发生，以及如何解决死亡问题，因此在对意义的追寻过程中可能时常伴随着困惑和脆弱感[41]。

### 4.2.2 社会的影响

当代年轻人是迄今为止最成功的一代。在全球范围内，他们拥有最长的预期寿命，获得比前几代人更多的资源，以及拥有更多的经济和社会机会[42]。青少年所生活的社区特点对其发展有着深远的影响。这些因素包括人口统计学和社会经济特征、可用资源的类型、社区内的服务系统和媒体访问等[43]。媒体和技术继续在年轻人的生活中发挥越来越大的作用，据估计，年轻人平均每天接触各种形式的媒体 6 ～ 8 小时[3, 20, 44]。媒体和信息获取渠道的增加对发展既有积极影响，也有消极影响，这取决于所涉及的信息和内容，以及年轻人对媒体的使用情况[44]。文化和种族的影响对于了解每个年轻人的发展过程尤其重要[45]，强烈的种族认同被认为有助于青少年的高度自尊[43]。在评估年轻人的发展进步和必须要求时，必须考虑具体的文化差异，特别是以家庭或社区为导向的文化和以独立和个人主义为优先的文化差异[21]。

### 4.2.3 癌症和治疗对青年的已知影响

癌症诊断和治疗对青年期的影响不同于在其他生命阶段所经历的影响，因为这一时期恰逢生长和发育的关键转变。正因如此，年轻人对癌症的反应各不相同，受到癌症的影响也与儿童和成年人有差异[3]。虽然大多被认为是消极的影响，但这种经历也可以产生积极的影响，这非常重要。它为健康成长、生活技能和观点的发展提供机会[46]。此外，还必须关注父母、兄弟姐妹、伴侣和同龄人所经历的重大影响[1]。在青年时期，癌症诊断和治疗的已知影响包括[47]以下几点。

- 身体影响：疼痛；不适；恶心；疲劳；脱发；听力和视力改变；截肢和惊吓；肺和心脏功能障碍；器官功能障碍；荷尔蒙失衡；对生育和不孕的影响；性功能障碍和第二次患癌风险增加。
- 认知功能障碍：视觉和听觉功能改变；对特殊取向、语言和信息处理的影响；注意力受损和思维混乱；执行功能受损，包括记忆功能障碍和行为或情绪变化。
- 心理和精神疾病：抑郁、焦虑和创伤后应激障碍、绝望、幸存者负罪感和与担心复发有关的焦虑。对身份认同、身体形象和自尊也可能产生积极和消极的影响。
- 与父母、兄弟姐妹、同伴、伴侣和子女的关系发生了积极和消极的变化，包括婚姻和组建家庭的计划被打乱。
- 教育的中断，教育目标的积极变化和消极变化。
- 对职业的干扰，职业目标的积极变化和消极变化。
- 财务不安全、财务状况变化和与保险相关的挑战。
- 对经济和社会贡献的影响。
- 对自我效能感的影响，以及对健康和生活的总体控制感降低。
- 对生存价值体系、宗教和信仰的影响。
- 提高健康能力、自我效能和自我倡导技能。
- 对父母、兄弟姐妹、伴侣和同龄人的心理、社会、教育、职业、经济和生存的影响。

## 4.3 心理支持与社会护理的定义

心理支持与社会护理是提供青年友好型癌症护理的关键概念，必须与医疗护理结合起来，以提高青年人及其家人的健康和生活质量[5, 48]。这些术语通常与心理社会支持或心理社会护理互换使用，广义上包括提供策略、资源和援助（包括教育、资源、信息、情感支持和心理支持），以减轻青年人的痛苦，促进心理健康和福祉，并帮助其应对压力[49-51]。这种护理地提供应被视为团队的努力。虽然心理支持与社会护理一般被认为是心理学家和社会工作者的领域，但现在人们普遍认识到，心理社会护理是由多学科团队的所有成员以多样化方式提供的，这一团队包括来自医学、护理、心理学、社会工作、教学和初级保健专业的成员。

团队全体成员共同努力提供心理社会护理，并在这一过程中发挥每个专业人员的长处。专注于年轻人及其家庭的需要，提供最能满足需求的、一致的、全面的护理至关重要。此外，还必须将年轻人的社交网络纳入支持团队进行考量[52]。最终，当癌症之旅结束时，多学科团队仍然是支持年轻人的重要团体。

## 4.4 实践基础

部分实践基础支持提供青年友好型心理支持与社会护理。根据文献、实践经验和年轻人喜好，这些基础包括针对发展的实践哲学；参与；沟通；同意、保密和能力；适合发展的心理社会筛查和评估；环境和文化安全。无论年轻人的特征或经历、护理环境、癌症之旅的阶段和可用的资源如何，这些都具有可行性。实践基础是提供青年友好型护理的重要基础，可促进医疗保健团队和年轻人之间的协同关系，并支持年轻人投入自身护理中。

### 4.4.1 实践哲学

青年友好型癌症护理需要一种哲学，这种哲学建立在理解年轻人的独特价值和贡献、青年时期的生命阶段和发展，以及疾病和发展之间的互动[16, 52-53]基础上。这一理念应纳入专业实践、服务和系统政策。它应该[16]：

- 认识到年轻人对我们现在和未来世界的独特价值及贡献。
- 了解青少年发展的过程和轨迹。
- 旨在最大限度地促进年轻人的健康。
- 旨在支持年轻人的发展及相关技术和能力，包括自我管理能力，采用基于优势的方法。
- 既要以患者为中心，从年轻人的发展和健康经验方面与其合作，又要以家庭为中心，认识到年轻人的社交网络是他们社交世界的基础，而青年癌症患者的健康经历会影响这些网络中的所有人。
- 以伙伴关系的方式与年轻人合作，并提供护理。
- 以有意义的青年参与框架为基础。
- 提供可获得、可接受、公平、适当和有效的护理。

### 4.4.2 参与

良好的参与包括建立融洽、信任、明确、安全、专业的关系。这种关系建立在相互理解的基础上，并允许年轻人诚实地讲述他们的动机、所感知的障碍、不断变化的需求，以及他们希望做出的选择。青年人的参与程度取决于医疗专业人员与青年之间的关系、在整个护理过程中的受益情况，也决定了对青年的了解程度及可以提供的支持和护理水平[54]。

与年轻人建立良好的互动需要时间和一致性。由于之前的经验、对医疗系统的了解，以及对社会关怀专业性质的期望，成年人通常愿意参与医疗服务，但年轻人并不总是这样[55-56]。重要的是要认识到，与年轻人的每一次接触，无论多么微不足道，都是参与的开始，是形成和建立互动关系的机会。虽然表 4.1 描述的技能有助于与年轻人形成互动，但良好的参与从根本上取决于对青年癌症患者发展和行为的了解，以开放和非评判的方式进行沟通，并真诚地希望了解年轻人正在发生什么[56]。表 4.1 列举了被认为有助于与年轻人建立良好参与关系的技能。

表 4.1　青年友好型参与

| 参与方式 | 具体描述 |
| --- | --- |
| 青年患者身份 | 将年轻人视作患者，使他们处于癌症体验的背景下。可以通过与年轻人当面接触或交流、鼓励他们做出贡献和参与来培养这一身份认识 |
| 角色和期望 | 从一开始就明确关系的角色和期望可以缓解与不确定性相关的焦虑，并促进信任感和安全感。这可能涉及明确讨论角色和经验、卫生系统如何工作、期望、保密性及其限制 |
| 培养控制 | 培养一种控制感对于增强年轻人的能力和促进技能发展非常重要。通过建立明确的边界、承认青年在生活方面的专长，认真对待他们的观点和关切，促进自主决策并愿意谈判 |
| 单独相处 | 最好是有时间与年轻人在一起，以便在没有年轻人可能想要保护的家人或其他人在场的情况下，提供披露关切、恐惧等相关经验的机会。这最好在一开始就进行谈判 |
| 整体视角 | 在全面了解年轻人的家庭和社会生活、教育和职业背景、好恶及其动机、偏好和目标的背景下，将年轻人作为一个整体来看待，有助于促进其参与 |
| 充裕时间 | 额外的时间有利于患者参与并使他们能够适当地获取和处理信息，理解及完成针对能力和需求的彻底评估 |
| 自我意识和职业操守 | 对预设的专业意识、与年轻人共事的舒适度、对优缺点的认知是诚实参与和增强信心的关键。一致性和职业操守，特别是在履行承诺方面，是保持年轻人信任的关键 |
| 主张 | 青少年肿瘤学是一个新兴领域。专业人员可能不习惯与年轻人合作，服务和系统可能并未完全支持青年的发展。年轻人也可能会提出以前没有表露或解决过的需求。展现青年倡导者风范，带动信任和接触，随时体现青年友好型护理原则 |

### 4.4.3　沟通

卫生保健人员经常指出，他们缺乏与年轻人有效沟通的信心。他们还提到，很难理解青年癌症患者交流的特殊性，包括有限的眼神交流、极少的言语反应，以及负面的肢体语言[40,54]。青年癌症患者医疗保健有效沟通的目标是让年轻人参与到一个互惠互利的过程中，最大限度地促进其积极发展，支持其参与和知情决策，并允许其决策和实现目标[54,56-58]。要做到这一点，沟通必须与年龄相适应，具有相关性，并且涉及个性化的双向过程，这样才能满足年轻人的需求[59]。保持话语的真实性是青年护理有效沟通的基石。

有效的年轻人沟通技巧主要包括青年友好的哲学、临床医生的态度和采取的行动。采取基于优势的方法，尊重、承认他们在其生活背景中的突出之处，认真对待和强调公平是有效沟通中的关键哲学要求[40,54,56]。还必须采用参与、专业和非评判的方法，交流过程必须是合作的，而不是竞争的[40,54,56,60]。表 4.2 概述了青年友好型沟通技巧。

表 4.2　青年友好型沟通技巧

| 青年友好型沟通小贴士 |
| --- |
| 要有足够的时间。根据需要留出的时间进行信息处理、提问和重复信息。关键信息可能还需要通过多个会议或会话获取 |
| 要明确、直接和诚实。使用简单、清晰的语言，避免使用术语 |
| 积极倾听患者所说和未说的话 |
| 使用开放式问题并经常提问来澄清你和你对年轻人的理解 |
| 经常总结和转述 |
| 使用多种通信和信息提供模式（写信、视频、上网等） |
| 避免误解和沉默，以及填鸭式询问 |
| 保持眼神接触，开放肢体语言，通过非语言暗示表达兴趣 |
| 确保语言和非语言交流之间，以及不同信息方法和模式之间的一致性 |
| 为复杂的情绪、内容和最初的披露做好准备，并做出适当的回应。很可能包括但不限于对愤怒、焦虑、痛苦、抑郁，以及令人尴尬或不安的内容做出反应。这可能需要在青年友好型沟通和基于团队的方法过程中进行培训 |

### 4.4.4　能力、同意和保密

青年的能力、同意和保密是提供青年友好型癌症护理的重要基础。可以通过提供护理主题的明确参数来促进参与[61-62]。

#### 4.4.4.1　能力

在全球范围内，合法未成年人在被认为有能力的情况下就其医疗保健做出决定的权利在一些国家得到了法律承认。能力包括理解信息、考虑概率和评估长期优势和劣势的能力。这是一个用来做出决定的过程[63-64]。几乎没有迹象表明，当提供与年龄相适应的信息和护理时，年轻人比成年人更不善于做出明智的决定[65-67]。能力要求全面了解所提供的所有信息、备选方案、可能的结果，以及每项决定可能潜在的短期和长期后果[2, 64-65]。这可以通过以下方式进行评估：以适当的速度、适合发展的方式提供信息，然后以提问的方式了解是否对问题进行了充分理解，以反映能理解所提供的信息并能举例说明[64]。应根据个人情况确定能力。虽然这些工具有助于临床医生评估 AYA 能力，但应该注意的是，这并不能对能力进行全面认知心理学评估。如果对年轻人的能力有任何疑问，应进行评估。

#### 4.4.4.2　同意

同意年轻人参与是一种赋权和促进参与[68]。理想情况下，即除了父母或护理人员，年轻人应同意以下几点：服务参与 / 关联；心理社会评估；治疗和护理；信息披露；转介。同意的能力包括对所涉及的过程及相关要求和结果的充分理解。

#### 4.4.4.3　保密

保密是青年友好型癌症护理的重要组成部分[69]。保密意味着在临床环境中与年轻人讨论的内容不会告诉其他人，除非发现了重大风险，或者被认为有利于提供护理，并且得到了年轻人明确的许可[56, 70]。为了提供保密的、有利于青少年的护理，重要的是理解并按照专业强制性要求、护理义务、法律责任和报告风险的组织流程进行操作。应在一开始就讨论和理解保密性及其限制，以确保与年轻人的临床关系有明确的界限，并减轻家庭成员对年轻人、家庭和医疗保健专业人员之间对保密性的任何担忧[20, 71]。保密的3个主要限制是当年轻人：

- 有伤害或自杀的风险。
- 有伤害他人或犯下严重罪行的风险。
- 受到他人的威胁或伤害（如身体虐待、性虐待或其他虐待）。

### 4.4.5 心理社会筛查和评估

年轻人的生活是复杂的。为了让医疗专业人员在青年患者的整个癌症经历中为他们提供最佳支持，他们必须了解年轻人的整体生活，包括他们的发展阶段、优势和压力源、目标、资源、过去的经历和动机[52, 54, 69]。因此，定期进行心理社会筛查和评估是提供青年友好型癌症护理的重要组成部分[1, 72]。治疗小组通过采取预防性办法能够识别有不良心理社会风险的年轻人；监测他们逐步应对的情况；找出需要额外护理和支持的领域，并找出可促进依从性的因素。表4.3列出了许多西方国家普遍报道的弹性因素和风险因素。

表4.3  弹性因素和风险因素

| 层面 | 弹性因素 | 风险因素 |
| --- | --- | --- |
| 个人 | 身体健康和心理健康 | 身体不佳和心理不健康 |
| | 强烈的道德价值观 | 缺乏明确的道德价值观 |
| | 高度自尊 | 自尊低下 |
| | 聪明才智 | 智力低下 |
| | 创造性事业 | 多动症 |
| | 体育运动爱好 | 难民经历 |
| 家庭 | 完整的家庭 | 家庭关系破裂 |
| | 有效的育儿方式 | 糟糕的育儿方式 |
| | 父母无精神疾病病史 | 父母有精神疾病病史 |
| | 积极的家庭关系 | 家庭风险行为 |
| | 家庭礼仪 | 社会经济地位低下 |
| 同龄人和学校 | 融洽的同伴关系 | 恃强凌弱行为 |
| | 低风险行为 | 高风险行为 |
| | 成绩中上 | 成绩差 |
| | 积极参与活动 | 孤立 |
| | 父母对教育感兴趣 | 父母对教育不感兴趣 |
| 团体 | 高就业率 | 失业 |
| | 合作文化 | 团队凝聚力差 |
| | 对团队做出贡献 | 种族歧视 |
| | 不可获得药物和酒精 | 可获得药物和酒精 |

基于年龄的筛查工具和评估措施对于提供青年友好型癌症护理至关重要[69]。虽然国际上正在努力开发青年癌症特定痛苦筛查工具[73-75]，但 HEADSS 评估[76, 77]仍然是青少年健康和医学中使用且最重要的心理社会评估方法，并已在国际上进行调整，以提高其与青年癌症的相关性[35, 68]。通过 HEADSS 评估探索的领域包括家庭环境、教育和就业、活动、毒品和酒精使用、性行为、自杀、抑郁、焦虑和心理健康。心理社会评估的管理通常由训练有素的心理学家、社会工作者或护士负责。在进行心理社会评估时，以下过程和练习要点是关键。

- 建立良好的参与度，确保年轻人被问到关于他们生活问题时感到舒适。
- 解释评估的目的，以便各方都能清楚提出问题的逻辑。这有助于培养年轻人的信任和职业信心。
- 确保已经讨论并理解了保密性及其限制。
- 运用青年友好型沟通的原则，确保年轻人理解他们被要求做什么，为什么要这样做，并且愿意透露信息。
- 留出足够的时间。按照年轻人的节奏工作，并意识到如果发生信息或情绪过载，评估可能需要暂停。评估可能需要通过多次对话获得。
- 协作和转诊门槛较低。虽然情绪变化、冷漠、睡眠障碍、饮食改变和焦虑通常被视为正常的年轻人行为，但这些也通常是精神疾病或重大风险的预示指标。任何似乎对年轻人或其他人构成重大风险的领域，或者专业人员认为无法充分应对的领域，都应该引发关于转诊心理支持或社会护理的讨论。这可能涉及转诊到外部机构。

### 4.4.6 环境和职场文化

到成人或儿科医疗机构就诊的年轻人往往感到不适应[56]。人们发现，青年友好型环境可以促进年轻人参与，为其创造舒适感和安全感，并为年轻人提供机会，让他们结识与自己处境相似的人，建立友谊并分享应对疾病的机制[52, 78-81]。年轻人更喜欢在不太临床化、与医疗程序联系有限（包含适合年龄的媒体和杂志、艺术、音乐、活动），以及尽可能使用互联网环境进行私人咨询[2, 35, 78, 82-85]。本书建议服务机构打造一种让年轻人感到舒服的文化。这不仅包括物理环境，还包括工作着装、交流方式、信息格式和可用性、延长且灵活的预约时间及预约系统[2, 82, 84-85]。

### 4.4.7 文化安全实践

无论年轻人身处何处或在何种机构接受护理，都应特别注意年轻人及其家庭或社交网络的文化背景、身份和需求。虽然发展阶段是决定适用于发展护理的一个明确因素，但文化也同样重要。医疗保健提供者必须认识到与每个年轻人及其家庭相关的文化信仰、价值观、语言需求和规范，以确保提供适当的心理支持和社会护理[50]。应与年轻人和家庭协商，共同考虑这些需求，并据此确定适当的应对措施。

## 4.5 心理支持与社会护理领域

被诊断为癌症的年轻人心理和社会健康应该是整个癌症病程中的优先事项，从诊断到治疗，再到治疗后生存乃至临终关怀 [48, 52]。既然前文已经讨论青年友好型心理支持与社会护理的基础，接下来将提供一种切实可行的心理支持与社会护理的方法。下文中，4.6 部分将讨论良好的心理健康、应对和适应，痛苦和精神疾病，以及心理支持干预。4.7 部分将讨论人际关系、教育和就业、财务、实际考量、生存和精神护理、自我管理、健康促进和护理过渡。

## 4.6 心理支持

保持心理健康、避免心理疾病的发生对于促进罹患癌症的年轻人获得最佳结局和提高生活质量至关重要。虽然所有年龄段的大多数癌症患者保持了正常的心理，克服了癌症诊断、治疗及无数重大挑战，但面对死亡和癌症复发的恐惧时，他们很可能面临巨大的压力，这可能导致新的心理痛苦或心理健康问题，或者致使疾病恶化 [8, 86-88]。众所周知，与年长患者和健康的同龄人相比，被诊断为癌症的年轻人正彷徨于疾病和发展的十字路口，因此年轻人经历痛苦和报告不良心理结果的风险更高 [8, 86-90]。再加上健康的青年人群精神疾病风险逐渐上升，理解并为该患者群体提供适当的心理支持的重要性是显而易见的 [87]。这种支持的最终目的是让患者能够积极主动地识别痛苦，找寻导致痛苦的因素、未满足的心理失调需求及精神疾病的原因，以便能够提供适当的支持，以促进患者适应、应对痛苦，提高幸福感和生活质量，实现具有代表性的发展里程碑。

### 4.6.1 心理健康、应对和适应

世界卫生组织 [91] 将精神健康定义为"每个人都能实现自己的潜力，能够应对生活中的正常压力，能够富有成效地工作，并能够为她或他的社区做出贡献的一种健康状态"。这一定义属于世界卫生组织 [91] 对健康的定义，该定义考虑了身体、精神和社会的全面健康。应对被理解为反映了一个人管理压力和压力源的过程，这些压力和压力源对心理健康构成威胁或碾压 [49]。适应被理解为人们在应对应激源和应对策略时所经历的结果。众所周知，积极的应对策略可以促进积极的适应和良好的心理健康结果，包括积极的应对策略、寻求帮助、专业支持、家庭和社会支持、锻炼，以及促进和接受健康 [46]；消极的应对策略会导致适应不良和更糟糕的心理健康结果，包括冒险行为、吸毒、酗酒、回避性应对策略 [46]。这些概念是关键，以理解面对癌症诊断和治疗的年轻人心理支持的目标。它们还为讨论此类护理的实用方法提供了一个框架，旨在促进积极地调整、制定积极的应对策略，以及促进心理健康和谋福祉。

### 4.6.2 痛苦和精神疾病

年轻人的痛苦和精神疾病表现为可诊断的病症，包括痛苦、抑郁和焦虑或创伤后应激障

碍。然而，他们也可以表现为以下较少描述的事件：悲伤或担忧、愤怒或沮丧、对未来的不确定性、适应困难、沟通问题、决策困难或管理日常生活面临的挑战[8, 86-88, 92-94]。越来越多的研究表明，目前癌症幸存者出现了一种与癌症复发恐惧相关的新的特殊形式的焦虑[95]。在癌症患者中，精神疾病的症状很常见，尽管患病率在不同研究和不同患者年龄、诊断、社会与人口变量，以及癌症发展轨迹上差异很大[88, 96]。此外，癌症及其治疗的不良反应与精神疾病症状之间的重叠具有内在的复杂性，包括失眠和睡眠障碍、性欲减退、疲劳、食欲变化与注意力不集中[96]。这给在青年癌症患者人群中持续测量心理痛苦和探明精神疾病流行状况带来了挑战。据报道，在临床上，有12%～85%的青年癌症患者有显著的痛苦[8, 46, 86-88, 90, 94-95]，癌症患者的抑郁率一般为1/4～1/2[86]。这些比率在青年癌症患者中可能更高，他们由于年龄和生命不同阶段而面临更大的精神疾病风险[86]。最近的研究发现，临床上有1/3～1/2的青年癌症患者存在显著的创伤后应激症状[8, 97]，超过1/3的患者报道有中度到重度的焦虑和抑郁症状[8]。研究还发现，与年长患者相比，青年人群对癌症复发的恐惧程度更高，最近的估计显示，超过82%的青年癌症幸存者经历过癌症恐惧[95]。尽管已经有确切的报道，但在被诊断为癌症的年轻人中，痛苦和精神疾病的比率仍然很高。因此，需要采取有针对性的干预措施，以更好地帮助年轻人度过癌症之旅，并确保具有最佳的心理结果、福祉和生活质量。

### 4.6.3 实践中的心理支持

基于证据的心理干预在青年肿瘤学中的实用性仍然非常有限[10]。一般而言，对年轻人心理支持有效的干预措施，或在肿瘤学方面有效的干预措施，都适用于青年癌症患者的心理支持。首先，使用适合年龄的筛查工具和评估措施对于确定痛苦、未满足的需求和精神疾病至关重要。其次，它们对于了解相关病因学和严重性，以及形成相关的反应性护理也是很重要的[72, 98]。然而，必须认识到，这些工具不是诊断工具。因此，应使用适当的分类和诊断工具，如《精神疾病的诊断和统计手册（第四版）》（*Diagnostic and Statistical Manual of Mental Disorders-IV，DSM-IV*），转诊给精神卫生保健人员进行适当的诊断。如果确定存在痛苦或精神疾病风险因素，或者对年轻人的心理健康和福祉感到担忧，就需要采取适当的干预措施。在识别和应对年轻人痛苦时，适用以下实践要点。

- 采取预防性方法，包括在诊断时和整个癌症过程中进行心理社会筛查、评估和制订护理计划；特别是在重大变故或危急时刻，包括发生新的重大生活压力源、改变治疗方法、预后改变、治疗结束、进入治疗后的存活期和终末期时。

- 提供与年龄相符的信息和支持。这些将在下文中更详细地讨论，但可能包括治疗团队内提供的服务，或需要转诊给心理健康专业人员服务。所应用的干预措施可以面对面提供，也可以通过借助技术来提供。它们可能包括：

  - 关于身心健康的心理教育及促进身心健康的策略。

  - 个人、夫妻或家庭的情感支持、心理咨询或心理支持，包括：

　　　①正念。

　　　②放松和压力管理。

　　　③认知行为疗法。

　　　④接纳与承诺疗法。

　　　⑤支持性表达疗法。

　- 精神支持。

　- 通过全科医生或精神科医生进行药物干预。

　- 其他干预措施包括：

　　　①实践支持。

　　　②同伴或社会支持。

　　　③运动干预。

　　　④音乐疗法。

　　　⑤针刺疗法。

## 4.7 社会护理

### 4.7.1 人际关系

　　家庭、同龄人、伴侣和其他重要的人都在年轻患者的癌症经历中扮演着支持的角色。在这些现有的关系和支持网络中促进幸福感，与其他青年患者、兄弟姐妹或癌症患者的父母建立新的联系是必不可少的。

#### 4.7.1.1 家庭关系

　　在 AYA 时代，年轻人努力将自己与父母和看护人员分开，变得越来越独立和自主。然而，癌症的诊断和治疗通常会增加对家庭护理和支持的依赖[99]。对于以前可能离开过家的年轻人来说，为了整个治疗，许多人将被迫返回一段时间。在癌症的整个过程中，年轻人和家庭都暴露在许多特定疾病的压力源中。年轻人应对这些压力源的方式将对家庭的应对和他们对癌症经历的适应产生直接影响[100]。同样，家庭应对这些压力源的方式将对年轻人的应对产生直接影响[100]。因此，父母和护理人员的作用、需求和应对方式对于促进所有人的良好心理和社会结果至关重要。医疗保健专业人员必须在以患者为中心和以家庭为中心的护理模式下工作，并全面了解家庭功能、应对方式、风险因素和年轻人及其家人可用的资源[93]。父母和护理人员的信息需求和支持的具体领域涉及：在整个癌症旅程中支持年轻人；了解癌症的影响、治疗和不良反应；心理健康和幸福感；危机管理；关系管理，特别是亲密关系、婚姻和其他后代有关需求的管理；在家管理及家庭日常生活、人际关系和日常生活的改变；教育和工作；住房和住宿；财政援助；同行支持；丧亲支持；自我护理[101, 102]。对家庭的社会关怀可以通过以下方式实现：定期家庭评估；提供诚实、准确、清晰的信息；心理教育；联系父母或照顾者获得情感或心理支持、实际和经济援助，以及同伴支持。

### 4.7.1.2 兄弟姐妹

人们越来越认识到 AYA 癌症诊断对兄弟姐妹的影响[103]。对于健康的兄弟姐妹来说，这些影响可能很复杂，因为父母和医疗团队的重点是身体不适的兄弟姐妹需要的支持和治疗需求[104]。兄弟姐妹报告说，家庭单位发生了一些变化，包括减少了父母的时间和注意力；角色和职责的变化；安全感下降；通信受限；失去正常状态和可预测性[50, 105]。因此，他们可能会经历一系列复杂的情绪，包括愤怒、内疚、怨恨、恐惧、孤独、痛苦和焦虑。这可能会使兄弟姐妹面临更大的社会、情感和行为问题风险，因为他们自己经常在青少年发展过程中游刃有余。可以在个人和家庭两方面为兄弟姐妹提供社会照顾；同行支持计划的好处；获得适当年龄和准确的医疗信息，定期沟通；旨在促进以家庭互动为导向的计划被认为是能够改善兄弟姐妹的心理适应[106]。定期筛查和评估兄弟姐妹的需求，以及提供适当的情感和心理支持也很有价值。学校心理学家和福利协调员是为学龄兄弟姐妹提供支持特别好的资源。

### 4.7.1.3 同伴

同伴关系和社交网络年轻人世界发展的核心，但在癌症诊断后，这些关系可能会受到严重影响。如果没有适当的支持，年轻人将面临同伴排斥和社会孤立的风险，因为在他们生病和住院期间，社会群体不断发展[53, 98]。对于一些年轻人来说，癌症的诊断和治疗会对同伴关系产生负面影响，可能会失去与朋友的联系。发生这种情况的原因有很多，包括：朋友们对癌症的经历感到不知所措，不确定如何提供帮助；与朋友们一起生活存在困难；患有癌症的年轻人感觉与以前亲密的朋友不同；或者感觉自己是病态世界的一部分，失去信心。支持年轻人管理重要同伴关系对健康发展至关重要[39, 53]。这可以通过以下方式实现：鼓励作为住院患者的同伴互动；使病房环境成为一个值得参观的地方；为年轻人提供适当的聚会场所；通过基于技术的干预措施，让年轻人与同龄人保持联系，并为同龄人提供缓解他们担忧的信息。提供关于如何告诉朋友癌症及如何管理他人反映的信息，对于支持治疗期间维持同伴关系及支持年轻人管理变化的关系也是至关重要的[53]。

### 4.7.1.4 亲密关系

癌症及其治疗有可能显著中断年轻人的恋爱关系和性心理发展。正是在这个人生阶段，年轻人从父母那里获得了独立，并与浪漫伴侣建立了亲密关系[107]。虽然对于一些处于恋爱关系中的年轻人来说，他们可能处于新形成的、不成熟的伴侣关系中，这种关系仍在发展，但其他人可能已经结婚或处于安全的长期伴侣关系中。在为年轻人提供社会关怀时，必须在他们的社会网络环境中工作，无论这是如何定义的。因此，如果一个年轻人处于恋爱关系中，就必须考虑到他们伴侣的需求。当年轻人、他们的家人、同龄人和伴侣的需求都被纳入护理模式时，这可能会给医疗保健专业人员带来挑战。为年轻人及其伴侣提供定期讨论与癌症诊断和治疗、生育、亲密关系和性健康有关的任何问题或担忧是最重要的。对伴侣的社会关怀还必须包括发展问题，在癌症经历的背景下为这名年轻人的发展提供支持。这种照顾可能包括：提供信息；心理教育；咨询、情感或心理支持；实际援助和宣传。对于没有恋爱关系的年轻人来说，重点应该是鼓励发展健康的恋爱关系，最大限度地提高他们的潜在利益，同时为他们提供技能和支持，以认识和应对他们可能存在的挑战。

### 4.7.2 实际考量

癌症的诊断实际上会在许多方面影响人们的生活。与癌症诊断和治疗相关的实际问题可能会给年轻人及其家人带来极大的担忧和压力[47, 98, 108]。为了支持年轻人参与治疗，他们理应在感到安全的情况下有一个安全可靠的家庭环境、有适当的交通工具用于往返治疗、有经济保障（包括有能力支付与日常生活和护理相关的费用）[108]。这些成本包括与癌症及其治疗相关的直接成本（如普通药物治疗、高价药物治疗、住院治疗）、与治疗相关的自付费用（如差旅费、住宿费、托儿费、停车费、餐费）和间接费用（如年轻人或其父母不得不离职一段时间或协商减少工作时间而造成的收入损失）[47]。提高年轻人参与治疗的能力，使他们能够在认知、情感和心理上处理癌症的经历，年轻人的实际需求应首先得到满足[39]。要确定实际需求，必须定期进行心理社会筛查和评估。通过以下方式对实际需求提供社会护理：提供信息；协助获得政府和社会保障福利；经济援助；差旅费和住宿补偿计划及援助；法律咨询和转介。这种护理可能来自治疗团队或机构内部，也可能来自非营利性组织和社区机构。

### 4.7.3 教育和就业

教育和就业是所有年轻人未来健康和生活质量的重要决定因素。癌症诊断及随后的治疗有可能通过中断身体参与、影响认知成熟和功能、抑制自主性和独立性，以及扰乱与同龄人的社会关系等方式对教育和就业产生深远影响[34, 36, 109-111]。受教育程度是癌症幸存者未来就业的重要预测及关键因素，因为青少年癌症幸存者未来失业的风险更大[110, 112]。医疗保健人员已被证明在支持年轻人患癌后继续接受教育方面发挥着重要作用[113]。了解年轻人的教育目标和抱负，并与学校合作，有助于制订个性化的学习计划，并有助于年轻人获得健康和适应学校环境[34, 53, 109]。对于正在就读或过渡到学院、大学或其他高等教育机构的年长癌症患者，帮助他们确定教育环境中的关键联系人可以促进关于适当性和支持性教育途径、治疗要求和不良反应的管理、未来机会和目标的讨论。对于那些已经入职的年轻人（许多人从事没有保障的兼职和临时工作），他们可能只有有限的病假和年假权利，工作灵活性也极其有限[108]。这些年轻人可能需要得到支持，以便与雇主联系，寻求灵活的工作条件，以及尽可能确保年轻人在工作场所中受到重视并有参与感。此外，提供有关就业权利和责任的信息，包括休假权利和获得社会保障福利的机会，这对于年轻人、教育机构和工作场所都是关键的[53]。

### 4.7.4 生存和精神

青年这一生命阶段是生存和精神成长时期。处在人生的这个时期，年轻人开始质疑生命的意义。这种对意义的探索涉及与孤立、道德、爱、疏离、自我责任等概念做斗争[114-116]。癌症诊断可能引发生存危机和质疑，从而影响年轻人理解和应对癌症之旅的方式[38, 117]。治疗团队必须关注年轻人的生存和精神需求，并在相互信任和适当关系的背景下，为他们提供探索这些需求的机会。这可能包括为年轻人提供询问和探索现存问题的空间和机会，或向相关专业人员寻求精神支持[38, 116]。

### 4.7.5 护理过渡

年轻人将在整个癌症过程中经历护理过渡，包括：护理提供者之间、从儿科到成人病房、从急诊到社区卫生保健环境。对其他人而言，过渡将被定义为从积极治疗转向后续护理和生存的经历，或从根治治疗转向姑息治疗或临终关怀的经历[69, 118-124]。每一个过渡点都对年轻人和他们周围的人提出了不同的心理和社会护理需求。为了促进护理积极转变，需确保护理提供者之间，以及与年轻人及其家人之间的有效沟通。理想情况下，不同服务之间的过渡应在医疗稳定的时候进行，并在过渡之前进行讨论。同样重要的是，在过渡或改变的关键时刻进行持续的社会心理评估，以确定年轻人及其家庭不断变化的需求，并提供适当的信息、支持和资源，以促进积极应对，确保持续调节和增加福祉。

<hr>

### 结论

本章强调，为年轻人提供有效的心理和社会支持需要了解这一时期发展的广度和深度，并分析这一群体与儿童和更年长成人不同的特殊问题。用发展的方法解决这些特殊问题，有可能缓冲癌症诊断带来的许多负面后果，培养技能、能力和抗压力将帮助年轻人成功地度过成人期之路乃至更远的道路。

## 参考文献

[1]    National Institute for Health and Clinical Excellence, Guidance on Cancer Services:Improving Outcomes in Children and Young People with Cancer. The manual. London:National Institute for Health and Clinical Excellence (NICE); 2005.

[2]    Abrams AN, Hazen EP, Penson RT. Psychosocial issues in adolescents with cancer. Cancer Treat Rev. 2007;33(7):622–30.

[3]    Docherty SL, et al. The adolescent and young adult with cancer: a developmental life course perspective. Semin Oncol Nurs. 2015;31(3):186–96.

[4]　Harvey N, Finch A. Supportive care of adolescents and young adults during cancer treat ment. In: Kelly D, Gibson F, editors. Cancer care for adolescents and young adults. Victoria:Blackwell Publishing; 2008.

[5]　Sawyer SM, et al. Fulfilling the vision of youth friendly cancer care: a study protocol. J Adolesc Young Adult Oncol. 2016;5(3):267–77.

[6]　Bolte S, Zebrack BJ. Sexual issues in special populations: adolescents and young adults.Semin Oncol Nurs. 2006;24(2):5.3.

[7]　Carpentier MY, et al. Prevalence of multiple health related behaviors in adolescents with cancer. J Pediatr Hematol Oncol. 2008;30(12):902–7.

[8]　McCarthy MC, et al. Psychological distress and posttraumatic stress symptoms in ado lescents and young adults with cancer and their parents. J Adolesc Young Adult Oncol.2016;5(4):322–9.

[9]　Murnane A, et al. Adolescents and young adult cancer survivors: exercise habits, quality of life and physical activity preferences. Support Care Cancer. 2015;23(2):501–10.

[10]　Seitz DC, Besier T, Goldbeck L. Psychosocial interventions for adolescent cancer patients: a systematic review of the literature. Psychooncology. 2009;18(7):683–90.

[11]　Shnorhavorian M, et al. Fertility preservation knowledge, counselling, and actions among adolescent and young adult patients with cancer: a Population-Based Study. Cancer. 2015;121(19):3499–506.

[12]　Zebrack BJ. Information and service needs for young adult cancer survivors. Support Care Cancer. 2009;17(4):349–57.

[13]　Barr RD. Common cancers in adolescents. Cancer Treat Rev. 2007;33(7):597–602.

[14]　Bleyer A, et al. The distinctive biology of cancer in adolescents and young adults. Nat Rev Cancer. 2008;8(4):288–98.

[15]　Australian Institute of Health and Welfare, Cancer in adolescents and young adults in Australia. Cancer series no. 62. 2011, Canberra: AIHW.

[16]　World Health Organisation. Adolescent friendly health services: an agenda for change. Geneva: World Health Organization; 2002.

[17]　Sawyer S, Aroni RA. Self-management in adolescents with chronic illness: what does it mean and how can it be achieved? Med J Aust. 2005;138(8):405–9.

[18]　Sawyer S, et al. Adolescents with a chronic condition: challenges living, challenges treating. Lancet. 2007;369(9571):1481–9.

[19]　Hofmann AD, Greydanus DE. Adolescent medicine. Stamford: Appleton & Lange; 1997.

[20]　Sawyer SM, et al. Adolescence: a foundation for future health. Lancet. 2012;6736(12):1630–40.

[21] American Psychological Association. Developing adolescents: a reference for professionals. Washington, DC: American Psychological Association; 2002.

[22] Patton G, Viner R. Pubertal transitions in health. Lancet. 2007;369(9567):1130–9.

[23] Casey BJ, Jones RM. Neurobiology of the adolescent brain and behaviour. J Am Acad Child Adolesc Psychiatry. 2010;49(12):1189–285.

[24] Johnson SB, Blum RW, Giedd JN. Adolescent maturity and the brain: the promise and pitfalls of neuroscience research in adolescent health policy. J Adolesc Health. 2009;45(3):216–21.

[25] Erikson EH. Identity: Youth and Crisis. New York: Norton; 1968.

[26] Harter S. Self and identity development. In: Feldman SS, Elliot GR, editors. At the threshold: the developing adolescent. Cambridge: Harvard University Press; 1990.

[27] Green H, et al. Mental health of children and young people in the Great Britain 2004. Norwich: Palgrave Macmillan; 2005.

[28] Australian Institute of Health and Welfare. Young Australians: their Health and Wellbeing. Canberra: AIHW; 2011.

[29] Department of Health and Aging. The Mental Health of Australians 2: report on the 2007 National Survey of Mental Health and Wellbeing. Canberra: Department of Health and Ageing; 2009.

[30] Institute for Health Metrics and Evaluation. Global Burden of Disease Study: results by cause 1990-2010-country level. Seattle: Institute for Health Metrics and Evaluation (IHME); 2010.

[31] Robinson E. Young people and their parents: supporting families through changes that occur in adolescence, In AFRC Briefing No.1. Melbourne: Australian Family Relations Clearinghouse, Australian Institute of Family Studies; 2006.

[32] Gardener M, Steinberg L. Peer influence on risk-taking, risk preference and risky decision-making in adolescence and adulthood: an experimental study. Dev Psychol. 2005;41(1):625–35.

[33] Micucci JA. The adolescent in family therapy: breaking the cycle of conflict and control. New York: Guilford; 1998.

[34] Gravestock H, McDowell K, Mazzini M. No teenager with cancer left out, the impact on young peoples' secondary education. London: CLIC Sargent-Cancer Support for the Young; 2013.

[35] Palmer S. Improving care for AYA patients treated within adult hospitals: what can be done right now? Cancer Forum. 2009;33(1):22–5.

[36] Donnan BM, et al. What about school? Educational challenges for children and adolescents with cancer. Aust Educ Dev Psychol. 2015;23(32):23–40.

[37] Perry CL. Preadolescent and adolescent influences on health. In: Smedley BD, Syme LS, editors.

Promoting health: intervention strategies from social and behavioral research. Washington, DC: National Academy Press; 2000.

[38]   McNeil SB. Spirituality in adolescents and young adults with cancer: a review of the litera ture. J Paediatr Oncol Nurs. 2016;33(1):55–63.

[39]   Zebrack B, Isaacson S. Psychosocial care of adolescent and young adult patients with cancer and survivors. J Clin Oncol. 2012;30(11):1221–6.

[40]   Arnett JJ. Suffering, selfish, slackers? Myths and reality about emerging adults. J Youth Adolesc. 2007;36(1):23–9.

[41]   Piaget J. Intellectual evolution from adolescence to adulthood. In: Learner R, Jovanovic J, editors. Cognitive and moral development and academic achievement in adolescence. New York: Garland Publishing, Inc.; 1999.

[42]   World Health Organisation. The health of young people: a challenge and a promise. Geneva: World Health Organisation (WHO); 1993.

[43]   Carlson C, Uppal S, Prosser EC. Ethnic differences in processes contributing to the self esteem of early adolescent girls. J Early Adolesc. 2000;20(1):44–68.

[44]   Roberts DM. Media and youth: access, exposure, and privatization. J Adolesc Health. 2000;27(Suppl):8–14.

[45]   Bennett DL, Chown P, Kang MS. Cultural diversity in adolescent health care. Med J Aust. 2005;183(8):436–8.

[46]   Turner-Sack AM, et al. Posttraumatic growth, coping strategies and psychological distress in adolescent survivors of cancer. Pediatric Oncol Nurs. 2012;29(2):70–9.

[47]   Bellizzi KM, et al. Positive and negative psychosocial impact of being diagnosed with cancer as an adolescent or young adult. Cancer. 2012;118(20):5155–62.

[48]   Osborn M, et al. Youth cancer services in Australia: development and implementation. International perspectives on AYAO, Part 3. J Adolesc Young Adult Oncol. 2012;2(3):1–8.

[49]   American Psychological Association. Glossary of psychological terms. 2016.

[50]   Cancer Australia. National service delivery framework for adolescents and young adults with cancer. Canberra: Commonwealth of Australia; 2008.

[51]   National Cancer Institute. NCI dictionary of cancer terms: psychosocial. 2012. https://www. cancer. gov/publications/dictionaries/cancer-terms?cdrid=648685.

[52]   Fernandez C, et al. Principles and recommendations for the provision of healthcare in Canada to adolescent and young adult–aged cancer patients and survivors. J Adolesc Young Adult Oncol.

2011;1(1):6.

[53]   Clinical Oncology Society of Australia. Psychosocial management of AYAs diagnosed with cancer: Guidance for health professionals. 2014.

[54]   Sacks D, Westwood M.  An approach to interviewing adolescents. Paediatr Child Health. 2003;8(9):554–6.

[55]   Health, C.F.A. Clinical practice guideline: engaging with the adolescent patient. 2012.

[56]   Robinson E, Miller R. Adolescents and their families: best interests case practice model and specialist practice resource. Melbourne: The Victorian Government Department of Human Services; 2012.

[57]   Duncan R, Young MA. Tricky teens: are they really tricky or do genetic health professionals simply require more training in adolescent health? Pers Med. 2013;10(6):589–600.

[58]   Zebrack B, Chesler MA, Kaplan S. To foster healing among adolescents and young adults with cancer: what helps? What hurts? Support Care Cancer. 2010;18(1):131–5.

[59]   Coupey SM. Interviewing adolescents. Pediatr Clin North Am. 1997;44(6):1349–64.

[60]   Eccles JS, et al. Development during adolescence: the impact of stage-environment fit on young adolescents' experiences in schools and in families. Am Psychol. 1993;48(1):90–101.

[61]   English A, Ford C. More evidence supports the needs to protect confidentiality in adolescent healthcare. J Adolesc Health. 2007;40(1):199–200.

[62]   English A, et al. Health care reform for adolescents-an agenda for the lifespan: a position paper of the Society for Adolescent Medicine. J Adolesc Health. 2009;6(1):1–6.

[63]   Appelbaum PS, Grisso T. Assessing patients' capacity to consent to treatment. N Engl J Med. 1998;319(1):1635–8.

[64]   Bellhouse J, et al. Decision-making capacity in adults: its assessment in clinical practice. Adv Psychiatr Treat. 2001;7(1):294–301.

[65]   Royal Australian College of Physicians. Routine adolescent health psychosocial assessment - position statement. Sydney: Royal Australian College of Physicians (RACP); 2008.

[66]   Kuther TL. Medical decision-making and minors: issues of consent and assent. Adolescence. 2003;38(150):343–58.

[67]   Shaw M. Competence and consent to treatment in children and adolescents. Adv Psychiatr Treat. 2001;7(2):150–9.

[68]   Palmer S, Thomas DA. A practice framework for working with 15–25 year-old cancer patients treated within the adult health sector. Melbourne: ONTrac@PeterMac Victorian Adolescent & Young Adult Cancer Service; 2008.

[69] Yeo MS, Sawyer SM. Psychosocial assessment for adolescents and young adults with cancer. Cancer Forum. 2009;33(1)

[70] Ford C, English A, Sigman G. Confidential healthcare for adolescents: position paper for the society of adolescent medicine. J Adolesc Health. 2004;35(1):1–8.

[71] Sasse RA, et al. Confidential consultations with adolescents: an exploration of Australian parents' perspectives. J Adolesc Health. 2013;52(6):786–91.

[72] Palmer S, Patterson P, Thompson K. A national approach to improving adolescent and young adult (AYA) oncology psychosocial care: the development of AYA-specific psychosocial assessment and care tools. Palliat Support Care. 2014;12(3):183–8.

[73] CanTeen Australia. Adolescent and young adult oncology psychosocial care manual. Sydney: sCanTeen Australia; 2011.

[74] Parker A, Hetrick S, Percell R. Psychosocial assessment of young people: refining and evalu ating a youth friendly assessment interview. Aust Fam Physician. 2010;39(8):585–8.

[75] Recklitis CJ, Blackmon JE, Chang G. Screening young adult cancer survivors for distress with the distress thermometer: comparisons with a structured clinical diagnostic interview. Cancer. 2016;122(2):296–303.

[76] Goldenring J, Cohen E. Getting into adolescents heads. Contemp Pediatr. 1988;5(1):75–90.

[77] Goldenring J, Rosen D. Getting into adolescents heads: an essential update. Contemp Pediatr. 2004;21(1):64–90.

[78] Hollis R, Morgan S. The adolescent with cancer-at the edge of no-man's land. Lancet Oncol. 2001;2(1):43–8.

[79] Hutton A. Consumer perspectives in adolescent ward design. J Clin Nurs. 2005;15(5):537–45.

[80] Morgan S, et al. Sex, drugs, and rock 'n' roll: caring for adolescents and young adults with cancer. J Clin Oncol. 2010;28(32):4825–30.

[81] Sturrock T, Steinbeck K. Adolescents and youth in adult hospitals: psychosocial assessment n admission-an evaluation of the youth care plan. Aust J Adv Nurs. 2011;31(1):28–35.

[82] D'Agostino NM, Penney A, Zebrack B. Providing developmentally appropriate psychosocial care to adolescent and young adult cancer survivors. Cancer. 2011;117(Supp 10):2329–34.

[83] Kang M, et al. Better practice in youth health. In: SW Centre for the Advancement of Adolescent Health, The Children's Hospital at Westmead, in association with the Department of General Practice. Sydney: The University of Sydney at Westmead Hospital; 2005.

[84] Kyngäs H. Patient education: perspective of adolescents with a chronic disease. J Clin Nurs.

2003;15(5):744–51.

[85]  Mulhall A, Kell D, Pearce A. Qualitative evaluation of an adolescent cancer unit. Eur J Cancer Care. 2004;13(1):16–22.

[86]  Corey AL, et al. Social support and symptom distress in adolescent/young adults with cancer. J Paediatr Nurs. 2008;25(5):275–84.

[87]  Kwak M, et al. Trajectories of psychological distress in adolescent and young adult patients with cancer: a 1-year longitudinal study. J Clin Oncol. 2013;31(17):2160–6.

[88]  Park EM, Rosenstein DL. Depression in adolescents and young adults with cancer. Dialogues Clin Neurosci. 2015;17(2):171–80.

[89]  Smith AW, Bellizzi KM, Keegan TH. Health-related quality of life of adolescent and young adult patients with cancer in the United States: the adolescent and young adult health out comes and patient experience study. J Clin Oncol. 2013;31(17):2136–45.

[90]  Xie J, et al. A prevalence study of psychosocial distress in adolescents and young adults with cancer. Cancer Nurs. 2017;40(3):217–23.

[91]  World Health Organisation. Mental health: a State of Wellbeing. Geneva: World Health Organisation; 2014.

[92]  Dyson GJ, et al. The relationship between unmet needs and distress amongst young people with cancer. Support Care Cancer. 2012;20(1):75–85.

[93]  Yeo MS, Sawyer SM. ABC of adolescence. Chronic illness and disability. Br Med J. 2005;330(7493):721–3.

[94]  Zebrack B, et al. Psychological distress and unsatisfied need for psychosocial support in adolescent and young adult cancer patients during the first year following diagnosis. Psychooncology. 2014;23(11):1267–75.

[95]  Shay LA, Carpentier MY, Vernon SW. Prevalence and correlates of fear of recurrence among adolescent and young adult versus older adult post-treatment cancer survivors. Support Care Cancer. 2016;24(11):4689–96.

[96]  Lauer AL. Treatment of anxiety and depression in adolescents and young adults with cancer. J Pediatr Oncol Nurs. 2015;32(5):278–83.

[97]  Kwak M, et al. Prevalence and predictors of post-traumatic stress symptoms in AYA cancer survivors: a 1 year follow up study. Psychooncology. 2013;2(8):1798–806.

[98]  Ramphal R, et al. Adolescent and young adult cancer: principles of care. Curr Oncol. 2016;23(3):204–9.

[99]  Lynam J. Supporting one another: the nature of family work when a young adult has cancer. J Adv

Nurs. 1995;22(1):116–25.

[100] Zebrack B, Chesler MA, Penn A. Psychosocial support. In: Bleyer MA, Barr RD, editors. Cancer in adolescents and young adults. Heidelberg: Springer Verlag; 2007.

[101] Price J. Information needs of the child with cancer and their family. Cancer Nurs Pract. 2003;2(7):35–8.

[102] Trask P, et al. Parent and adolescent adjustment to paediatric cancer: associations with cop ing, social support and family function. J Paediatr Oncol Nurs. 2003;20(1):36–47.

[103] Alderfer MA, et al. Psychosocial adjustment of siblings of children with cancer: a systematic review. Psychooncology. 2010;19(8):789–805.

[104] Spinetta J, et al. Guidelines for assiatcne to siblings of children with cancer: report for the SIOP working committee on psychosocial issues in paediatric oncology. Med Paediat Oncol. 1999;33(4):395–8.

[105] CanTeen Australia. Supporting adolescent and young adult siblings of cancer patients: the family context. Sydney: CanTeen Australia; 2011.

[106] Patterson P, Medlow S, McDonald F. Recent developments in supporting adolescent & young adult siblings of cancer patients. Supportive Care. 2015;27(4):311–15.

[107] Robertson E, Sansom-Daly UM, Wakefield CE, et al. Sexual and Romantic Relationships: Experience of Adolescnet & Young Adult Cancer Survivors. J Adolesc Young Adult Oncol. 2016;5(3):286–91.

[108] Longo CJ. Financial and family burden associated with cancer treatment in Ontario, Canada. Support Care Cancer. 2006;14(11):1077–85.

[109] Choquette A, Rennick J, Lee V. Back to school after cancer treatment. Cancer Nurs. 2016;39(5):393–401.

[110] Pini S, Hugh-Jones S, Gardner PH. What effect does a cancer diagnosis have on the edu cational engagement and school life of teenagers? A systematic review. Psychooncology. 2011;21(7):685–94.

[111] Zebrack BJ. Psychological, social, and behavioral issues for young adults with cancer. Cancer. 2011;117(10):2289–94.

[112] Gurney JG. Social outcomes of the childhood cancer survivor study cohort. J Clin Oncol. 2009;27(14):2390–5.

[113] Searle NS. Homebound schooling is the least favourable option for continued education of adolescent cancer patients: a preliminary report. Med Paediatr Oncol. 2003;40(6):380–4.

[114] Jaffe ML. Adolescence. New York: Wiley; 1998.

[115] Manaster GJ. Adolescent development and the life tasks. Boston: Allyn & Bacon, Inc.; 1977.

[116] Taylor E, et al. Spirituality and spiritual care in adolescents and young adults with cancer. Sem Oncol Nurs. 2015;3(3):227–41.

[117] Wein S, Pery S, Zer A. Role of palliative care in adolescent and young adult oncology. J Clin Oncol. 2010;28(32):4819–24.

[118] Casillas J, et al. Transitioning childhood cancer survivors to adult-centred health care: insights from parents, adolescent young adult survivors. Psychooncology. 2010;19(2):982–90.

[119] Doug M, et al. Transition to adult services for children and young people with palliative care needs: a systematic review. Arch Dis Child. 2011;96(1):78–84.

[120] Mulder RL, et al. Transition guidelines: an important step in the future care for childhood cancer survivors. A comprehensive definition as groundwork. Eur J Cancer. 2016;54(1):64–8.

[121] Nathan PC, et al. Critical issues in transition and survivorship for adolescents and young adults with cancers. Cancer. 2011;117(10 Suppl):2335–41.

[122] Patterson P, et al. Emerging issues among adolescent and young adult cancer survivors. Semin Oncol Nurs. 2015;31(1):53–9.

[123] Freyer DR. Transition of care for young adult survivors of childhool and adolescent cancer: Rationale and approaches. J Clin Oncol. 2010;28(32):4810–8.

[124] Kinahan KE, et al. Models of cancer survivorship care for adolescents and young adults. Semin Oncol Nurs. 2015;31(3):251–9.

# 5

# 青年癌症幸存者的健康生活方式

Gemma Pugh，Abigail Fisher

## 5.1 简介

目前大多数青年癌症患者可以在诊断后存活下来 [1-2]。然而，由于癌症的诊断和治疗方面的进步，青年癌症幸存者患慢性疾病的风险增加 [3]。累积发病率估计值表明，到 45 岁时，近 95% 的儿童和青年癌症幸存者会出现某种慢性健康问题，80% 的幸存者会经历残疾或危及生命健康问题 [4]。常见的健康问题如心血管疾病、内分泌功能障碍和代谢综合征（高血压、高血糖、腰部脂肪增多、胆固醇或甘油三酯水平异常），可能会对身体与心理健康产生暂时甚至终身的负面影响 [5]。在成年癌症幸存者中出现的新证据表明，健康生活方式如充足的体育活动和健康饮食，可能会对此类健康问题起到预防和改善作用 [6]。因此，促进青年癌症患者健康行为的重要性不言而喻 [7]。健康的生活方式可能会大大改善青年癌症幸存者的长期存活率和生活质量，而不健康行为（如抽烟、饮酒、暴晒等）可能会增加癌症幸存者患慢性病和继发恶性肿瘤的潜在风险 [8]。美国圣裘德终身队列研究（St Jude Lifetime Cohort Study）的证据表明，不遵循世界癌症基金会和美国癌症研究所制定的运动与饮食指导的儿童和青少年癌症幸存者患代谢综合征的风险会提高，男性的相对危险度为 2.2（95% $CI$：1.6 ~ 3.0），女性的相对危险度为 2.4（95% $CI$：1.7 ~ 3.3）[9]。该研究中关于急性淋巴细胞白血病（acute lymphoblastic leukemia，ALL）幸存者的数据显示，吸烟的男性和每天喝 1 ~ 3 杯酒的女性更容易出现骨密度低的症状（分别为 $OR$=1.71，95% $CI$：1.02 ~ 2.85；$OR$=2.09，95% $CI$：1.14 ~ 3.83）[10]。代谢综合征和骨密度低会对患者的生活质量甚至寿命产生严重的负面影响，因此对罹患癌症的年轻人提供支持，以帮助他们维持积极的健康行为非常重要。本章概述了促进青年癌症幸存者健康行为的重要性，并阐述了让年轻人获得生活方式信息和改变健康行为干预措施的关键策略。

## 5.2 健康生活方式对青年的重要性

青春期和成年早期是生长发育的重要阶段，很多与健康相关的行为习惯都是在这两个阶段形成的 [11]。儿童的健康行为主要受父母的影响，而在步入青春早期后，青少年逐渐拥有自主权，开始做出自己的饮食和锻炼选择，并经常尝试"成人"行为，如吸烟、饮酒和滥用药物[12-14]。虽然这些尝试行为是年轻人发育的正常部分，但在从青春期到青年期的成长过程中不良健康行为产生的风险会在生命历程中逐渐累积，最终可能导致成年后的各类健康问题[15-16]。例如，相关纵向队列研究发现青春期至成年期持续大量饮酒与酒精相关的健康问题（如晚年的酒精依赖）有关[17]；此外，青春期的肥胖（特指运动不足和饮食不良引起的肥胖）也会一直延续到成年期[18-19]，且被发现是晚年心血管疾病的独立预测因素[20]。在青年中推广健康的生活方式（如充足的体育活动、健康的饮食、戒烟和低酒精摄入）有可能在短期内改善健康状况和福祉，并预防晚年非传染性疾病的发生[21]。

## 5.3 对青年癌症幸存者生活方式的建议

儿童肿瘤学组（Children's Oncology Group）和苏格兰校际指南网络（Scottish Intercollegiate Guidelines Network，SIGN）制定的长期随访指导中包含了针对青年癌症幸存者的生活方式建议（表 5.1）。该建议旨在提高儿童和青年癌症患者的生活质量，降低患者出现健康问题的可能性。具体来说，卫生人员应为癌症后遗症的管理提供健康咨询，尤其是心血管问题和代谢综合征方面的预防和治疗[22]。

表 5.1　青年癌症幸存者的生活方式指南

| 生活方式 | 参考指南 | |
|---|---|---|
| | 儿童肿瘤协作组（2013 年 10 月） | 苏格兰校际指南网（SIGN）132（2013 年 3 月） |
| 体育活动 | 在开始制订锻炼计划或参加新的运动或娱乐活动之前，请咨询医疗团队 | |
| | 对于成年人，每周最好进行至少 5 天的中等体力活动（快步行走、骑自行车、吸尘、园艺）；每次至少活动 30 分钟，最好为 45～60 分钟 | |
| | 对于儿童和青少年，每周最好进行至少 5 天的中等或剧烈体力活动（跑步、有氧运动、繁重的家务），每次至少活动 60 分钟 | |
| 饮食 | 保持食物种类多样（水果、谷物、蔬菜和蛋白质） | |
| | 使用 www.choosemyplate.gov 上的交互式工具制订均衡的饮食和活动计划 | |
| 水果 / 蔬菜 | 每日至少摄入 5 种水果和蔬菜，包括柑橘类水果，深绿色和深黄色蔬菜 | 尽量多摄入水果和蔬菜，保证每天至少 5 种 |
| | 喝果汁时选择 100% 的水果或蔬菜汁，并限制每天最多 120 mL，每天 1 次 | |
| 奶 / 奶制品 | 选择低脂牛奶和乳制品 | 适量摄入，尽量选择低脂产品，并减少高脂产品摄入 |
| 肉类 | 限制红肉的摄入，用鱼、家禽和豆类代替 | 适量摄入，尽量选择低脂肉类，并减少动物脂肪摄入，英国食品标准局建议如果你每天摄入的红肉和加工肉超过 90 g，应该减少到每天 70 g |
| | 吃肉时，选择瘦肉或减少摄入量 | 争取每周至少吃两份鱼，包括一份油性鱼类 |

（续表）

| 生活方式 | 参考指南 | |
|---|---|---|
| 纤维素 | 多吃高纤维食物，如全麦面包、米饭、意大利面和谷类食品 | 多摄入，尽可能选择全麦食物 |
| | 限制精制碳水化合物，包括糕点、加糖的谷类食品、软饮料和糖 | |
| 脂肪 | 通过烘焙、烧烤或蒸煮来减少食物中的脂肪含量 | 只摄入少量高脂肪或高糖分的食物与饮料 |
| | 限制油炸或高脂肪食物 | |
| 糖 | 限制摄入添加糖的食物和饮料 | 只摄入少量高糖分的食物与饮料 |
| 酒精 | 成年人应该限制饮酒，男性每天饮酒不超过两杯，女性每天不超过一杯 | 将酒精摄入量控制在政府建议的范围内* |
| 吸烟 | 不吸烟 | 不吸烟 |

注：*目前政府建议男性和女性每周饮酒量不超过 14 个单位。

　　上述建议是基于世界癌症研究基金会（World Cancer Research Fund，WCRF）和美国癌症协会（American Cancer Society，ACS）对成年癌症幸存者生活方式的建议而形成[23]。虽然针对成年和青年癌症群体的健康建议与国家政府针对普通人群中年轻人的健康行为建议并无实质性不同，但值得从事癌症幸存者工作的临床医生和卫生人员注意的是，癌症幸存者的营养需求和活动能力会随时间推移而发生变化，这些变化受到疾病类型、治疗状况和年龄等个人因素的影响。因此，卫生人员不应仅参考针对所有年龄段的癌症幸存者生活方式指南或规定，还应结合患者在健康和福祉等方面的个体差异，为患者提供个体化建议。

　　几个英国儿童和青年组织（儿童癌症和白血病组，青少年和年轻成人癌症组织，儿童防癌基金会）为从事青年癌症工作的临床医生与卫生人员提供了与生活方式相关的信息资源和立场声明。虽然目前没有正式和系统的年轻人癌症治疗指南，但仍然建议临床医生和卫生人员向青年癌症患者倡导健康生活方式的重要性，并及时阻止如吸烟、酗酒、暴晒、不活动等不良生活方式和不健康的饮食习惯。

## 5.4 健康行为与青年癌症患者

### 5.4.1 体育活动

　　体育活动，定义为"任何由骨骼肌产生的、导致能量消耗的身体运动"[24]，其对青年的健康至关重要。体育活动对癌症幸存者的好处是多方面的，在成年癌症幸存者中的研究表明，体育活动可以改善患者的体重、体重指数、峰值耗氧量、峰值功率输出、耐力、力量和生活质量[25-27]。专家认为，体育活动也能对青年癌症患者产生相同的有利影响[28-29]。儿童癌症幸存者研究（childhood cancer survivors study，CCSS）队列中 1187 名儿童霍奇金淋巴瘤成年幸存者（研究时平均年龄为 31 岁，确诊后中位时间为 16.7 年）的数据表示，运动量达到国家高强度运动指南的患者比未达到指南要求的患者[1]，罹患心血管疾病的风险降低了51%（$RR=0.49$，$95\%CI$：$0.31 \sim 0.76$）[30]。此外，研究还发现，体育活动与生活质量和青年年龄阶段的儿童癌症幸存者的睡眠时间存在关联[31-32]。值得一提的是，体育活动被认为是治疗青年癌症幸存者癌症相关疲劳最有前景的健康管理策略[33]，而久坐行为则与青年癌症患者嗜睡和体能下降有关[34]。这些横断面研究结果有力地支持了这一观点：体育活动可以有效减少癌症治疗带来的负面影响，如疼痛和疲劳，而缺乏锻炼则会导致身体功能和精神健康状态持续下降[35]。仍然需要进行有关体育活动干预的随机对照试验来检验其因果关系。

然而，目前专门探寻体育活动对青年癌症患者健康结果影响的研究很少。一篇针对青年癌症患者的运动干预的叙述性综述报告了仅有 9 项为青年癌症幸存者设计的运动或体育活动干预的实证研究[36]。

现有的研究表明，干预后患者的力量和耐力[29, 37-38]、身体成分和体重状况[37, 39-40]、与健康相关的生活质量[38]、情绪和自我效能感[41-42]的改善很小，但效果显著。没有研究报告负面结果和不良事件，这表明对于青年癌症患者，体育活动干预是安全和可行的。一项系统评价发现，在癌症治疗阶段对青年患者进行体育活动干预同样安全、可行[43]。在纳入的研究中，大部分体育活动干预的内容都是根据患者的具体需求量身定制的，并且在住院环境下监督和指导干预。而身体状况复杂的患者被排除在研究对象之外，这些限制了青年癌症患者运动干预效果的普适性。此外，现有的体育活动调查对患有癌症的年轻人有利之处的相关研究还存在研究方法上的局限性，如效率不高和参与者的招募与依从性问题。因此，目前还没有足够的证据为青年癌症患者或幸存者提供最佳的体育活动处方（确定运动模式、运动频率和持续时间）。

然而，相关观察性研究的数据强调了在青年癌症患者群体中进行体育活动干预的必要性。现有数据表明（虽然仅限于少数研究，但大多数研究都是针对自我报告的体育活动），很大比例的青年癌症幸存者的运动量未能达到体育活动建议的要求[44-46]。来自儿童癌症幸存者队列的数据表明，18 ~ 24 岁的患者 44.2% 没有满足疾控中心（Centre for Disease Control）的建议，即每周保持 5 天以上、每天超过 30 分钟的运动量[47]。而一项对 74 名年轻成年癌症幸存者（平均年龄 22.9 岁）进行的横断面研究发现，仅有 48.7% 的患者运动量满足了体育活动指南要求，有超过一半的患者认为自己的健康状况相较诊断时恶化了[48]。研究表明，青年癌症患者的体育活动水平在癌症诊断后显著下降，且通常在治疗完成后不能恢复到诊断前的水平[48-49]。在一项对 40 名儿童造血干细胞移植幸存者 [ 平均年龄（12.5 ± 3.2）岁 ] 的研究中，有多于 2/3 的研究对象每日久坐超过 3 个小时[50]。荷兰的一项关于"运动中的生活质量"的研究发现，青年癌症幸存者（样本量为 60 例，平均年龄 13.8 岁）在清醒状态有超过 80% 的时间久坐不动[51]。

---

[1]　高强度运动是指每周进行≥ 3 次高强度运动，持续时间≥ 20 分钟，相当于≥ 9 个代谢当量（小时·周）。

癌症的诊断、后续治疗和癌症带来的低自尊可能是导致青年癌症幸存者体育活动水平低的部分原因。然而，低水平体育活动会导致疲劳增加和肌肉功能失调的恶性循环，因此有必要对青年癌症患者提供治疗期间和治疗后的运动支持。此外，由于卫生人员对青年癌症患者运动处方内容及安全性存在疑问，还需要进一步的研究来为体育活动干预制定临床实践标准[43, 52]。

### 5.4.2 饮食

普遍的共识是，成年癌症幸存者摄入富含水果、蔬菜、五谷杂粮和瘦肉蛋白的饮食，可以减少慢性疾病并预防癌症复发（尽管此类研究主要关注乳腺癌、前列腺癌和结直肠癌幸存者）[53]。例如，一项关于1009名成年结直肠癌幸存者的前瞻性研究发现，西式饮食习惯（大量摄入红肉、饱和脂肪和精制糖）的患者癌症复发或死亡风险是少量摄入红肉、饱和脂肪和精制糖的患者的3倍（$HR=3.25$，$95\%CI$：$2.05 \sim 5.19$）[54]。欧洲癌症和营养学前瞻性研究的结果（一项针对近400 000名成年人的研究）表明，健康饮食（大量摄入水果、蔬菜、五谷杂粮和精益蛋白质）的成年癌症幸存者的慢性病死亡率和癌症死亡率比饮食不良的癌症幸存者低34%[55]。这些证据强调了向癌症幸存者提供营养咨询的重要性，合理的营养方案能减少慢性病和癌症复发。

尽管将饮食与青年癌症幸存者的健康结局联系起来的证据非常有限，但合理的饮食干预仍然具有控制癌症、治疗后遗症（如糖尿病和高血压）的潜力[28, 56-57]。研究发现，坚持地中海式饮食与较低的体重（$P=0.04$）、较低的内脏脂肪（$P=0.07$）、较低的皮下脂肪（$P < 0.001$）相关，且可以使青年年龄阶段的儿童癌症幸存者（$n=117$，平均年龄24岁，平均确诊时间17.6年）发生代谢综合征的风险降低31%（$OR=0.69$，$95\% CI$：$0.50 \sim 0.94$）[58]。此外，相关研究发现坚持饮食指导与青年年龄阶段的儿童癌症幸存者（$n=179$，平均年龄17.7岁）的生活质量改善和疲劳减少显著相关。

然而，尽管人们越来越认识到饮食对青年癌症患者生存率的重要性，但现有的证据（尽管仅限于少数研究）表明，正如他们的体育活动水平那样，患有癌症的年轻人的饮食模式和营养摄入状况通常很差。横断面研究表明，超过一半的青年癌症幸存者没有达到国家推荐的饮食标准[59-61]。例如，一项对美国青年年龄阶段的儿童癌症幸存者（$n=209$，平均年龄20.3岁）的研究发现，79%的幸存者没有达到指南推荐的每日水果摄入量；68%的幸存者没有达到推荐的钙摄入量；84%的幸存者没有遵守有关脂肪摄入量的指南[62]。令人担忧的是，患有癌症的年轻人能量摄入往往比能量消耗高10%以上[63]，且从甜食中摄取的能量比指南推荐的高70%以上[64]。这些数据强调了为癌症幸存者提供营养和饮食干预的必要性。鉴于不良饮食习惯是导致体重增加的主要因素之一，有必要制订个体化饮食计划作为青年癌症幸存者的体重管理策略[65]。然而，与调查体育活动的研究相似，从报告的食物频率问卷中收集的饮食模式数据容易受到报告偏倚和系统误差的影响[66]。由于收集的饮食数据具有局限性，且该领域缺乏随机对照试验，目前没有足够的证据说明营养和饮食对青年癌症患者的健康和癌症结局有影响。然而，在青年癌症幸存者中出现的证据确实表明，饮食是青年癌症患者保证健康和幸福的核心部分。

### 5.4.3 体重管理

尽管青年癌症患者非常担忧体重急剧下降和恶变的发生，但肥胖（体重过度累积，BMI > 30 kg/m²）和超重（BMI 25 ～ 29 kg/m²）在确诊为癌症的年轻人中同样常见[67]。一项对急性淋巴细胞白血病幸存者肥胖率的 Meta 分析发现，治疗后 5 ～ 9 年（研究数量 n=14，平均 / 中位年龄为 13.2 ～ 19.4 岁）幸存者的肥胖率为 29% ～ 69%；治疗后 10 年以上（研究数量 n=5，平均 / 中位年龄 =24.1 岁）幸存者的肥胖率为 34% ～ 46%[68]。体重增加通常发生在治疗过程中，且往往治疗后保持不变，因此青年癌症幸存者超重和肥胖的患病率高于同年龄段的普通人群。

框 5.1 概述了青年癌症幸存者肥胖的发生机制。较早的确诊年龄、急性淋巴细胞性白血病、头部放疗、应用糖皮质激素、生长激素缺乏女性已被确定为体重增加和肥胖的高危因素[69]。肥胖的流行和青年癌症幸存者的体重增加是值得关注的问题，因为青年癌症和治疗对身体、代谢和内分泌造成的长期影响（如心血管功能障碍、高血压和葡萄糖不耐受）都与体重密切相关[70]。此外，在患有癌症的年轻人中，特别是那些被诊断为白血病的年轻人，肥胖与较差的总体生存率（overall survival，OS）和无事件生存率（event free survival，EFS）有关[71-72]。在一项有关高危急性淋巴细胞白血病患者的研究中（n=2008，年龄范围为 0 ～ 21 岁），确诊时存在肥胖的患者与更大的治疗毒性有关。值得鼓励的是，在治疗期间体重恢复到健康 BMI 范围的患者，其无事件生存率低和治疗相关毒性的风险都得到了缓解[73]。该研究提供的证据表明，与以前的报道不同，癌症患者的生存率和治疗相关毒性不仅受诊断时体重状态的影响，还受治疗期间体重状态的影响。这表明应从癌症确诊时就努力改善年轻人的体重状况。虽然无法彻底避免治疗相关的能量失衡，但不健康的生活习惯，尤其是高水平的能量摄入（高热量摄入）和低水平的能量消耗（体育活动不足）可能会加剧能量失衡并导致体重进一步增加。儿童癌症幸存者队列研究（n=9283）的结果表明，与不运动的患儿童癌症的成年幸存者相比，参与运动的幸存者肥胖风险更低（RR=0.90；95% CI：0.82 ～ 0.97）[74]。同样，在患儿童急性淋巴细胞白血病的成年幸存者中，大量摄入水果、蔬菜、鱼和豆类与较低的肥胖发生率和 BMI 相关（平均年龄 23 岁，平均确诊时间 17.5 年）[58]。

然而，对卫生人员来说，体重仍是难以解决的问题。相较于其他生活方式，卫生人员提供的有关体重的咨询和建议更少[75]，尽管有 86% 的年轻人表示有兴趣接受此类建议[76]。对青年癌症患者和幸存者的生活方式干预应通过饮食和体育活动实现能量平衡和体重管理，以达到预防和控制体重增加的目的。在整个癌症护理过程中，解决青年癌症患者及年长青年幸存者的体重状况，有可能预防该人群的癌症复发率和死亡率[65, 77]。

框 5.1 青年癌症幸存者肥胖的发生机制

体重增加是能量摄入大于能量消耗而引起的能量失衡[78]。除去能量摄入和消耗的失衡，常见的青年癌症治疗方案也会导致患者体重的过度增加。例如，用于治疗白血病等血液系统恶性肿瘤的类固醇会提高患者食欲，从而导致能量摄入的增加[79-80]。尽管假设在类固醇治疗结束后患者食欲会恢复正常，但其在治疗期间形成的饮食习惯往往难以打破。对患有癌症的年轻人来说，第二种常见的肥胖风险治疗是头部放疗。头部放疗会无意中损伤下丘脑区，影响胃促生长素和瘦素等与食欲相关的激素调节，导致能量摄入的增加和体重增加[81]。此外，头部放疗会导致姿势反射失衡，且一些化疗药物和类固醇会导致神经病变和退行性骨骼疾病（如缺血性坏死），这些不良反应带来的行动不便也会导致癌症患者的体重增加和肥胖[74]。

### 5.4.4 吸烟

戒烟是最可行的预防肺癌的方法，英国成年人中有 20% 的癌症与吸烟有关[82]。众所周知，吸烟会导致大量慢性疾病，包括脑卒中、牙周病、高血压、心脏病、肺炎、动脉硬化、慢性肺部疾病、哮喘和骨质疏松症等。在成年癌症幸存者中，吸烟与癌症复发和第二原发肺癌的增加密切相关（$HR$=6.69，95% $CI$：2.00 ～ 22.42）[83]。在接受过癌症治疗的年轻人中，吸烟可能会加剧与胸部放疗或化疗相关的心肺毒性和呼吸道感染风险[84]。来自美国的数据显示，与普通人群相比，吸烟的青年癌症幸存者（$n$=1019）出现健康问题的可能性更大（$OR$=1.62，95% $CI$：1.06 ～ 2.47，$P$=5.03）[85]。此外，吸烟已被确定为成年急性淋巴细胞白血病幸存者骨密度低的危险因素[10]。如表 5.1 所示，建议年轻人在癌症确诊后戒烟。

有关青年癌症幸存者吸烟模式的数据极为有限。关于青年癌症幸存者和同年龄段普通人群的对照组吸烟率比较，数据各不相同。有研究表明，儿童和青年癌症幸存者吸烟率低于普通人群对照组（O/E：0.72，95% $CI$：0.69 ～ 0.75）[86]，而其他同类研究则没有发现显著差异[61, 87]。导致调查结果差异的原因可能为吸烟状况测量工具的不同、回忆偏倚和便利抽样。一项 Meta 分析发现，儿童期癌症的幸存者（诊断时＜ 21 岁）吸烟的可能性低于其兄弟姐妹（$OR$=0.68，95% $CI$：0.49 ～ 0.96）和同龄人（$OR$=0.54，95% $CI$：0.42 ～ 0.77）[88]。这些发现与这一领域先前的综述结果一致[8, 89]。

虽然青年癌症幸存者似乎比同龄人吸烟的可能性更小，但仍然有 16% ～ 22% 被诊断为癌症的年轻人是吸烟者[88, 90]，且几乎 1/3 的青年癌症幸存者曾尝试过吸烟[87]。认知因素（如情绪沮丧和感知风险）和环境因素（如吸烟的朋友或家人）都对年轻人尝试吸烟产生严重的影响。令人担忧的是，在一项针对吸烟的青年癌症幸存者（$n$=374，年龄为 18 ～ 55 岁）的研究中，尽管他们知道吸烟会增加患病的可能性，但仍有 21% 的年轻人认为自己在未来不会面临严重的健康问题[91]。不良的决策能力是吸烟的风险因素，因此需要针对性地帮助青年癌症患者了解吸烟的风险，让他们坚定戒烟的决心[92]。

### 5.4.5 饮酒

饮酒量在青春期不断上升，并在青壮年达到峰值[93]。尽管目前将饮酒与青年癌症幸存者的健康结局联系起来的可用数据非常有限，但由于这一人群有较高的慢性病发病率和癌症复发风险，对他们进行酒精摄入监控和咨询非常重要。饮酒，特别是酗酒，可能会加剧青年癌症幸存者与治疗相关的后遗症（如心血管功能障碍、骨质疏松症和肝脏损伤）。在成年人中，众所周知，长期过量饮酒与心肌功能障碍、肝脏损伤、骨质疏松症，以及口腔癌、喉癌、食管癌、乳腺癌和结肠癌的患病风险增加有关[53]。

青年癌症幸存者中饮酒模式的数据是异质的，主要受到不同国家的酒精购买法律和饮酒标准、调查对象的回忆偏倚影响。据报道，患有癌症的年轻人酗酒的发生率为 8% ～ 54%[94-95]。一项 Meta 分析发现，与兄弟姐妹相比，儿童和青年癌症幸存者酗酒的可能性更小（$OR$=0.77，95% $CI$：0.68 ～ 0.88），但与同龄人相比，其酗酒的可能性相同（$OR$=0.97，95% $CI$：0.38 ～ 2.49）[88]。此外，一项对英国青年癌症幸存者（$n$=178，平均年龄 25.2 岁）的横断面研究发现，虽然观察对象不太可能酗酒，但有 43% 的男性和 68% 的女性幸存者与其兄弟姐妹相比，少量饮酒（每周饮酒最多 8 个单位）的水平更高[61]。这些数据表明，青年癌症幸存者的饮酒率与同龄的普通人相当，考虑到他们出现肝功能障碍的风险更高，这非常令人担忧。

有专家认为，癌症幸存者可能会采用危害健康的行为（如吸烟和饮酒）来应对生活压力或作为一种正常化的方法[96]。此外，虽然没有定量证据的支持，但有人认为在青年癌症幸存者和普通人群之间观察到的吸烟和饮酒行为的差异可能反映了幸存者中的社交生活并不活跃[61]。与青年癌症幸存者酗酒相关的因素有男性、受教育程度、与药物使用相关的应对方式和父母报告的较差家庭功能[97-98]。

### 5.4.6 防晒

暴露在阳光或紫外线下是黑色素瘤和非黑色素瘤皮肤癌的主要危险因素[99]。在青年时期做好防晒工作虽然不太可能降低年轻时癌症发病率，但可以降低成年后的发病率[100]。这对于儿童和青年癌症幸存者来说尤其如此，美国儿童癌症幸存者研究的数据表明，接受放疗的年轻人患黑色素瘤和非黑色素瘤皮肤癌的风险增加了 6.3 倍[101]。安全的防晒措施，如尽量减少日晒、涂防晒霜、穿防护衣、戴帽子和太阳镜，可以减轻部分风险。

有关青年癌症幸存者安全防晒的数据极其有限，但就像对吸烟和饮酒的研究一样，此类研究的结果表明，患有癌症的年轻人存在与阳光相关的不良健康行为。一项研究（$n$=175，平均年龄为 14.2 岁，确诊时间为 9 年）发现，不坚持皮肤保护是青年癌症幸存者中最常见的有害生活方式[102]。一项美国的研究发现，在过去一年中，有29%的青年癌症幸存者（$n$=44/153，平均年龄为26岁，确诊时间为14年）每周日光浴＞5小时或在过去的一年使用过两次日光浴床[103]。然而，与兄弟姐妹相比，成年的儿童癌症幸存者日光浴的可能性显著降低（$RR$=0.92，95% $CI$：0.89～0.95）[104]。这些发现表明青年癌症幸存者意识到了防晒工作在预防癌症复发方面的重要性。虽然没有具体证据表明癌症复发的感知风险与青年癌症幸存者健康行为的改善有关，但仍然需要卫生人员完善与防晒安全相关的咨询和建议工作，以间接降低青年癌症幸存者发生第二原发性皮肤癌，如恶性和非恶性黑色素瘤的风险[15]。

## 5.5 青年癌症幸存者对接收生活方式信息的兴趣

尽管患有癌症的年轻人健康行为不太理想，但令人鼓舞的是，他们对接受有关健康行为的信息和支持的兴趣很高。在一项针对英国216名青年癌症幸存者（平均年龄20岁）的调查中，超过80%的年轻人对体育活动、饮食和体重管理方面的建议感兴趣[76]，在美国的研究也报告了同样的结果[48, 59, 105]。一项对年轻癌症患者（$n$=111，平均年龄17岁）的心理社会学的研究发现，与教育或就业信息相比，青年对运动和改善身体形象的信息和支持更感兴趣（分别为29.9%和48.1%）[105]。年轻人对体育活动、饮食和体重管理方面的信息和支持的兴趣反映了他们恢复正常状态和培养个人认同感的愿望[106]。患有癌症的年轻人认为，积极运动和健康饮食可以有效控制与癌症治疗相关的不良反应，并帮助他们保持健康[107]。青年癌症幸存者（平均年龄22.9岁）对与影响癌症及其健康和幸福相关的身体活动、饮食和体重管理的信息表现出了极大兴趣（例如，类固醇治疗对体重的影响或化疗药物对口味和食物偏好的影响）[108]。虽然患有癌症的年轻人对饮酒、吸烟和防晒的建议不太感兴趣，但考虑到这些行为与现在和将来的健康状况之间存在相关性，向癌症患者和幸存者提供此类信息同样重要。已经成年的青年癌症幸存者表示，在青春期，他们意识不到健康行为的重要性或难以改正不良习惯（如饮酒）；而在成年后，他们才完全意识到坚持健康生活方式，以及获得生活方式信息的必要性[109]。

## 5.6 青年癌症患者的健康促进

与青年癌症患者和幸存者一起工作的卫生人员能够很好地为年轻人提供正确的支持和指导，以协助他们选择健康的生活方式[7, 110]。患者与卫生人员建立的长期信任关系为改善患者生活方式奠定了坚实的基础。同时，卫生人员必须注意提供生活方式信息和进行健康行为干预时的交流方式。年轻人往往不喜欢"家长式"的沟通方法，且不合时宜或不恰当的建议可能会损害医患关系，特别是涉及健康风险行为时[111]。同时，如果仅仅提供有关健康生活方式的宣教或信息，却没有就改变或维持健康行为的战略提出切实可行的建议，那么年轻人也不太可能改变他们的生活方式。

迄今为止，很少有针对青年癌症幸存者开发或专门试点的健康行为干预方案[112]。大多数试行的干预措施都是在美国儿童癌症幸存者中进行的小型可行性研究，而英国则尚未开展或评估针对青年癌症治疗或非治疗期间健康行为改变的干预措施。现有的健康行为干预措施在内容、目标行为、形式和干预模式等方面存在较大差异。例如，一些干预性研究使用了大量资源，且奖励力度很大[113-116]，而另一部分则是使用网络进行远程干预[40, 113, 116-117]，如专门设计的网站或社交网站。同时，一些研究只使用了传单形式的书面材料[37, 118-120]，而另一部分的干预则涉及来自同伴、家庭和卫生人员的社会支持[38, 41, 115]。由于现有干预措施的异质性及青年癌症护理领域研究的缺乏，目前很难确定促进青年癌症患者行为改变的最有效手段。从在普通人群的年轻人中进行的健康行为干预和青年癌症领域中为数不多但不断增加的文献中可以发现，促进青年癌症幸存者的健康行为有以下几个关键方面。

首先，根据行为改变的 COM-B 模型，为青年癌症患者设计的生活方式干预方案必须提高年轻人规范自身行为的能力、最大限度增加年轻人自我规范的机会，以及增强年轻人积极改变的动机[121-122]。在这一模型中，健康行为是多维的，且个人改变健康行为（如戒烟、戒酒、规律运动等）的能力取决于身体和心理能力；只有当"机会"出现在物理或社会环境中时，个人才会做出改变；个人行为改变的动机受到理性和感性的双重影响。健康行为的组成部分是相互关联的，如癌症幸存者对体育活动益处的知识（心理能力）的增加可能会增加寻求活动机会的动机。因此，从能力、机会和动机三点入手进行干预，可以提高青年癌症患者对健康信息的接受度和健康行为干预的效果。

其次，健康生活方式信息的提供是被动的，只提供信息很难促使行为发生改变。为青年癌症幸存者开发的生活方式信息和改变健康行为的干预措施必须包括实用性高的内容，即"有效成分"，以促进健康行为的预期变化。这些行为改变的"有效成分"通常被称为行为改变技术（behavior change techniques，BCTs）[123]。通常，行为改变干预基于正式的行为理论，并包含与所使用的行为理论相关的 BCTs。跨理论模型、理性行为理论、社会认知理论和健康信念模型等常见的行为改变理论为青年癌症幸存者的健康行为干预的设计提供了基础[112]。然而，尽管现有的健康行为干预措施具有良好的疗效，但目前仍然没有足够的证据来说明青年癌症患者的最佳行为干预策略是什么，这可能是因为探讨青年癌症患者行为变化的研究较少，且研究之间共性不足，无法明确成功的共同因素。同时，在普通年轻人中进行的健康行为干预研究，以及在青年癌症领域中的为数不多但不断增加的文献中可以发现，有几种颇有前景的行为改变技术在改变青年癌症患者的健康行为方面可能有些重要（表 5.2）。

表5.2　在青年癌症患者中表现出疗效的行为改变COM-B模型和BCTs

| COM-B | COM-B模型 组件 | 常见的BCTs | 青年癌症特殊案例 |
|---|---|---|---|
| 能力 | 身体能力 运动技能、力量、耐力 | 健康行为示范 如何执行健康行为的说明 行为练习用练习重复 | Belanger 等 [124] (n=212，年龄：18～39 岁) 研究设计：随机对照试验 目标行为：身体运动 行为改变技巧：关于如何执行行为的指导和重复 干预：有针对性的体育活动指导，包括如何从事体育活动，如何使体育活动愉快，建议体育活动的量，如何确定体育活动强度，以及设定运动目标 |
| | 心理能力 进行必要心理过程的心理功能 | 社会后果的信息 健康后果的信息 对行为的反馈 设定目标（行为） 设定目标（结局） 解决问题 规划行动 自我监控 | Cox 等 [46] 和 Hudson 等 [27] (n=266，年龄 12～28 岁) 研究设计：随机对照试验 目标行为：体育活动、饮食、吸烟和饮酒 行为改变技巧：设定目标、健康后果信息、行动计划 干预：对幸存者选择的健康目标进行培训，并鼓励其制定下一年的健康目标。健康行为培训课程包括回顾健康行为的利弊，解释如何参与健康行为，以及鼓励如何保持健康行为。参与者还在3个月和6个月时通过电话进行了强化 结果：干预组比较垃圾食品摄入量减少，戒烟情况不变。对体力活动或饮酒没有影响 |
| 机会 | 物理机会 环境提供的机会，包括时间、资源、位置和身体负担 | 将需要的对象加入环境 提示暗示 | Huang 等 [91] (n=38，平均年龄 13 岁) 研究设计：随机对照试验 目标行为：体育活动和饮食 行为改变技巧：提示 干预：为癌症幸存者量身定制体重维持干预措施，每周提供营养摄入提示及体育活动的目标和技能。参与者每周都会收到包含相关生活方式提示的信息，并每天收到两次提示的信息 |

（续表）

| COM-B | COM-B模型组件 | | 常见的BCTs | 青年癌症特殊案例 |
|---|---|---|---|---|
| 机会 | 社会机会 | 人际影响、社会和文化提供的机会，这些因素影响着我们思考事物的方式，构成语言词汇和概念 | 重构社会环境<br>模型<br>社会支持 | Mays 等[80] （n=75，平均年龄14.2岁）<br>研究设计：随机对照试验<br>目标行为：节食<br>行为改变技巧：社会支持；关于健康后果的信息，如何执行行为的指导，包括半天天的互动研讨会<br>干预：以小组为基础的骨骼健康行为干预，针对降低风险和促进健康的信息和技能培养练习 |
| 动机 | 反思性动机 | 涉及计划和评估的反思过程 | 重新审查健康行为目标<br>自我奖励<br>自我监视<br>健康后果的信息<br>对行为的反馈<br>可靠的信息来源<br>生物反馈 | Tyc 等[125]<br>研究设计：随机对照试验<br>目标行为：吸烟<br>行为改变技巧：关于健康后果，教育视频，设定目标，行为反馈的信息<br>干预：提供后遗症咨询，医生反馈，烟草文献和后续电话咨询<br>结果：在12个月时，认知感知的脆弱性显著增加，吸烟意向得分降低 |
| | 自主动机 | 涉及情绪反应、欲望、冲动、抑制和反射反应的自主过程 | 提示/暗示<br>设置目标<br>自我监视<br>对行为的反馈 | |

### 5.6.1 关键的行为改变技术

在儿童和青少年中，包括设定目标、反馈和自我监测等行为改变技术的健康干预措施，在行为改变方面比单纯基于教育的干预更加有效[126]。从事青年癌症患者方向工作的卫生人员必须记住这点并为患者提供实际支持，来帮助患者进行和维持积极的健康行为改变。

#### 5.6.1.1 目标和计划

在行为改变的背景下，目标是指特定的目标或期望的结果。制定目标的过程通常涉及实现目标的具体行动。研究认为，制定目标可以引导个体向积极的结果努力，并通过达成阶段性目标来提高自我效能。制定目标已被纳入到在青年癌症幸存者中试行的健康行为改变干预措施之中[112]。例如，在 Huang 等对 38 名患有超重和肥胖的青少年期儿童癌症幸存者（研究年龄中位数：13 岁；确诊年龄中位数：5 岁）进行的"Fit4Life"干预中，鼓励年轻人和家人制定具体的目标并确定减肥策略，如每天走 15 000 步。尽管结果在统计学上没有显著意义，但结果表明，与对照组相比，接受干预并制定了特定目标的年轻人变得更活跃，减少了卡路里摄入，体重也有所减轻[40]。因此，应该鼓励青年癌症患者制定具体的健康行为目标，并协助他们准确地规划如何及何时实施健康行为。

#### 5.6.1.2 反馈和监督

自我监测和反馈（对标准和努力的认识）并督促患者不断了解自己的进展，同时将他们目前的状况与设定好的具体目标进行比较。根据社会认知理论[127]，对行为的自我监测和反馈可以帮助患者相信自己具备达成目标的能力，并增强其自我效能。自我监测包括用日记或图表的形式记录下自己的行为。

#### 5.6.1.3 关于健康后果的信息

根据儿童肿瘤学组制定的长期随访指导，应向年轻人，特别是患有代谢综合征或心血管疾病的患者提供关于全面而详细的健康生活方式重要性的信息，并协助他们充分了解体育活动和健康饮食的益处，以及吸烟、酗酒和暴晒的风险。将基于风险的咨询纳入患有癌症的年轻人的健康行为干预中，可能会帮助年轻人做出积极的行为改变。在意识到自己面临慢性健康问题之前，年轻人很可能对健康信息持被动态度，不会制定具体的健康目标[91, 128]，如一名接受胸部放疗的霍奇金淋巴瘤年轻患者，如果没有意识到自己面临心肺后遗症的风险，就不太可能考虑戒烟。而关于吸烟会加剧心肺健康问题的信息可能会改变患者的情感和态度，从而提高其对健康行为的认识。健康风险的宣教和咨询已成功地融入现有的健康行为干预措施中，并在青年癌症幸存者中试行[112]。研究发现，详细的后遗症咨询，包括青年癌症幸存者吸烟风险的具体信息，可以提高青年年龄阶段的儿童癌症幸存者（$n$=103，年龄范围 10～18 岁）的健康知识储备，并有效降低其吸烟意向[125]。鉴于已有研究发现吸烟意向可用于预测年轻人的健康行为[129]，这说明了基于并发症风险的咨询在改善年轻人健康行为方面是有效的。年轻人对健康生活方式的益处了解越多，他们就会越积极地参与和维持积极的行为改变；而模糊、错误的信息和信息过载可能导致年轻人对行为改变产生困惑、冷漠和沮丧[130-131]。

### 5.6.1.4 提供有针对性的信息和干预措施

尽管信息需要全面和详细的，但生活方式和行为改变干预措施的信息应结合青年的背景（癌症诊断、治疗史和当前健康状况）谨慎提供[132]。年轻人从诊断到治疗的整个癌症护理过程都需要健康行为的信息和相关支持，并且通常（在治疗期间和治疗后）年轻人会遇到一个或多个不同的身体和心理问题[124]。固定的干预方案不可能适用于所有患者，因此为癌症患者定制个体化健康信息咨询和行为干预可能会更有效。同时，患者也会更倾向于接受契合个人情况的信息和建议[133]。例如，为白血病幸存者提供饮食建议，包括对中性粒细胞减少症患者饮食的指导，在促进行为改变方面会比健康平衡饮食的一般宣教效果更好。几项描述性综述和一项 Meta 分析证明了提供有针对性的健康信息对改变健康行为的功效[134]。尽管在青年癌症领域的数据有限，但一项对 23 名青年癌症幸存者（平均年龄 23.38 岁）的研究发现，有针对性地为患者提供图表形式宣教可以显著减少酗酒的发生[113]。在该研究中，参与者在一个定制的网站上填写了一份过去 3 ～ 4 天的健康行为（运动时长、饮酒量、吸烟量）日志，随后研究人员向参与者以图形的方式比对了每个人的行为与健康行为的差异，并进行了视频宣教。这似乎是未来一项很有前途的研究领域。

### 5.6.1.5 社会支持

多种个体、人际和环境因素影响健康行为的发展和维持[135]。在青年群体中，家庭和同龄人的行为会影响年轻人的生活方式和健康策略。研究发现，社会影响（朋友和家人）可以独立预测青年癌症幸存者的体育活动水平[136]。此外，患有癌症的年轻人（$n$=118，平均年龄 21.6 岁）表示，结交饮食习惯不佳的朋友也是健康饮食的众多障碍之一[137]。美国健康研究合作组织的研究表明，接受社会支持的成年期青年癌症幸存者（平均年龄 31 岁，SD=6.66）更愿意尝试戒烟且自我效能更高[138]。这与一项研究儿童和青少年饮食及运动行为改变的移动 APP 中应用的行为改变技术的 Meta 分析结果一致，在这篇文章中，如用行为示范或社会支持时，干预效果会更好[139]。因此，在向患者提供生活方式信息和健康行为干预时，应考虑社会对行为的影响，并为患者提供情感支持和实际的社会支持。

## 5.6.2 改善青少年癌症患者生活方式时需考虑的其他因素

### 5.6.2.1 设计和视觉特征

如果健康生活方式信息和干预的资源对年轻人没有刺激或吸引力，青年癌症患者或幸存者很可能不会接触这些资料，或很快对改变或维持健康生活方式的想法失去兴趣。在健康促进方面，良好的视觉设计被认为与信息内容本身同样重要，甚至更胜一筹[140]。内容和视觉设计特征，如突出主题、使用表格、应用富有想象力的页面布局和颜色搭配，可使信息资源易于浏览，从而间接提高年轻人对信息的接受度。同时，使用多种方式提供信息、将信息细化和分类能够帮助年轻人更好地寻找自己需要的信息。多样化的健康信息传递方式（如传单、网站、海报、电话热线、手机短信）增加了年轻人以其感兴趣的方式获取信息的可能性。同时，与青年癌症患者或幸存者合作开发生活方式信息和干预计划也是确保患者得到真正所需的以患者为中心的护理和支持的重要一步。

### 5.6.2.2 契合年龄和发育状况

由于年轻人独特而鲜明的特征，改变这一年龄段患者的生活方式是一项挑战。不同年轻人在社交、情感和认知方面的成熟速度不同，并且在处理敏感信息的能力上经常表现出个体差异。神经发育的个体差异意味着一些年轻人可能还不具备理解抽象信息或控制冲动情绪和对暗示情感反应的能力[141-142]。因此，他们可能无法理解当前行为会产生的长期后果，并且可能对能提供即刻满足的行为（如不健康的甜食或暴饮暴食）更敏感[143-144]。此外，在从青春期向青年期的过渡阶段，年轻人变得更加自主，父母对其生活方式的影响通常会减弱。随着年轻人努力融入年龄相仿的群体，朋友和同伴的影响变得越来越重要。同时，随着学习、工作和发展新友谊的需求占据生活的主导地位，年轻人会更少地参与医疗保健活动。在提供健康生活方式建议和干预时，卫生人员必须正视这些由患者年龄变化带来的挑战。年龄较小的患者对结构化和示范性干预措施的反应最好，而针对改变意向和提高自我效能的干预方式对青少年更有效[139]。卫生人员还需要注意与年龄有关的信息需求差异，如 13 岁的癌症患者不太可能需要有关吸烟、饮酒或药物滥用的全面建议或信息，但有必要向 16 ～ 18 岁的患者提供这些信息。

### 5.6.2.3 时机

"可教时刻"指能够激励个人学习、采纳和保持积极健康行为的特定事件或情况[145]。在促进罹患癌症的年轻人健康行为方面，癌症诊断、治疗和生存可能成为"可教时刻"，这些时段的年轻人可能更容易接受健康建议。然而，年轻的癌症患者是否存在"可教时刻"，以及患者对健康行为干预的接受程度是否受个人因素、治疗阶段或年龄影响，目前知之甚少。了解年轻人愿意接受健康生活方式信息的确切时间点，可能会增加年轻人对健康行为干预的接受度。在接受调查时，年轻的癌症患者表示有兴趣在整个癌症过程中接受生活方式信息和干预[76]。虽然患者从诊断到生存的癌症途径中的任何时刻都可以接受干预，但在健康问题发生前的干预措施才最为有效。具体来说，在治疗期间或幸存早期对年轻的癌症患者进行生活方式干预，尤其是针对体育活动的干预，可能有效缓解常见的后遗症和慢性健康问题[146]。早期实施健康行为干预措施可能会引发患者的行为改变，并引导尚未准备好改变生活方式的患者处于最佳状态[6, 147]。

### 5.6.3 新技术的潜力

互联网和电子医疗技术的兴起扩大了青年癌症促进健康工作的范围。在年轻的癌症患者中，基于网络技术的干预措施 [ 通常称为电子健康（e-health）或移动健康（m-health）] 已成为提供健康生活方式信息和支持的创新策略[148]。电子邮件、短信提醒、推送消息服务和视频会议等网络工具使得卫生人员以讨人喜欢、更具吸引力的方式向年轻人传递信息。研究发现，这些额外的信息功能增强了基于互联网的健康行为并在普通人群中有效地改变了干预措施[149]。此外，网络可以对癌症患者进行即时的健康状况反馈。例如，在 Berg 等进行的基于网络的健康行为改变干预的 6 周可行性试验中[113]，年轻人在特定网页上录入自己的生活方式日志后，网页会根据数据定制个性化健康信息。此外，网络论坛和群聊功能为年轻人提供了在安全环境中获得点对点支持的能力。一项对青年癌症幸存者进行的为期12 周、基于 Facebook 的体育活动干预研究发现，年轻人（平均年龄 30 岁；平均确诊时间58.2 个月）通常会分享积极的信息[116]。此外，在线青年癌症支持论坛中与饮食和运动相关的讨论主题内容分析表明，年轻人经常交流关于癌症对他们实现饮食或体育活动目标的影响和担忧[107]。大部分患有癌症的年轻人在网上寻求同龄人对其生活的同情和支持，这一发现说明了促进癌症患者数字健康资源的重要性。此外，以网络技术为基础的干预策略可以克服地理距离障碍。然而，尽管年轻人对在线提供的健康生活方式信息非常感兴趣[44, 150]，但患者也承认，网络信息传递缺乏卫生人员在线下提供一对一咨询的宝贵个人支持[108]。此外，基于网络的健康干预还有许多与用户相关的网络管理问题需要解决，特别是在青年癌症患者和幸存者这样的弱势群体中[151]。尽管基于网络技术的干预被认为是增加干预范围和降低干预成本的有效手段，但仍需要进一步研究以确定新技术在青年癌症幸存者健康促进中的实用性和有效性[152]。

## 5.7 青年癌症幸存者健康行为研究和未来护理的优先事项

迄今为止，现有文献提供的证据表明在青年癌症患者中改善健康生活方式是必要和可行的。然而，这一领域缺乏文献支持，特别是健康行为对青年健康结果的直接和间接影响的证据严重缺乏。而这些数据可以证明向青年癌症患者提供健康生活方式信息和咨询的重要性。此外，有必要开展进一步研究，以确定青年健康促进的"最佳实践"。在这一领域的继续研究将推进循证证据的建立，并超越在现有的、基于成年癌症幸存者或普通人群中进行的干预方案。

## 参考文献

[1]  O' Hara C, Moran A, Whelan JS, Hough RE, Stiller CA, Stevens MCG, Stark DP, Feltbower RG, McCabe MG. Trends in survival for teenagers and young adults with cancer in the UK 1992–2006. Eur J Cancer. 2015;51:2039–48.

[2]  Ward E, DeSantis C, Robbins A, Kohler B, Jemal A. Childhood and adolescent cancer statistics, 2014. CA Cancer J Clin. 2014;64:83–103.

[3]  Oeffinger KC, Mertens AC, Sklar CA, Kawashima T, Hudson MM, Meadows A T, Friedman DL, Marina N, Hobbie W, Kadan-Lottick NS, Schwartz CL, Leisenring W, Robison LL. Chronic health conditions in adult survivors of childhood cancer. N Engl J Med. 2006;355:1572–82

[4]  Hudson MM, Ness KK, Gurney JG, Mulrooney DA, Chemaitilly W, Krull KR, Green DM, Armstrong GT, Nottage KA, Jones KE, Sklar CA, Srivastava DK, Robison LL. Clinical ascertainment of health outcomes among adults treated for childhood cancer. JAMA. 2013;309:2371–81.

[5]  Robison LL, Hudson MM. Survivors of childhood and adolescent cancer: life-long risks and responsibilities. Nat Rev Cancer. 2014;14:61–70.

[6]  Demark-Wahnefried W, Pinto BM, Gritz ER. Promoting health and physical function among cancer survivors: potential for prevention and questions that remain. J Clin Oncol. 2006;24:5125–31

[7]  Daniel CL, Emmons KM, Fasciano K, Fuemmeler BF, Demark-Wahnefried W. Needs and lifestyle challenges of adolescents and young adults with cancer: summary of an Institute of Medicine and Livestrong Foundation Workshop. Clin J Oncol Nurs. 2015;19:675–81.

[8]  Clarke S-A, Eiser C. Health behaviours in childhood cancer survivors: a systematic review. Eur J Cancer. 2007;43:1373–84.

[9]  Smith W A, Li C, Nottage KA, Mulrooney DA, Armstrong GT, Lanctot JQ, Chemaitilly W, Laver JH, Srivastava DK, Robison LL, Hudson MM, Ness KK. Lifestyle and metabolic syndrome in adult survivors of childhood cancer: a report from the St.Jude Lifetime Cohort Study. Cancer. 2014;120:2742–50.

[10]  Wilson CL, Chemaitilly W, Jones KE, Kaste SC, Srivastava DK, Ojha RP , Yasui Y , Pui C-H, Robison LL, Hudson MM, Ness KK. Modifiable factors associated with aging phenotypes among adult survivors of childhood acute lymphoblastic leukemia. J Clin Oncol. 2016;34:2509–15.

[11]  Viner R, Macfarlane A. Health promotion. BMJ. 2005;330:527–9.

[12]  Birch LL, Fisher JO. Development of eating behaviors among children and adolescents. Pediatrics. 1998;101:539–49.

[13]  Kohl HW, Hobbs KE. Development of physical activity behaviors among children and adolescents. Pediatrics. 1998;101:549–54.

[14]  Steinberg L, Morris A. Adolescent development. Annu Rev Psychol. 2001;52:83–110.

[15]  Murphy MH. Health promotion in adolescent and young adult cancer survivors: mobilizing compliance in a multifaceted risk profile. J Pediatr Oncol Nurs. 2013;30:139–52.

[16]  Ness KK, Gurney JG. Adverse late effects of childhood cancer and its treatment on health and performance. Annu Rev Public Health. 2007;28:279–302.

[17] McCambridge J, McAlaney J, Rowe R, Lanphear B. Adult consequences of late adolescent alcohol consumption: a systematic review of cohort studies. PLoS Med. 2011;8:e1000413.

[18] Deshmukh-Taskar P , Nicklas TA, Morales M, Yang SJ, Zakeri I, Berenson GS. Tracking of overweight status from childhood to young adulthood: the Bogalusa Heart Study. Eur J Clin Nutr. 2006;60:48–57.

[19] Herman KM, Craig CL, Gauvin L, Katzmarzyk PT. Tracking of obesity and physical activity from childhood to adulthood: the Physical Activity Longitudinal Study. Int J Pediatr Obes. 2009;4:281–8.

[20] Freedman DS, Khan LK, Dietz WH, Srinivasan SR, Berenson GS. Relationship of childhood obesity to coronary heart disease risk factors in adulthood: the Bogalusa Heart Study. Pediatrics. 2001;108:712–8.

[21] Sothern SM, Loftin M, Suskind MR, Udall NJ, Blecker U. The health benefits of physical activity in children and adolescents: implications for chronic disease prevention. Eur J Pediatr. 1999;158:271–4.

[22] Scottish Intercollegiate Guidelines Network, SIGN (2013). Long term follow up of childhood cancer (SIGN publicaiton no. 132).

[23] Rock CL, Doyle C, Demark-Wahnefried W, Meyerhardt J, Courneya KS, Schwartz AL, Bandera EV , Hamilton KK, Grant B, McCullough M, Byers T, Gansler T. Nutrition and physical activity guidelines for cancer survivors. CA Cancer J Clin. 2012;62:242–74.

[24] Caspersen CJ, Powell KE, Christenson GM. Physical activity, exercise, and physical fitness: definitions and distinctions for health-related research. Public Health Rep. 1985;100:126–31.

[25] Fong DYT, Ho JWC, Hui BPH, Lee AM, Macfarlane DJ, Leung SSK, Cerin E, Chan WYY , Leung IPF, Lam SHS, Taylor AJ, Cheng K-K. Physical activity for cancer survivors: metaanalysis of randomised controlled trials. BMJ. 2012;344:e70.

[26] Lahart IM, Metsios GS, Nevill AM, Carmichael AR. Physical activity, risk of death and recurrence in breast cancer survivors: a systematic review and meta-analysis of epidemiological studies. Acta Oncol. 2015;54:635–54.

[27] Schmid D, Leitzmann MF. Association between physical activity and mortality among breast cancer and colorectal cancer survivors: a systematic review and meta-analysis. Ann Oncol. 2014;25:1293–311.

[28] Barnes MJ, Demark-Wahnefried W. Importance of balanced diet and physical activity during and after cancer treatment in adolescent patients. Clin Oncol Adolesc Y oung Adults. 2014;2014:13–20.

[29] Gilliam MB, Schwebel DC. Physical activity in child and adolescent cancer survivors: a review. Health Psychol Rev. 2013;7:92–110.

[30] Jones LW, Liu Q, Armstrong GT, Ness KK, Yasui Y , Devine K, Tonorezos E, Soares-Miranda L,

Sklar CA, Douglas PS, Robison LL, Oeffinger KC. Exercise and risk of major cardiovascular events in adult survivors of childhood hodgkin lymphoma: a report from the Childhood Cancer Survivor Study. J Clin Oncol. 2014;32:3643–50.

[31] Orsey AD, Wakefield DB, Cloutier MM. Physical activity (PA) and sleep among children and adolescents with cancer. Pediatr Blood Cancer. 2013;60:1908–13.

[32] Paxton RJ, Jones LW, Rosoff PM, Bonner M, Ater JL, Demark-Wahnefried W. Associations between leisure-time physical activity and health-related quality of life among adolescent and adult survivors of childhood cancers. Psychooncology. 2010;19:997–1003.

[33] Spathis A, Booth S, Grove S, Hatcher H, Kuhn I, Barclay S. Teenage and young adult cancerrelated fatigue is prevalent, distressing, and neglected: it is time to intervene. A systematic literature review and narrative synthesis. J Adolesc Young Adult Oncol. 2015;4:3–17.

[34] Braam KI, van Dijk-Lokkart EM, Kaspers GJL, Takken T, Huisman J, Bierings MB, Merks JHM, van de Heuvel-Eibrink MM, van Dulmen–den Broeder E, Veening MA. Cardiorespiratory fitness and physical activity in children with cancer. Support Care Cancer. 2016;24:2259–68.

[35] Walter L, et al. Sleep and fatigue in pediatric oncology: a review of the literature. Sleep Med Rev. 2015;24:71–82.

[36] Barnes M, Casazza K, Austin H. Strategies to promote regular exercise in adolescent and young adult cancer survivors. Clin Oncol Adoles Young Adults. 2015;2015:103–13.

[37] Jarvela LS, Kemppainen J, Niinikoski H, Hannukainen JC, Lahteenmaki PM, Kapanen J, Arola M, Heinonen OJ. Effects of a home-based exercise program on metabolic risk factors and fitness in long-term survivors of childhood acute lymphoblastic leukemia. Pediatr Blood Cancer. 2012;59:155–60.

[38] Keats MR, Culos-Reed SN. A community-based physical activity program for adolescents with cancer (project TREK): program feasibility and preliminary findings. J Pediatr Hematol Oncol. 2008;30:272–80.

[39] Hartman A, te Winkel ML, van Beek RD, de Muinck Keizer-Schrama SM, Kemper HC, Hop WC, van den Heuvel-Eibrink MM, Pieters R. A randomized trial investigating an exercise program to prevent reduction of bone mineral density and impairment of motor performance during treatment for childhood acute lymphoblastic leukemia. Pediatr Blood Cancer. 2009;53:64–71.

[40] Huang JS, Dillon L, Terrones L, Schubert L, Roberts W, Finklestein J, Swartz MC, Norman GJ, Patrick K. Fit4Life: a weight loss intervention for children who have survived childhood leukemia. Pediatr Blood Cancer. 2014;61:894–900.

[41] Li HCW, Chung OKJ, Ho KY, Chiu SY, Lopez V. Effectiveness of an integrated adventurebased

training and health education program in promoting regular physical activity among childhood cancer survivors. Psychooncology. 2013;22:2601–10.

[42]  Rabin C, Dunsiger S, Ness KK, Marcus BH. Internet-based physical activity intervention targeting young adult cancer survivors. J Adolesc Y oung Adult Oncol. 2011;1:188–94.

[43]  Grimshaw SL, Taylor NF, Shields N. The feasibility of physical activity interventions during the intense treatment phase for children and adolescents with cancer: a systematic review. Pediatr Blood Cancer. 2016;63:1586–93.

[44]  Belanger LJ, Plotnikoff RC, Clark A, Courneya KS. A survey of physical activity programming and counseling preferences in young-adult cancer survivors. Cancer Nurs. 2012;35:48–54.

[45]  San Juan AF, Wolin K, Lucia A. Physical activity and pediatric cancer survivorship. Recent Results Cancer Res. 2011;186:319–47.

[46]  Stolley MR, Restrepo J, Sharp LK. Diet and physical activity in childhood cancer survivors: a review of the literature. Ann Behav Med. 2010;39:232–49.

[47]  Florin TA, Fryer GE, Miyoshi T, Weitzman M, Mertens AC, Hudson MM, Sklar CA, Emmons K, Hinkle A, Whitton J, Stovall M, Robison LL, Oeffinger KC. Physical inactivity in adult survivors of childhood acute lymphoblastic leukemia: a report from the childhood cancer survivor study. Cancer Epidemiol Biomarkers Prev. 2007;16:1356–63.

[48]  Murnane A, Gough K, Thompson K, Holland L, Conyers R. Adolescents and young adult cancer survivors: exercise habits, quality of life and physical activity preferences. Support Care Cancer. 2015;23:501–10.

[49]  Keats MR, Culos-Reed SN, Courneya KS, McBride M. An examination of physical activity behaviors in a sample of adolescent cancer survivors. J Pediatr Oncol Nurs. 2006;23:135–42.

[50]  Bogg TF, Shaw P , Cohn R, Wakefield C, Hardy L, Broderick C, Naumann F. Physical activity and screen-time of childhood haematopoietic stem cell transplant survivors. Acta Paediatr. 2015;104:e455–9.

[51]  Braam KI, van Dijk-Lokkart EM, Kaspers GJL, Takken T, Huisman J, Bierings MB, Merks JHM, van de Heuvel-Eibrink MM, van Dulmen–den Broeder E, V eening MA. Cardiorespiratory fitness and physical activity in children with cancer. Support Care Cancer. 2015;24:2259–68.

[52]  Spreafico F, Murelli M, Ferrari A, Terenziani M, Giacon B, V eneroni L, Massimino M. Should we encourage exercise and sports in children and adolescents with cancer? Pediatr Blood Cancer. 2014;61:2125.

[53]  WCRF & AICR, W. C. R. F. A. I. C. R. Food, nutrition, physical activity and the prevention of cancer: a global perspective [Online]. Washington, DC: AICR; 2007.

[54] Meyerhardt JA, Niedzwiecki D, Hollis D, Saltz LB, Hu FB, Mayer RJ, Nelson H, Whittom R, Hantel A, Thomas J, Fuchs CS. Association of dietary patterns with cancer recurrence and survival in patients with stage III colon cancer. JAMA. 2007;298:754–64.

[55] V ergnaud AC, Romaguera D, Peeters PH, van Gils CH, Chan DS, Romieu I, Freisling H, Ferrari P, Clavel-Chapelon F, Fagherazzi G, Dartois L, Li K, Tikk K, Bergmann MM, Boeing H, Tjonneland A, Olsen A, Overvad K, Dahm CC, Redondo ML, Agudo A, Sanchez MJ, Amiano P, Chirlaque MD, Ardanaz E, Khaw KT, Wareham NJ, Crowe F, Trichopoulou A, Orfanos P, Trichopoulos D, Masala G, Sieri S, Tumino R, Vineis P, Panico S, Bueno-deMesquita HB, Ros MM, May A, Wirfalt E, Sonestedt E, Johansson I, Hallmans G, Lund E, Weiderpass E, Parr CL, Riboli E, Norat T. Adherence to the World Cancer Research Fund/ American Institute for Cancer Research guidelines and risk of death in Europe: results from the European Prospective Investigation into Nutrition and Cancer cohort study1,4. Am J Clin Nutr. 2013;97:1107–20.

[56] Ladas E. Nutritional counseling in survivors of childhood cancer: an essential component of survivorship care. Children. 2014;1:107.

[57] Phillips-Salimi CR, Lommel K, Andrykowski MA. Physical and mental health status and health behaviors of childhood cancer survivors: findings from the 2009 BRFSS survey. Pediatr Blood Cancer. 2012;58:964–70.

[58] Tonorezos ES, Robien K, Eshelman-Kent D, Moskowitz CS, Church TS, Ross R, Oeffinger KC. Contribution of diet and physical activity to metabolic parameters among survivors of childhood leukemia. Cancer Causes Control. 2013;24:313–21.

[59] Badr H, Chandra J, Paxton RJ, Ater JL, Urbauer D, Cruz CS, Demark-Wahnefried W. Healthrelated quality of life, lifestyle behaviors, and intervention preferences of survivors of childhood cancer. J Cancer Surviv. 2013;7:523–34.

[60] Hansen J, Stancel H, Klesges L, Tyc V, Hinds P, Wu S, Hudson M, Kahalley L. eating behaviour and bmi in adolescent survivors of brain tumor and acute lymphoblastic leukemia. J Pediatr Oncol Nurs. 2014;31:9.

[61] Larcombe I, Mott M, Hunt L. Lifestyle behaviours of young adult survivors of childhood cancer. Br J Cancer. 2002;87:1204–9.

[62] Demark-Wahnefried W, Werner C, Clipp EC, Guill AB, Bonner M, Jones LW, Rosoff PM. Survivors of childhood cancer and their guardians. Cancer. 2005b;103:2171–80.

[63] Cohen J, Wakefield CE, Fleming CA, Gawthorne R, Tapsell LC, Cohn RJ. Dietary intake after treatment in child cancer survivors. Pediatr Blood Cancer. 2012;58:752–7.

[64] Tylavsky FA, Smith K, Surprise H, Garland S, Yan X, McCammon E, Hudson MM, Pui CH, Kaste SC. Nutritional intake of long-term survivors of childhood acute lymphoblastic leukemia: evidence for bone health interventional opportunities. Pediatr Blood Cancer. 2010;55:1362–9.

[65] Zhang F, Parsons S. Obesity in childhood cancer survivors: call for early weight management. Adv Nutr. 2015;6:611–9

[66] Natarajan L, Pu M, Fan J, Levine RA, Patterson RE, Thomson CA, Rock CL, Pierce JP . Measurement error of dietary self-report in intervention trials. Am J Epidemiol. 2010;172:819–27

[67] Garmey EG, Liu Q, Sklar CA, Meacham LR, Mertens AC, Stovall MA, Yasui Y , Robison LL, Oeffinger KC. Longitudinal changes in obesity and body mass index among adult survivors of childhood acute lymphoblastic leukemia: a report from the Childhood Cancer Survivor Study. J Clin Oncol. 2008;26:4639–45.

[68] Zhang FF, Liu S, Chung M, Kelly MJ. Growth patterns during and after treatment in patients with pediatric ALL: a meta-analysis. Pediatr Blood Cancer. 2015;62:1452–60.

[69] Gibson TM, Ehrhardt MJ, Ness KK. Obesity and metabolic syndrome among adult survivors of childhood leukemia. Curr Treat Options Oncol. 2016;17:1–13.

[70] Guh D, Zhang W, Bansback N, Amarsi Z, Birmingham CL, Anis A. The incidence of comorbidities related to obesity and overweight: a systematic review and meta-analysis. BMC Public Health. 2009;9:88.

[71] Amankwah EK, Saenz AM, Hale GA, Brown PA. Association between body mass index at diagnosis and pediatric leukemia mortality and relapse: a systematic review and metaanalysis. Leuk Lymphoma. 2016;57:1140–8.

[72] Butturini A, Dorey F, Gaynon P , Fu C, Franklin J. Obesity and body weight independently predict relapse and survival in preadolescents and teenagers with acute lymphoblastic leukemia (ALL). A retrospective analysis of five children cancer group (CCG) studies. Blood. 2004;104:284A.

[73] Orgel E, Sposto R, Malvar J, Seibel NL, Ladas E, Gaynon PS, Freyer DR. Impact on survival and toxicity by duration of weight extremes during treatment for pediatric acute lymphoblastic leukemia: a report from the Children' s Oncology Group. J Clin Oncol. 2014;32:1331–7.

[74] Green DM, Cox CL, Zhu L, Krull KR, Srivastava DK, Stovall M, Nolan VG, Ness KK, Donaldson SS, Oeffinger KC, Meacham LR, Sklar CA, Armstrong GT, Robison LL. Risk factors for obesity in adult survivors of childhood cancer: a report from the Childhood Cancer Survivor Study. J Clin Oncol. 2012;30:246–55.

[75] Pugh G, Hough R, Williams K, Gravestock HL, Fisher A. Lifestyle advice provision to teenage ad

young adult cancer patients: the Perspective of Health Professionals in the UK Support Care. Cancer. 2017.; (in press).

[76] Pugh G, Hough RE, Gravestock HL, Jackson SE, Fisher A. The health behavior information needs and preferences of teenage and young adult cancer survivors. J Adolesc Y oung Adult Oncol. 2017;6:318–26.

[77] Armstrong GT, Oeffinger KC, Chen Y , Kawashima T, Yasui Y , Leisenring W, Stovall M, Chow EJ, Sklar CA, Mulrooney DA, Mertens AC, Border W, Durand J-B, Robison LL, Meacham LR. Modifiable risk factors and major cardiac events among adult survivors of childhood cancer. J Clin Oncol. 2013;31(29):3673–80.

[78] Hall KD, Heymsfield SB, Kemnitz JW, Klein S, Schoeller DA, Speakman JR. Energy balance and its components: implications for body weight regulation. Am J Clin Nutr. 2012;95:989–94.

[79] Jansen H, Postma A, Stolk RP , Kamps W A. Acute lymphoblastic leukemia and obesity: increased energy intake or decreased physical activity? Support Care Cancer. 2009;17:103–6.

[80] Reilly JJ, Brougham M, Montgomery C, Richardson F, Kelly A, Gibson BE. Effect of glucocorticoid therapy on energy intake in children treated for acute lymphoblastic leukemia. J Clin Endocrinol Metab. 2001;86:3742–5.

[81] von Deneen KM, Liu Y . Obesity as an addiction: why do the obese eat more? Maturitas. 2011;68:342–5.

[82] Parkin DM, Boyd L, Walker LC. 16. The fraction of cancer attributable to lifestyle and environmental factors in the UK in 2010. Br J Cancer. 2011;105:S77–81.

[83] Bishop JD, Killelea BK, Chagpar AB, Horowitz NR, Lannin DR. Smoking and breast cancer recurrence after breast conservation therapy. Int J Breast Cancer. 2014;2014:5.

[84] Klosky J, Tyc V , Garces Webb D, Buscemi J, Klesges R, Hudson M. Emerging issues in smoking among adolescent and adult cancer survivors. Cancer. 2007;110:2408–19.

[85] Kaul S, V eeranki SP , Rodriguez AM, Kuo YF. Cigarette smoking, comorbidity, and general health among survivors of adolescent and young adult cancer. Cancer. 2016;122:2895–905.

[86] Emmons K, et al. Predictors of smoking initiation and cessation among childhood cancer survivors: a report from the childhood cancer survivor study. J Clin Oncol. 2002;20(6):1608–16.

[87] Kahalley LS, Robinson LA, Tyc VL, Hudson MM, Leisenring W, Stratton K, Mertens AC, Zeltzer L, Robison LL, Hinds PS. Risk factors for smoking among adolescent survivors of childhood cancer: a report from the childhood cancer survivor study. Pediatr Blood Cancer. 2012;58:428–34.

[88] Marjerrison S, Hendershot E, Empringham B, Nathan PC. Smoking, binge drinking, and drug use among childhood cancer survivors: a meta-analysis. Pediatr Blood Cancer. 2016;63(7):1254–63.

[89] Rabin C. Review of health behaviors and their correlates among young adult cancer survivors. J Behav Med. 2011;34:41–52.

[90] Gibson TM, Liu W, Armstrong GT, Srivastava DK, Hudson MM, Leisenring WM, Mertens AC, Klesges RC, Oeffinger KC, Nathan PC, Robison LL. Longitudinal smoking patterns in survivors of childhood cancer: an update from the Childhood Cancer Survivor Study. Cancer. 2015;121:4035–43.

[91] Ford JS, Puleo E, Sprunck-Harrild K, deMoor J, Emmons KM. Perceptions of risk among childhood and young adult cancer survivors who smoke. Support Care Cancer. 2014;22:2207–17.

[92] Hollen PJ, Hobbie WL, Donnangelo SF, Shannon S, Erickson J. Substance use risk behaviors and decision-making skills among cancer-surviving adolescents. J Pediatr Oncol Nurs. 2007;24:264–73.

[93] Britton A, Ben-Shlomo Y, Benzeval M, Kuh D, Bell S. Life course trajectories of alcohol consumption in the United Kingdom using longitudinal data from nine cohort studies. BMC Med. 2015;13:47. https://doi.org/10.1186/s12916-015-0273-z.

[94] Bauld C, Toumbourou JW, Anderson V, Coffey C, Olsson CA. Health-risk behaviours among adolescent survivors of childhood cancer. Pediatr Blood Cancer. 2005;45:706–15.

[95] Lown EA, Goldsby R, Mertens AC, Greenfield T, Bond J, Whitton J, Korcha R, Robison LL, Zeltzer LK. Alcohol consumption patterns and risk factors among childhood cancer survivors compared to siblings and general population peers. Addiction (Abingdon, England). 2008;103:1139–48.

[96] Martin A, Kadan-Lottick N. Hazardous drinking: childhood cancer survivors at heightened risk as young adults. Pediatr Blood Cancer. 2012;58:161–2.

[97] Rebholz CE, Kuehni CE, Strippoli M-PF, Rueegg CS, Michel G, Hengartner H, Bergstraesser E, von der Weid NX, for the Swiss Pediatric Oncology, Group. Alcohol consumption and binge drinking in young adult childhood cancer survivors. Pediatr Blood Cancer. 2012;58:256–64.

[98] Szalda DE, Brumley LD, Danielson CK, Schwartz LA. Exploratory analyses of substance use in adolescents with and without cancer. J Adolesc Young Adult Oncol. 2013;2:77–82.

[99] Kricker A, Armstrong BK. Epidemiology of sun exposure and skin cancer. Cancer Surv. 1996;26:133–53.

[100] Balk SJ. Ultraviolet radiation: a hazard to children and adolescents. Pediatrics. 2011;127:e791–817.

[101] Perkins JL, Liu Y, Mitby PA, Neglia JP, Hammond S, Stovall M, Meadows AT, Hutchinson R, Dreyer ZE, Robison LL, Mertens AC. Nonmelanoma skin cancer in survivors of childhood and adolescent cancer: a report from the Childhood Cancer Survivor Study. J Clin Oncol. 2005;23:3733–41.

[102] Tercyak KP, Donze JR, Prahlad S, Mosher RB, Shad AT. Multiple behavioral risk factors among adolescent survivors of childhood cancer in the Survivor Health and Resilience Education (SHARE) program. Pediatr Blood Cancer. 2006;47:825–30.

[103] Zwemer E, Werchniak A, Recklitis C, Mahler HIM. Sun exposure in young adult cancer survivors on and off the beach: results from Project REACH. J Cancer Surviv. 2012;6:63–71.

[104] Buchanan N, Leisenring W, Mitby PA, Meadows A T, Robison LL, Hudson MM, Mertens AC. Behaviors associated with ultraviolet radiation exposure in a cohort of adult survivors of childhood and adolescent cancer. Cancer. 2009;115:4374–84.

[105] Barakat L, Galtieri L, Szalda D, Schwartz L. Assessing the psychosocial needs and program preferences of adolescents and young adults with cancer. Support Care Cancer. 2016;24:823–32.

[106] D'Agostino NM, Penney A, Zebrack B. Providing developmentally appropriate psychosocial care to adolescent and young adult cancer survivors. Cancer. 2011;117:2329–34.

[107] Love B, Moskowitz MC, Crook B, Thompson CM, Donovan-Kicken E, Stegenga K, Macpherson CF, Johnson RH. Defining adolescent and young adult (A Y A) exercise and nutrition needs: concerns communicated in an online cancer support community. Patient Educ Couns. 2013;92:130–3.

[108] Pugh G, Hough R, Gravestock HL, Haddrell J, Beeken RJ, Fisher A. The lifestyle information and intervention preferences of teenage and young adult cancer survivors: a Qualitative Study. Cancer Nurs. 2017; [Epub ahead of print].

[109] Lie HC, Loge JH, Fosså SD, Hamre HM, Hess SL, Mellblom A V, Ruud E, Finset A. Providing information about late effects after childhood cancer: lymphoma survivors' preferences for what, how and when. Patient Educ Couns. 2015;98:604–11.

[110] Wurz A, Brunet J. Promoting physical activity in adolescent cancer survivors. Univ Ottawa J Med. 2015;5:29.

[111] Morgan S, Davies S, Palmer S, Plaster M. Sex, drugs, and rock 'n' roll: caring for adolescents and young adults with cancer. J Clin Oncol. 2010;28:4825–30.

[112] Pugh G, Gravestock HL, Hough RE, King WM, Wardle J, Fisher A. Health behavior change interventions for teenage and young adult cancer survivors: a systematic review. J Adolesc Y oung Adult Oncol. 2016;5:91–105.

[113] Berg CJ, Stratton E, Giblin J, Esiashvili N, Mertens A. Pilot results of an online intervention targeting health promoting behaviors among young adult cancer survivors. Psychooncology. 2014;23:1196–9.

[114] Hollen PJ, Hobbie WL, Finley SM. Testing the effects of a decision-making and risk-reduction program for cancer-surviving adolescents. Oncol Nurs Forum. 1999;26:1475–86.

[115] Mays D, Black JD, Mosher RB, Heinly A, Shad A T, Tercyak KP. Efficacy of the survivor health and resilience education (SHARE) program to improve bone health behaviors among adolescent survivors of childhood cancer. Ann Behav Med. 2011;42:91–8.

[116] V alle CG, Tate DF, Mayer DK, Allicock M, Cai J. A randomized trial of a Facebookbased physical activity intervention for young adult cancer survivors. J Cancer Surviv. 2013;7:355–68.

[117] Hollen PJ, Tyc VL, Donnangelo SF, Shannon SV , O' Laughlen MC, Hinton I, Smolkin ME, Petroni GR. A substance use decision aid for medically at-risk adolescents: results of a randomized controlled trial for cancer-surviving adolescents. Cancer Nurs. 2013;36:355–67.

[118] Belanger LJ, Mummery WK, Clark AM, Courneya KS. Effects of targeted print materials on physical activity and quality of life in young adult cancer survivors during and after treatment: an exploratory randomized controlled trial. J Adolesc Y oung Adult Oncol. 2014;3:83–91.

[119] Cox CL, McLaughlin RA, Rai SN, Steen BD, Hudson MM. Adolescent survivors: a secondary analysis of a clinical trial targeting behavior change. Pediatr Blood Cancer. 2005;45:144–54.

[120] Hudson MM, Tyc VL, Srivastava DK, Gattuso J, Quargnenti A, Crom DB, Hinds P . Multicomponent behavioral intervention to promote health protective behaviors in childhood cancer survivors: the Protect Study. Med Pediatr Oncol. 2002;39:2–11.

[121] Abraham C, Kelly MP , West R, Michie S. The UK national institute for health and clinical excellence public health guidance on behaviour change: a brief introduction. Psychol Health Med. 2009;14:1–8.

[122] Michie S, van Stralen MM, West R. The behaviour change wheel: a new method for characterising and designing behaviour change interventions. Implement Sci. 2011;6:42.

[123] Michie S, Richardson M, Johnston M, Abraham C, Francis J, Hardeman W, Eccles MP , Cane J, Wood CE. The behavior change technique taxonomy (v1) of 93 hierarchically clustered techniques: building an international consensus for the reporting of behavior change interventions. Ann Behav Med. 2013;46:81–95.

[124] Ruland CM, Hamilton GA, Schjodt-Osmo B. The complexity of symptoms and problems experienced in children with cancer: a review of the literature. J Pain Symptom Manage. 2009;37:403–18.

[125] Tyc, VL, et al. Intervention to reduce intentions to use tobacco among pediatric cancer survivors. J Clin Oncol. 2003;21(7):1366–72.

[126] Cushing CC, Steele RG. A meta-analytic review of eHealth interventions for pediatric health promoting and maintaining behaviors. J Pediatr Psychol. 2010;35(9):937–49.

[127] Bandura A. Social foundations of thought and action: a social cognitive theory. Englewood Cliffs, NJ: Prentice-Hall; 1986.

[128] Tyc VL, Hudson MM, Hinds P . Health promotion interventions for adolescent cancer survivors. Cogn Behav Pract. 1999;6:128–36.

[129] Keats MR, Culos-Reed SN, Courneya KS, McBride M. Understanding physical activity in adolescent

cancer survivors: an application of the theory of planned behavior. Psychooncology. 2007;16:448–57.

[130] Nagler RH. Adverse outcomes associated with media exposure to contradictory nutrition messages. J Health Commun. 2014;19:24–40.

[131] Tan ASL, Lee C-J, Chae J. Exposure to health (Mis)information: lagged effects on young adults' health behaviors and potential pathways. J Commun. 2015;65:674–98.

[132] Hudson MM, Findlay S. Health-risk behaviors and health promotion in adolescent and young adult cancer survivors. Cancer. 2006;107:1695–701.

[133] Hawkins RP , Kreuter M, Resnicow K, Fishbein M, Dijkstra A. Understanding tailoring in communicating about health. Health Educ Res. 2008;23:454–66.

[134] Noar S, et al. Does tailoring matter? Meta-analytic review of tailored print health behavior change interventions. Psychol Bull. 2007;133(4):673–93.

[135] Cohen DA, Scribner RA, Farley TA. A structural model of health behavior: a pragmatic approach to explain and influence health behaviors at the population level. Prev Med. 2000;30:146–54.

[136] Gilliam MB, Madan-Swain A, Whelan K, Tucker DC, Demark-Wahnefried W, Schwebel DC. Social, demographic, and medical influences on physical activity in child and adolescent cancer survivors. J Pediatr Psychol. 2012;37:198–208.

[137] Arroyave WD, Clipp EC, Miller PE, Jones LW, Ward DS, Bonner MJ, Rosoff PM, Snyder DC, Demark-Wahnefried W. Childhood cancer survivors' perceived barriers to improving exercise and dietary behaviors. Oncol Nurs Forum. 2008;35:121–30.

[138] Emmons KM, Butterfield RM, Puleo E, Park ER, Mertens A, Gritz ER, Lahti M, Li FP . Smoking among participants in the childhood cancer survivors cohort: the Partnership for Health Study. J Clin Oncol. 2003;21:189–96.

[139] Brannon E, Cushing C. A systematic review: is there an app for that? translational science of pediatric behavior change for physical activity and dietary interventions. J Pediatr Psychol. 2015;40:373–84.

[140] Whittingham JRD, Ruiter RAC, Castermans D, Huiberts A, Kok G. Designing effective health education materials: experimental pre-testing of a theory-based brochure to increase knowledge. Health Educ Res. 2008;23:414–26.

[141] Bava S, Tapert SF. Adolescent brain development and the risk for alcohol and other drug problems. Neuropsychol Rev. 2010;20:398–413.

[142] Wetherill R, Tapert SF. Adolescent brain development, substance use, and psychotherapeutic change. Psychol Addict Behav. 2013;27:393–402.

[143] Moore S, Gullone E. Predicting adolescent risk behavior using a personalized cost-benefit analysis. J

Y outh Adolesc. 1996;25:343–59.

[144] Parsons JT, Siegel AW, Cousins JH. Late adolescent risk-taking: effects of perceived benefits and perceived risks on behavioral intentions and behavioral change. J Adolesc. 1997;20:381–92.

[145] Lawson PJ, Flocke SA. Teachable moments for health behavior change: a concept analysis. Patient Educ Couns. 2009;76:25–30.

[146] Barnes M, Plaisance E, Hanks L, Casazza K. Pre-habilitation-promoting exercise in adolescent and young adult cancer survivors for improving lifelong health – a narrative review. Cancer Res Front. 2016;2:22–32.

[147] Demark-Wahnefried W, Aziz NM, Rowland JH, Pinto BM. Riding the crest of the teachable moment: promoting long-term health after the diagnosis of cancer. J Clin Oncol. 2005a;23:5814–30.

[148] Kopp LM, Gastelum Z, Guerrero CH, Howe CL, Hingorani P , Hingle M. Lifestyle behavior interventions delivered using technology in childhood, adolescent, and young adult cancer survivors: a systematic review. Pediatr Blood Cancer. 2017;64(1):13–7.

[149] Webb LT, et al. Using the internet to promote health behavior change: a systematic review and meta-analysis of the impact of theoretical basis, use of behavior change techniques, and mode of delivery on efficacy. J Med Internet Res. 2010;12(1):e4.

[150] Rabin C, et al. Recruiting young adult cancer survivors for behavioral research. J Clin Psychol Med Settings. 2013;20(1):33–6.

[151] Moody L, et al. Web-based self-management for young cancer survivors: consideration of user requirements and barriers to implementation. J Cancer Surviv. 2015;9(2):188–200.

[152] Pugh G, McCann L. Assessing the quality, feasibility, and efficacy of electronic patient platforms designed to support adolescents and young adults with cancer: a systematic review protocol. JMIR Res Protoc. 2017; 6:e4.

# 6

# 青年癌症幸存问题

Victoria Grandage，Susan Mehta，Rachael Windsor

## 6.1 简介

自 20 世纪 70 年代以来，英国 15 ～ 24 岁人群的癌症发病率增加了 55%，2012—2014 年，每年新增 2405 例。最近的数据表明，超过 80% 被诊断患有癌症的青年生存时间超过 5 年 [1]。在过去 40 年中，尽管甲状腺癌的生存率几乎为 100%，急性髓系白血病或骨肉瘤的生存率为 55%，但癌症总体生存率几乎翻了一番 [2]。因此，大多数青少年和年轻成人癌症患者将成为长期幸存者。大多数人会接受放疗、多药化疗和手术的联合治疗，并可能在治疗结束或多年后出现并发症，即所谓的 "后遗症（late effects）"。

本章将不会对每一种系统性治疗的相关不良反应进行深入回顾，而是为您提供一些关于该主题的优秀评论 [3-6]。尽管缺乏有关青年癌症幸存者后遗症的有力证据，但本章旨在探索年龄对治疗相关毒性的影响，报告改善青年癌症幸存者生存状况的国内和国际战略，并向青年癌症患者提供生存期护理方面的实用建议。本章还将提供英国最大的癌症幸存者服务中心中在为儿童、青年和成年幸存者提供复杂的医疗和心理社会护理时积累的数十年医疗和护理经验。

儿童癌症的后遗症取决于肿瘤、治疗方法和患者相关因素，如确诊时的年龄、性别和遗传易感性。在美国和英国进行的两项重要队列研究中获得了这方面的详细知识。但这些队列主要集中于儿童和青少年癌症的成年幸存者，缺乏针对青年癌症幸存者的相关研究。美国儿童癌症幸存者研究（Childhood Cancer Survivor Study，CCSS）报告称，在被诊断为癌症的 30 年后，73% 的患者至少出现了一种慢性健康问题；超过 40% 的健康问题被归类为严重、致残或危及生命 [7]。这些数据正在接受进一步审查，以确定高风险器官病变发生的亚群，为临床筛查提供依据。例如，数据显示，诊断时年龄＞ 12 岁的女性患急性卵巢功能衰竭的风险增加，而年龄＞ 15 岁的女性患甲状腺功能减退的风险增加 [8]。英国卫生部、国家健康与临床卓越研究所和英国国家医学研究所目前正在合作进行一项大规模的基于人口的调查，以研究青年癌症幸存者的致命性和非致命性的不良健康后果。这有助于为临床随访、筛查方案

103

和专业教育的各个方面提供证据基础[9]。

癌症幸存者可能需要与癌症之外的医疗问题、社会心理、教育和职业影响相关的终身整体性护理。青年癌症患者常常遭遇诊断延误[10-11]，导致肿瘤恶化[12]；他们参与临床试验机会较少[13]，并经历了过度治疗带来的相关毒性反应[14]。正是由于这些因素，以及新疗法未知的长期影响导致青年癌症患者的幸存成为一个快速发展的研究领域。

## 6.2 青年癌症幸存者是否会经历与儿童癌症幸存者不同的晚期治疗相关毒性？

Woodward 等进行了大范围的文献回顾，以确定特定治疗后患后遗症的风险是否与癌症诊断的年龄和类型有关[15]。他们提取了 Medline 10 年的数据，但在这一时间段内没有以探究青年年龄组与晚期治疗效果之间相关性为主要目的的研究。尽管数据匮乏，作者仍然指出不同的原发性癌症导致了青年癌症幸存者患有不同后遗症的风险。

在美国儿童癌症幸存者研究队列中，第二恶性肿瘤是与治疗相关的最高风险问题[7]。Hudson 等回顾了来自所有 CCSS 调查的数据，发现在确诊时年龄较小的患者发生第二恶性肿瘤的风险更高[16]。研究的难点是在癌症风险随着年龄增加的背景下，分析诊断时年龄对健康状况的潜在影响。Woodward 等没有发现关于血液系统恶性肿瘤或中枢神经系统肿瘤的青年癌症幸存者原发性癌症风险增加的文献报道。而与年龄较大的患者相比，确诊时小于 10 岁的白血病和淋巴瘤患者发生第二恶性肿瘤的风险更高，在最初治疗时，年龄越小，发生胶质瘤的风险越高[16]。并且，在青年年龄阶段的儿童癌症幸存者中，生殖细胞瘤的幸存者患第二种癌症的风险更高[17]。总体而言，诊断时年龄小于 30 岁的生殖细胞瘤幸存者罹患第二种癌症的风险显著增加（尤其是胃、胰腺和结缔组织肿瘤），而 20 岁时的风险甚至更高[18]。

Woodward 等的研究表明，青春期之前被诊断为血液系统肿瘤的患者比成年后确诊的患者罹患心血管疾病的风险更大[15]。研究还发现，充血性心力衰竭、心绞痛和心肌梗死的风险会随首次治疗年龄的增加而降低[19-21]，但在霍奇金淋巴瘤患者中，诊断时年龄的增加则会增大放疗诱发缺血性心脏病的风险[22]。作者推测，心血管疾病在年龄较小患者中的相对发生率较高，可能是较低的背景发生率和未成熟心血管组织对化疗和放疗更加敏感所致。在生殖细胞瘤幸存者中，相较于年长成人，早发心肌梗死是青年癌症患者需要面对的特殊风险[23]。

在其他常见的后遗症上，如骨密度的变化和肥胖，显示出了相互矛盾的结果，或许反映了这个年龄组中相关研究的匮乏。在青年癌症幸存者中，一些后遗症的风险显著增加。甲状腺功能减退就是这样一个例子，与更年轻的群体相比，诊断时年龄大于 15 岁的患者相对风险度为 1.5[24]。骨坏死的发生与急性淋巴细胞白血病幸存者的诊断年龄密切相关，诊断时 16 岁以上患者的发病率为 2.8%，而诊断时 10 岁以下患者的发病率为 0.2%[25]。

在青年癌症幸存者研究（AYA Cancer Survivor Study，AYACSS）中，Bright 等最近调查了 15 ～ 39 岁癌症患者在诊断后 5 年内因脑血管问题住院的风险。研究发现，住院风险比预期高出 40%，其中中枢神经系统肿瘤、头颈部肿瘤和白血病幸存者的住院风险最高。在中枢神经系统肿瘤的幸存者中，脑梗死的风险随着年龄的增长而增加，但对于头颈部肿瘤的幸存者，脑梗死的风险在全年龄段都很高[26]。

青年癌症幸存者的心理疾病和社会功能障碍是参与护理的卫生人员所面临的常见挑战。Tai 等的研究发现，20% 的青年癌症幸存者在过去 30 天内出现了 > 14 天的不良心理健康问题，而在没有癌症病史的受访者中这一比例仅有 10%[27]。此外，24% 的癌症幸存者失业或无法工作，而对照组的这一比例为 14%。同时，该研究还发现，青年癌症幸存者吸烟、肥胖、患慢性疾病、缺乏医疗支持的问题显著。Barnett 等对青年癌症幸存者的心理社会状况和相关干预进行的系统评价发现，幸存者存在高度未满足的需求、抗抑郁药使用、创伤后压力症状、焦虑、抑郁，以及对复发的恐惧等问题[28]。此外，癌症幸存者对治疗后生存能力的准备不足，很难接受自己处于一种"既不生病也不健康"的状态[29]。Warner 等的综述回顾了青年癌症患者的社会幸福感，发现他们面临与就业、教育程度和经济状况有关的困难。此外，如何继续发展和维持同伴关系、家庭关系、亲密关系和婚姻关系也同样困扰着他们[30]。

## 6.3 生存期护理的目标

长期随访和生存期护理的目标是识别和管理与治疗相关的不良反应，使患者能够在身体、心理和社会方面达到最佳的状态。生存期护理旨在最大限度地减少已发生的器官功能障碍的恶化，并监测新的、可预测的全身性后遗症，包括第二恶性肿瘤。疼痛、恐惧、疲劳和心理困扰的管理是卫生人员面临的常见挑战。这种护理还应解决与教育和就业有关的问题，并促使所有医疗保健提供者能相互协调，以确保满足幸存者的所有需求。

青年癌症幸存者存在与年龄相关的独特问题。并不是所有的患者都会在青年专科治疗中心接受治疗和参与长期随访。既往研究表明，在儿科或青年专科医疗服务机构参与治疗的幸存者更有可能获得有关后遗症的随访，而非青年专科医疗机构的医疗团队对相关指南不甚熟悉，提供的健康管理可能不够严格。这一年龄段的患者更有可能发生住所的改变、与同龄人隔离、担忧生育问题。同时，作为一个群体，他们对自己过度自信，往往在真正遭遇健康问题时才会开始考虑听取医生的建议。因此，必须保证他们在需要时可以与专家取得联系。

前往癌症幸存者专科诊所就诊的预测因素包括患者为女性、接受过高强度治疗、放疗和具有较高的社会经济地位[31]。在一项研究中，只有 43.3% 的患者参与了专科医疗机构的随访，而住在距离专科机构 50 km 以上的患者参与随访的可能性更小。参与随访的潜在障碍包括高额交通费用、没有明确的随访方案、不希望随访打扰生活、对癌症复发的恐惧，以及生活责任的冲突。因此，需要开发新的替代随访方式，允许灵活的预约时间或网络随访，制定明确的随访方案，保障癌症幸存者与基础医疗医师、专科医师之间交流顺畅。

## 6.4 过渡

人们越来越认识到，为在儿童时期就患有慢性病的青少年提供良好过渡期护理是非常重要的。从儿科保健服务过渡到成人保健服务是一个涉及许多关键因素的复杂过程。青少年医学协会（Society for Adolescent Medicine，SAM）于 1993 年发表的一份立场声明将"过渡"定义为："有目的的、有计划地将患有慢性疾病的青少年和年轻人从以儿童为中心的医疗保健系统转移到以成人为中心的保健系统"[32]，但过渡期护理需要多年时间完成。PanCare，一个多学科的、泛欧洲的后遗症合作研究网站，最近将"儿童癌症幸存者过渡期护理"定义为"儿童癌症幸存者过渡期护理是一个积极的、有计划的、协调的、全面的、多学科的过程，以使儿童和青少年癌症幸存者能够有效、协调地从以儿童为中心的医疗保健系统过渡到以成人为中心的医疗保健系统。过渡期护理应灵活进行并循序渐进，考虑幸存者、家属和照护者的发展、医疗、社会心理、教育和职业需求，并促进健康生活方式和患者的自我管理"[33]。

人们普遍认为，一份周全的癌症生存期护理计划必须包括过渡期护理部分，以确保青少年和年轻人安全、有效地完成从青年至成年医疗机构的转换，在成人医疗保健机构中，他们将需要独立谈判。随着年龄增长，癌症复发风险的降低和随访长期化，过渡期护理的实施非常重要。

因此，过渡期护理被纳入国家癌症幸存者倡议（National Cancer Survivorship Initiative，NCSI）[34] 制定的模型路径中。专家认为，过渡期所需的时间和难度取决于许多因素，包括疾病类型、患者年龄、原始诊断的性质、父母的参与程度、患者对疾病的认知和与治疗相关的后遗症带来的负担。向适龄患者服务的转移只是这一过程的一部分，因为在善后护理过程中有多个过渡点，所有这些都需要适当的规划、医务人员和患者的准备。

护理专家主导的过渡期护理可以为年轻人提供癌症诊断信息和治疗带来的长期健康风险信息，帮助他们在转移到成人医疗服务机构后继续管理潜在的长期后遗症。过渡期的护理能力是护理人员在长期随访中的核心竞争力，许多专业和卫生部门的出版物中认可护士领导过渡期护理的能力，包括英国皇家护理学院发布的关于后遗症的护理能力文件[35]。NCSI 对护理模式进行测试时发现，周全的计划和充分的政府支持对于成功的过渡必不可少[34, 36]。

过渡期护理是一个复杂的过程，它能成功完成涉及许多关键因素。将适合年龄的患者在服务之间进行转移，例如，从儿科转到青年或转到成人服务只是过渡过程的一部分，在后期的护理工作中有多个重要的时间点，这需要进行适当的计划和准备，包括：治疗结束后复查癌症复发状况、治疗的后遗症，以及出院后的自我管理。

NCSI 在英国国家医疗服务系统（National Health Service，NHS）、英国卫生部、英国麦米伦癌症支援慈善基金会的支持下进行了改进。儿童和青少年（the Children and Young People，CYP）工作流程旨在确保为癌症治疗的急性期及之后的儿童和青少年尽可能提供关怀和支持，以帮助他们过上健康和积极的生活。该工作流程开发并测试了能满足所有患者共性需求的护理模式。临床专家和患者代表都支持建立一种动态的青少年及成人癌症患者出院后的护理模式。这一护理模式可以被医疗机构使用，以保障患者能接受关键的护理要素 [34]。

在 NCSI 项目中，在英国伦敦的大奥蒙德街医院试行了一种过渡期护理模式 [37]：年轻人被转介到由护士主导的过渡诊所，并鼓励他们独自参加这些咨询服务。在咨询中，他们获得了有关癌症治疗、后遗症风险、健康生活方式，以及如何过渡到成人保健中心的信息和建议。其目的是让年轻人在治疗中出现后遗症时能够及时寻求干预、培养他们健康的生活方式，并提供让他们像成年人一样管理自己的保健服务。参与研究的年轻人被要求填写一份关于过渡咨询服务的问卷以衡量干预效果，结果显示，这项新的咨询服务得到了年轻人积极的评价。他们表示很重视了解自身癌症诊断的机会，并表示在参与咨询后知识储备增加了。相较于书面信息，他们更喜欢面对面的咨询服务，全科医生（General Practitioners，GP）也报告了接受详细书面信息的重要性 [36-37]。

良好的过渡期护理可以改善儿童癌症幸存者的长期结局。而与其他长期疾病相比，青年癌症的过渡期护理更具有挑战性。例如，如果一名接受肾移植的患者停止就诊，后果可能是灾难性的，而且相当直接。因此，儿童慢性肾病后的移植存活数据为过渡期护理提供了强有力的论据 [38]：如果没有向青年癌症幸存者提供有关治疗、后遗症风险和自我健康管理的适当信息，结果可能同样是灾难性的，但会延迟多年发生。根据经验，接受过过渡期护理的癌症患者，在面临可能与过去治疗相关的新健康问题时，会积极寻求专家建议。治疗总结和护理计划是良好过渡期护理的重要组成部分 [35]，可以帮助全科医生识别新出现的健康问题，并向后遗症服务机构寻求建议。

## 6.5 治疗和过渡的后果

儿童、青少年和年轻成人癌症的后遗症多种多样，包括教育和心理困难、器官功能障碍和内分泌疾病，这些疾病随着时间的推移而发展，通常发生在治疗完成数十年后。很难衡量过渡期护理对长期结果的影响，但年轻人理应了解更多健康相关的信息。几十年前因青少年癌症而接受治疗的老年人，现在需经常面对复杂的治疗相关后遗症，但可能从未接受过针对这些问题的专家咨询。随着时间的推移会逐渐出现多种健康问题，它们的复杂性可能完全出乎意料。良好的过渡期护理和宣教能够帮助幸存者及时发现新的后遗症，缓解痛苦。全科医生也会学到如何为儿童时期即患有慢性疾病（如哮喘或糖尿病等）的成年患者提供支持，这些疾病起源于儿童期并持续到成年期，因为这两种疾病都发生在儿童期和成年期。然而，患有儿童期癌症后出现多种症状的年轻人可能得不到及时的诊断。事实上，有时他们的症状可能直到他们被推荐到专家服务机构时才得到识别和诊断。

## 6.6 儿科、青年和成人卫生服务机构在过渡期的协作

对于儿科、青少年和成人医疗保健服务来说，根据年轻人所处的阶段来了解不同的随访目的非常重要。由儿科、青年和成人服务机构共同编写的服务策略应该满足年轻人在适龄的服务机构中监测后遗症的随访需求。

《过渡期的思考》是一份免费的文件，它强调了过渡期护理在许多持续到成年期的儿童慢性疾病中的重要性。这是它关于过渡和儿童癌症的扩展部分[39]。

## 6.7 治疗总结和护理计划

所有患者（0～24 岁）都应在治疗结束时收到一份治疗总结和护理计划[40]。它应详细说明患者的个人资料、疾病、诊断日期和诊断年龄、诊断分期、家族史、先天性疾病和复发史。它还应详细记录使用的治疗方案，包括化疗药物和累积剂量、放疗部位、单次剂量、手术史和输血史。如果患者进行过干细胞移植，则应记录供体来源和移植物抗宿主病（graft versus host disease，GVHD）的预防，还应记录显著并发症、GVHD 的等级、程度，以及治疗结束时的器官毒性评估。护理计划应详细说明已发生或可能发生的后遗症所需的监测频率。最佳的护理实践应要求在治疗结束时提供治疗总结和护理计划，并对治疗过程中的关键点进行修改，包括出院、过渡到长期随访的时间点[36]。

Casillas 等对 18～39 岁的癌症幸存者进行了调查，发现 71% 的人去过肿瘤生存服务机构；48% 的人没有治疗总结；55% 的人没有参加生存期护理计划；70% 的人认为肿瘤科医生是监测和治疗决策的"最重要"提供者；10% 的人报告说，他们在初级保健医生和肿瘤学家共同参与的"共享照护模式"中接受了护理[41]。

重要的是，患者要理解治疗总结的重要意义，并有一份资料副本可以在长期随访服务之外的任何就医过程中出示，还要主动向不熟悉自己的医疗人员介绍所经历的治疗方案和可能的后遗症。这些介绍讨论可用以教育幸存者有关治疗及对其未来潜在的健康影响，患者了解自身所进行的特定监测需求，对长期的健康状况至关重要（如胸部放疗后女性的乳房监测或蒽环类药物使用后的超声心动图监测）。

## 6.8 健康促进

癌症的治疗增加了冠状动脉疾病、糖尿病、脑血管疾病、高血压和高血脂继发的过早死亡风险。在这样的背景下，行为矫正成为长期随访的重要组成部分。由于肺癌的风险和某些药物（如博来霉素）的协同作用导致的肺毒性，戒烟变得非常重要[42]。

临床医生提倡健康、均衡的饮食和定期锻炼，以控制体重，维持骨密度和幸福感，同时建议患者不要过量饮酒，因为过量饮酒会对情绪产生负面影响，会导致抑郁和焦虑，增加患

头颈癌、乳腺癌、食管癌和肝癌的风险。

患者可能会质疑："这对我有什么好处？"尤其是"癌症幸存者是否因某些健康行为而面临额外的风险？"相关证据的缺乏导致了我们无法做出强有力的回应。在最近的一项评估青年癌症治疗后健康促进和心理干预效果的系统综述[43]中，由于缺乏高质量的研究，虽然笔者确定了未来有希望的干预措施，但他们没有发现支持特定干预措施的确凿证据。为了在一定程度上解决这一问题，PanCare 目前正在汇编关于健康促进的证据 [PanCare 旨在减少儿童和青少年癌症治疗后遗症的频率、严重性和影响（www.Pancare.eu）。其成立于 2008 年，由进行长期随访的专业人员和国家团体的非正式合作发展而来。在欧洲，估计有 30 万～ 50 万儿童癌症幸存者[44]，该组织的目标很简单——开展合作研究并收集相关资料，来尝试回答与治疗后遗症有关的问题；长期战略目标是实现整体护理的公平性，确保每个欧洲儿童和青少年癌症幸存者都能获得最佳的长期护理。该组织采用强有力的、标准化的循证方法，到目前为止已经发布了关于乳腺癌和心肌病的过渡期护理、性腺毒性和监测指南 ][33, 45-48]。

我们同样应该考虑如何将治疗总结和护理计划中的信息妥善地传递给癌症幸存者。在这一过程中，重要的是要积极主动地提供信息并诚实地告知风险，以帮助年轻人选择健康的生活方式。虽然矫正危险的健康行为很重要，但卫生保健人员仍然需要注意，幸存者对正常生活的希望不会减少，他们也不会与同龄人隔离[49]，在进行干预时必须顾及患者的个人想法。

## 6.9 生存期护理模式

设计一种灵活的服务以满足越来越多幸存者的健康需求是生存期护理面临的挑战。每个地区都有不同的卫生需求和医疗资源，因此"一刀切"并不适用于所有地区。目前我们没有能力为所有青年癌症幸存者提供面对面的终身随访，并且需要继续开发和评估以确定最合适的随访模式。随访模式可能根据护理环境、护理提供者和疾病的不同而变化。

虽然有很多患者在过渡到成人后遗症服务机构的过程中失访，但我们仍然可以从儿童癌症幸存者中学习很多东西。随着时间的推移，幸存者更有可能参与初级卫生保健，并且经常找到二级或三级卫生保健机构。随着患者年龄的增长，并发症的发生风险增高，他们对医疗服务的需求也随之增加。这将进一步影响卫生人员结束宣教和随访的时间，并为多学科随访模式的发展提供借鉴价值。

Wallace 等根据幸存者所接受的治疗强度划分出 3 个护理级别[50]。仅进行手术或低风险化疗，并且长期后遗症风险较低的患者接受一级护理。这些患者可以安全地从长期随访服务过渡至由他们全科医生进行护理。尽管幸存者的数量在增加，但每个全科医生或当地医疗机构能接触到的青年癌症幸存者数量并不多。因此，要让初级保健团队参与这些患者的管理，必须提供明确的指导和随访策略，并建立与主治中心单一的联络渠道，以及时获取临床意见。治疗总结和护理计划对于安全过渡到初级保健至关重要。接受二级护理的患者参与由护士或医生主导的每 1～2 年一次的随访。接受三级护理的患者是接受过增强放化疗的患者，如骨髓移植、脑肿瘤和骨肿瘤的幸存者，他们需要每 1～2 年进行一次医学专家主导的随访。要强调的是，社会心理后遗症的风险并不总是与治疗强度有关，即使是接受低强度治疗的患者也会面临社会心理问题的风险，这可能与癌症诊断、教育中断和家庭动态有关。

在长期随访上，英国各地也存在显著差异，一些成年人继续接受儿科肿瘤医生 / 血液学医生的随访，其他人则接受成人保健机构的长期随访，还有一部分人根本没有接受随访，这些差异需要在国家层面加以解决。

所有患者都应获得高质量的生存期护理。Miedema 研究了在成年早期被诊断出癌症的幸存者，发现幸存者缺乏适龄的生存期护理，如生育、家庭、夫妻和性相关的咨询，以及缺少重回工作岗位的援助 [51]。这些可以通过推广成功的生存期护理模式来实现，但还需确保完成治疗总结和护理计划，并将这些资料在幸存者和医疗工作者之间共享。目前没有针对青年癌症幸存者的标准服务方案，这些标准应与评价指标在后续研究中共同制定，且尚不能确定青年癌症幸存者后遗症最佳的护理策略。Kain 评估了一家针对癌症幸存者的成人 / 儿科联合诊所，发现连续性护理降低了失访的发生率（4% *vs*. 文献中报道的 43%～45% ）[52]。在后续的工作中，需要为包括专职医疗人员在内的卫生人员提供与生存期护理相关的教育和培训资源（表 6.1）。

表 6.1　后遗症服务的关键要素

| |
| --- |
| 个案负责人充当中心联络员，使患者快速重获医疗保健服务 |
| 精心规划的服务流程，包括完善的纳入和出院后指导 |
| 从急性到长期随访护理、从儿科到青年和成人服务的灵活过渡 |
| 根据临床需求灵活调整护理级别 |
| 完善治疗总结和护理计划系统，以促进护理工作的规划和分配 |
| MDT 促进治疗决策 |
| 与在后遗症方面经验丰富的临床医生联系 |
| 提供心理支持、职业治疗和物理治疗 |
| 提供固定的保健人员 |
| 完备的网络数据库 |
| 第三方支持 |

有必要继续完善与传播相关的循证指南，指南可以基于治疗方案、疾病或器官 [53-56]，并为患者个性化护理计划的制订提供指导。国际儿童癌症后遗症指南协调组（International Late Effects of Childhood Cancer Guideline Harmonization Group，IGHG）是一个为优化儿童和青少年癌症幸存者的护理方案制定指南的全球协作组织，其正在制定泛欧洲循证指南，以监测后遗症 [45-48]。该指南将免费提供给所有为癌症幸存者提供护理的医护人员，并为制定评价指标

提供依据。

为了满足不断增长的幸存者人口的需求，生存期护理的工作内容需要进一步被完善。确定生存期护理模式需要考虑医疗环境、患者特性、患者需求和面临的风险，并且不是所有幸存者都需要常规随访。癌症的复发和后遗症的出现往往发生在两次随访之间，这要求患者具备一定的识别能力。此外，还需要根据治疗总结和护理计划为患者进行风险分级，并提供对应的护理策略。考虑到治疗方案和个人情况的改变，护理计划也并非一成不变。

自我管理支持（Supported Self-Management，SSM）使患者能够与医疗团队合作，积极参与自己的健康管理。这需要医疗团队提供信息和支持，包括讨论治疗总结和护理计划、对必要的监测提供建议、协调过渡期护理等。一些患者，尤其是从小就参与随访的患者会对过渡时期产生恐惧心理，需要为他们提供额外的情感支持，并且在出现问题时及时给予医疗帮助。如果出现问题，他们应该有能力立即重新访问服务。有证据表明，这些支持可以对患者的健康、心理社会状况和医疗参与度产生有益影响[57]。

研究表明，多学科的"一站式服务点（one stop shop）"随访方法效果良好[58-59]，在这种模式下，护理由不同领域的多个专家团队提供，医疗团队通常由肿瘤学家、血液学家和内分泌学家组成，也可能包括心脏病学、心理学、肾病学和生殖医学专家。这种随访方法适用于接受高强度治疗的儿童和青少年癌症幸存者（如骨髓移植幸存者），它的优势是可以在同一天、同一地点提供多方面的咨询和支持，也改善了专家之间的沟通和协调，为参与生存期护理的医护人员提供了便利。然而，并非所有保健中心都有能力提供这种资源和时间密集型的护理方式。

尽管人们越来越认识到后遗症管理的重要性，但并非所有癌症幸存者都能获得相关的卫生保健服务。对这些人来说，第三方的支持非常重要，如麦克米伦恢复包（Macmillan Recovery Package；网址：https://be.macmillan.org.uk/be/s-689-recovery-package.aspx），这是一系列旨在改善癌症幸存者生活状况的干预措施，包括全面的需求评估、治疗总结、健康状况评估，以及在确诊后 6 个月内由全科医生领导的癌症复查。

多学科团队（multidisciplinary team，MDT）是癌症护理不可或缺的一部分，但构建团队并不容易，患者出勤率不能保证，并且时间和金钱成本较高，且并不是所有的卫生服务中心都有能力提供此类服务。线上的 MDT 是一种可能的解决方案。当使用线上 MDT 时，不需要所有的团队成员共处一室，可以在定制的网站上使用共享的临床数据进行分析，并且这种交互可以不在同一时间进行。这一解决方案让卫生人员有机会和其他地区的专家互动，而对于患者来说，省去了求医问药的长距离奔波。平台可以利用健康数据协助患者进行健康管理[60]。2014 年，麦克米伦癌症支持组织试行了一项针对癌症治疗后果的虚拟 MDT。此后，该项目与克里斯蒂 NHS 信托基金会（Christie NHS Foundation Trust）合作，作为一个为期 2 年的项目在全国推广。此外，还有一个名为 ExpoRnet 的欧洲项目将晚些时候上线。

## 6.10 来自英国后遗症服务机构的见解

作者在英国最大的后遗症服务机构工作，它位于伦敦市中心的癌症中心，每年至少有300名新患者通过各种渠道转入。大多数患者来自伦敦儿科诊疗中心或医院自己的儿童和年轻人癌症服务机构。少数患者是直接从初级保健机构转入，部分患者是自行转入，他们往往无法在其他中心继续随访。转诊由护理协调员接收，多学科小组对其进行分类。所有从儿科转入的患者都在由护士领导的过渡门诊中。这段咨询时间的一部分是与年轻人单独相处，有些父母可能会觉得这非常具有挑战性。在基础医院接受过治疗的青年癌症患者有机会参与由后遗症方面的临床护理专家主导的咨询服务。

咨询重点是以往的治疗信息和以后需要的复查。年轻人可以借此讲述他们的故事，同时有助于探索由癌症强化治疗导致的不良情绪。他们很珍惜这段经历并思考癌症治疗对他们生活的影响。他们经常述说癌症治疗的困难，尤其是在预科教育这一关键时期或大学学习期间。如果没有患癌，他们的人生将大不相同，有些人会为此感到遗憾。一些年轻人尽管有过康复程度不稳定的困难经历，但他们依然有取得高度成就的激情。

年轻人喜欢开诚布公地说话，他们经常和护士抱怨与父母当面讲话会令他们感到不舒服。这次咨询是患者第一次有机会讨论他们的治疗总结和护理计划，并接受健康宣教。宣教内容不仅涉及治疗可能带来的后遗症，还包括积极的生活方式。在咨询完成后常常需要将他们转诊到其他科室，其中最常见的是心理科。

过渡咨询完成后专家会评估患者的护理级别，并据此安排后续随访。病情复杂的三级护理患者将在多学科诊所接受每月一次的复查，该诊所包括妇产科、内分泌科和肾内科。社会心理问题由青年专家或成人心理肿瘤学团队处理。接受一级或二级护理的患者则在咨询师领导的适龄诊所就诊。如果不需要继续随访，患者将在护士的领导下办理出院手续，以确保他们了解自己的治疗信息、健康状况、复查要求和服务机构的联系方式。

需要单独进行超声心动图检测的患者将被转介到超声心动图电话随访处。这是一项由护士指导，并通过电话完成咨询和预约的新颖服务，通常每3～5年为患者提供一次。电话随访不包含已有心脏问题的患者，这类患者的随访将由心脏科医生主导，且随时可以进行。

随着幸存者的数量增加，医疗资源的匮乏成为可预见的最紧迫的问题。因此，我们应促进患者的自我管理能力，加强与初级保健系统的合作。而留在服务机构的应该是病情最复杂、对医疗资源和医护时间需求最高的患者。

我们团队观察到，所有的年轻成人和成年癌症幸存者（即使接受的是低强度治疗）都有较高的需求。他们存在巨大的心理痛苦和负担，尤其是在小时候接受过癌症治疗的青年。这些患者可能在不知道或不记得自己的诊断和治疗情况下，从儿科过渡到青年或成人癌症护理。这通常是父母出于保护孩子的目的，而全权为孩子的癌症治疗做决定。鼓励年轻患者对自己的健康负责需要卫生人员进行大量有关诊断和治疗负担的知识宣教，但这可能会受到父母和照顾者的强烈抵制。青少年癌症患者的大量治疗往往集中在他们接受教育的关键时期。年轻人经常会因为他们不能按照原本的人生轨迹成长而感到难过，他们觉得癌症治疗改变了他们的人生，影响了他们进一步学习、工作和人际交往的机会。与有经验的护理专家进行有重点的一对一过渡期咨询（没有父母或护理员在场）有助于提高患者的疾病相关知识和自我护理能力。

复发的危险逐渐减少，但可能永远不会离开一些患者，这导致他们严重依赖后遗症服务，想从此获得建议、安慰或检查新的症状。虽然我们鼓励患者最初接受初级护理，但保持开放的联络渠道对患者和初级护理提供者都大有裨益。

同伴支持对这群年轻人来说非常重要。年轻人经常认为有必要与在童年、青春期或年轻时经历过癌症的人见面。他们表示自己很孤独，其同龄人往往未曾身患重大疾病，因此他们在生活中处理复杂而长期的健康问题时感觉不被理解。我们服务机构首次举办的后遗症健康教育日为年轻人提供了了解后遗症、获得临床医生和卫生人员有关如何选择健康生活方式建议的机会。年轻人认为认识那些了解他们经历的人是有好处的。因此，现在有定期活动，为患者提供与其他患者见面并分享经验的机会，这在患者群体中获得了高度的评价。

## 结论

2002 年，时任美国国防部长的 Donald Rumsfeld 在一次新闻发布会上回应道："有已知的已知"[61]，他还说："我们也知道有已知的未知，也就是说，我们知道有些事情我们不知道。但也有未知的未知——那些事情我们不知道自己不知道。如果纵观历史，后一类往往是困难的。"

在考虑青年癌症患者幸存问题时，我们可能对药物有关的性腺、心脏和肺毒性等经过充分研究的"已知的知识"有信心。然而，这些知识也并非圭臬，因为相关证据主要来自儿科人群，但越来越多人发现青年患者的药物代谢可能发生了改变。

青年癌症患者生存期护理的挑战在于已知和未知的未知。在以前，患者可能会死亡，但现在他们正在接受第二、第三和第四线化疗，不仅使他们面临多种已知的药物毒性，而且还面临不知道这些毒性是否可能具有协同作用，以及未来可能放大的后遗症等问题。靶向治疗和新型药物的出现也预示着一种未知的情况，但目前的随访时间太短，还无法确定任何明显的后遗症。随着癌症存活率的升高，进一步研究青年癌症的后遗症将成为当下的首要任务。

适应性和灵活性是为青年患者提供成功的生存期护理的关键。在患者比以往任何时候都具流动性和更高期望的背景下，与专注于后遗症的医疗工作者联系可能是生存期护理的重点之一。我们应该致力于利用社交媒体和线上平台来追踪、教育患者并将患者与同龄人联系起来。临床医生必须警惕各种可能出现的后遗症，服务机构本身应该用患者的经历培养临床工作者，以不断改善医疗服务质量。不可否认的是，对于部分患者而言，治愈癌症的花费巨大。然而，没有什么比生存期护理的帮助更有意义了，它能帮助患者在确诊青年癌症后充分发挥他们的潜力。

# 参考文献

[1]  O'Hara C, et al. Trends in survival for teenagers and young adults with cancer in the UK. Eur J Cancer. 2015;51(14):2039–48.

[2]  https://www.cancerresearchuk.org.

[3]  Chemaitilly W, Cohen LE. Diagnosis of endocrine disease: endocrine late-effects of childhood cancer and its treatment. Eur J Endocrinol. 2017;176(4):R183–203.

[4]  PDQ Cancer Information Summaries. Late effects of treatment for childhood cancer health professionals version. 2017.

[5]  O'Sullivan D. Late effects of chemotherapeutic agents on renal function in childhood cancer survivors: a review. Ir J Med Sci. 2017;186(1):49–55.

[6]  Akam-V enkata J, Franco VI, Lipshultz SE. Late cardiotoxicity: issues for childhood cancer survivors. Curr Treat Options Cardiovasc Med. 2016;18(7):47.

[7]  Oeffinger KC, et al. Chronic health conditions in adult survivors of childhood cancer. N Engl J Med. 2006;355:1572–82.

[8]  Hudson MM, et al. High-risk populations identified in Childhood Cancer Survivor Study Investigations: implications for risk based surveillance. JCO. 2009;27(14):2405–14.

[9]  http://www.birmingham.ac.uk/research/activity/mds/projects/HaPS/PHEB/CCCSS/TY ACSS/ index. aspx.

[10]  Lethaby CD, et al. A systematic review of time to diagnosis in children and young adults with cancer. Arch Dis Child. 2013;98:349–55.

[11]  Fern L, et al. Why can't we improve timeliness of cancer diagnosis in children, teenagers and young adults? BMJ. 2013;347:f6493.

[12]  van der Graaf WT, et al. Soft tissue sarcomas in adolescents and young adults: a comparison with their paediatric and adult counterparts. Lancet Oncol. 2017;18(3):e166–75.

[13]  Gaspar N, Fern L. Increasing access to clinical trials and innovative therapy for teenagers and young adults with cancer – a multiple stakeholders and multiple steps process. Prog Tumor Res. 2016;43:38–49.

[14]  Hough R, Rowntree C, Goulden N, Mitchell C, Moorman A, Wade R, V ora A. Efficacy and toxicity

of a paediatric protocol on teenagers and young adults with Philadelphia chromosome negative acute lymphoblastic leukaemia: results from UKALL 2003. Br J Haematol. 2016;172(3):439–51.

[15] Woodward E, Jessop M, Glaser A, Stark D. Late effects in survivors of teenage and young adult cancer: does age matter? Ann Oncol. 2011;22(12):2561–8.

[16] Hudson MM, et al. High-risk populations identified in Childhood Cancer Survivor Study Investigations: implications for risk based surveillance. J Clin Oncol. 2009;27(14):2405–14.

[17] MacArthur AC, Spinelli JJ, Rogers PC, et al. Risk of a second malignant neoplasm among 5-year survivors of cancer in childhood and adolescence in British Columbia. Pediatr Blood Cancer. 2007;48(4):453–9.

[18] Travis LB, Fossa SD, Schonfeld SJ, et al. Second cancers among 40576 testicular cancer patients: focus on long term survivors. J Natl Cancer Inst. 2005;97(18):1354–65.

[19] Mulrooney DA, et al. Cardiac outcomes in a cohort of adult survivors of childhood and adolescent cancer: retrospective analysis of the Childhood Cancer Survivor Study cohort. BMJ. 2009;339:b4606.

[20] Swerdlow AJ, et al. Myocardial infarction mortality risk after treatment for Hodgkin disease: a collaborative British cohort study. J Natl Cancer Inst. 2007;99(3):206–14.

[21] Aleman BM, et al. Late cardiotoxicity after treatment for Hodgkin lymphoma. Blood. 2007;109(5):1878–86.

[22] Reinders JG, et al. Ischemic heart disease after mantlefield irradiation for Hodgkin's disease in long-term follow-up. Radiother Oncol. 1999;51(1):35–42.

[23] van den Belt-Dusebout A, Nuver J, de Wit R, et al. Long-term risk of cardiovascular disease in 5-year survivors of testicular cancer. J Clin Oncol. 2006;24(3):467–75.

[24] Sklar C, Whitton J, Mertens A, et al. Abnormalities of the thyroid in survivors of Hodgkin's disease: data from the Childhood Cancer Survivor Study. J Clin Endocrinol Metab. 2000;85(9):3227–32.

[25] Kadan-Lottick NS, et al. Osteonecrosis in adult survivors of childhood cancer: a report from the childhood cancer survivor study. J Clin Oncol. 2008;26(18):3038–45.

[26] Bright C, Hawkins M, Guha J, Henson K, Winter D, Kelly J, Feltbower R, Hall M, Cutter D, Edgar A, Frobisher C, Reulen R. Risk of cerebrovascular events in 178 962 five-year survivors of cancer diagnosed at 15 to 39 years of age: the TY ACSS (Teenage and Y oung Adult Cancer Survivor Study). Circulation. 2017;135(13):1194–210.

[27] Tai E, et al. Health status of adolescent and young adult cancer survivors. Cancer. 2012;118:4884–91.

[28] Barnett M, McDonnell G, DeRosa ST, Philip E, Peterson L, Touza K, Jhanwar S, Atkinson T, Ford J. Psychosocial outcomes and interventions among cancer survivors diagnosed during adolescence and

young adulthood (A Y A): a systematic review. J Cancer Surviv. 2016;10(5):814–31.

[29]  Hauken M, Larsen TMB, Holsen I. Meeting reality: young adult cancer survivors' experiences of reentering everyday life after cancer treatment. Cancer Nurs. 2013;36:E17–26.

[30]  Warner E, Kent E, Trevino K, Parsons H, Zebrack B, Kirchoff A. Social well-being among adolescents and young adults with cancer: a systematic review. Cancer. 2016;122:1029–37.

[31]  Smits-Seemann RR, Kaul S, Zamora ER, Wu YP , Kirchhoff AC. Barriers to follow up care among survivors of A Y A cancer. J Cancer Surviv. 2017 Feb;11(1):126–32.

[32]  Blum R, Garell D, Hodgman C, Jorissen T, Okinow N, Orr D, Slap G. Transition from child- centred to adult health-care systems for adolescents with chronic conditions. A position paper for the society of adolescent medicine. J Adolesc Health. 1993;14:570–6.

[33]  Mulder R, V an der Paul H, Levitt G, Skinner R, Kremer L, Brown M, Bardi E, Windsor R, Michel G, Frey E. Transition guidelines: an important step in the future care for childhood cancer survivors. A comprehensive definition as groundwork. Eur J Cancer. 2016;54:64–8.

[34]  National Cancer Survivorship Initiative. Teenage and young adult aftercare pathway. http:// webarchive.nationalarchives.gov.uk/20130221101407/http://www.improvement.nhs.uk/ cancer/Sur vivorshipLivingWithandBeyondCancer/TeenageandAdultAftercarePathway.aspx. Archived May 13, 2013.

[35]  Competences. An integrated career and competence framework for nurses working in the field of long-term follow-up and late effects care of children and young people after cancer. Published by RCN and NHS improvement. Publication code 004172. 2011.

[36]  Models of care to achieve better outcomes for children and young people living with and beyond cancer. http://webarchive.nationalarchives.gov.uk/20130221101407/http://www.improvement.nhs.uk/ LinkClick.aspx?fileticket=Y1CGhGEoXsg%3d&tabid=56. March 2011.

[37]  National Cancer survivorship Initiative – Children and Y oung People Workstream. 4th Children and Y oung people National Survivorship Workshop. 2010.

[38]  McQuillan RF, Toulany A, Kaufman M, Schiff JR. Benefits of a transfer clinic in adolescent and young adult kidney transplant patients. Can J Kidney Health Dis. 2015;2:45.

[39]  Royal College of Physicians of Edinburgh. Think transition: developing the essential link between paediatric and adult care. Edinburgh. 2008. www.cen.scot.nhs.uk.

[40]  Cancer Services for Children and Y oung People. Quality standard [QS55]. 2014. https://www. nice. org.uk/guidance/qs55.

[41]  Casillas J, Syrjala KL, Ganz PA, et al. How confident are young adult cancer survivors in managing

their survivorship care? A report from the LIVESTRONG Survivorship Center of Excellence Network. J Cancer Surviv. 2011;5(4):371–81.

[42] Haugnes HS, Oldenburg J, Bremnes RM. Pulmonary and cardiovascular toxicity in long-term testicular cancer survivors. Urol Oncol. 2015;33(9):399–406.

[43] Bradford NK, Chan RJ. Health promotion and psychological interventions for adolescent and young adult cancer survivors: A systematic literature review. Cancer Treat Rev. 2017;55:57–70.

[44] Mariotto AB, et al. Long term survivors of childhood cancers in the United States. Cancer Epidemiol Biomarkers Prev. 2009;18:1033–40.

[45] Mulder R, Kremer L, Hudson M, Bhatia S, Landier W, Levitt G, Constine L, Wallace H, Leeuwen F, Ronckers C, Henderson T, Dwyer M, Skinner R, Oeffinger K. Recommendations for breast cancer surveillance for female survivors of childhood, adolescent and young adult cancer given chest radiation: a report from the International Late Effects of Childhood Cancer Guideline Harmonization Group. Lancet Oncol. 2013;14(13):e621–9.

[46] Skinner R, Mulder R, Kremer L, Hudson M, Constine L, Bardi E, Boekhout A, et al. Recommendations for gonadotoxicity surveillance in male childhood, adolescent and young adult cancer survivors: a report from the International Late Effects of Childhood Cancer Guideline Harmonization Group in collaboration with the PanCareSurFup Consortium. Lancet Oncol. 2017;18(2):e75–90.

[47] van Dorp W, Mulder R, Kremer L, Hudson M, van den Heuvel-Eibrink M, van den Berg M, Levine J, et al. Recommendations for premature ovarian insufficiency surveillance for female survivors of childhood, adolescent and young adult cancer survivors: a report from the International Late Effects of Childhood Cancer Guideline Harmonization Group in collaboration with the PanCareSurFup Consortium. J Clin Oncol. 2016;34(28):3440–50.

[48] Armenian S, Hudson M, Mulder R, Chen M, Constine L, Dwyer M, Nathan P, Tissing W, et al. Recommendations for cardiomyopathy surveillance for survivors of childhood cancer: a report from the International Late Effects of Childhood Cancer Guideline Harmonization Group. Lancet Oncol. 2015;16(3):e123–36.

[49] Cox A, Faithfull S. 'They're survivors physically but we want them to survive mentally as well': health care professionals' views on providing potential late effect information. Support Care Cancer. 2013;21(9):2491–7.

[50] Wallace H, Blacklay A, Eiser C, Davies H, Hawkins M, Levitt G, Jenney ME. Late effects committee of the United Kingdom Children's Cancer Study Group (UKCCSG). Developing strategies for long

term follow up of survivors of childhood cancer. BMJ. 2001;323(7307):271–4.

[51]　Miedema B, Easley J, Robinson LM. Do current cancer follow-up care practices meet the needs of young adult cancer survivors in Canada? A qualitative inquiry. Curr Oncol. 2013;20(1):14–22.

[52]　Kam V , Hendershot E, Anderson L, Marjerrison S. Evaluation of a joint adult and pediatric clinic for cancer survivorship care. Pediatr Blood Cancer. 2017; https://doi.org/10.1002/ pbc.26476. [Epub ahead of print].

[53]　Skinner R, Wallace H, Levitt G. Therapy based long term follow up. Practice statement. United Kingdom's Children's Cancer Study Group. 2nd edition. 2005. www.cclg.org.uk/write/ MediaUploads/Member%20area/.../LTFU-full.pdf.

[54]　Scottish Intercollegiate Guidelines Network 76. Long term follow up of survivors of childhood cancer Quick Reference Guide. www.rcpch.ac.uk/sites/.../files/.../Endorsed%20guidelines/.../ quick%20 ref%20guide76.p Jan 2004.

[55]　Late Effects of Treatment for Childhood Cancer – Health Professional V ersion. https://www. cancer. gov/types/childhood-cancers/late-effects-hp-pdq.

[56]　Children's Oncology Group Long Term Follow Up Guidelines version 4.0 2014. www. survivorshipguidelines.org/.

[57]　Self-management approaches for people with chronic conditions patient education and counselling. NHS England - NHS Five Year Forward View. 48:177–187. October 2014.

[58]　Komenda P , Levin A. Analysis of cardiovascular disease and kidney outcomes in multidisciplinary chronic kidney disease clinics: complex disease requires complex care models. Curr Opin Nephrol Hypertens. 2006;15(1):61–6.

[59]　Wright F, De Vito C, Langer B, Hunter A. Expert panel on multidisciplinary cancer conference standards. multidisciplinary cancer conferences: a systematic review and development of practice standards. Eur J Cancer. 2007;43(6):1002–10.

[60]　Munro A, Swartzman S. What is a virtual multidisciplinary tea (vMDT)? Br J Cancer. 2013;108(12):2433–41.

[61]　Defense.gov News Transcript. DoD News Briefing – Secretary Rumsfeld and Gen. Myers, United States Department of Defense (defense.gov). 2012.

# 过渡期护理：青年癌症护理的最佳实践

**Faith Gibson**

## 7.1 简介

"向成年期过渡"是人类发展的一个关键阶段，在此阶段年轻人脱离儿童时期，开始承担新的角色和责任。这是一个社会、心理、生理和经济不断转型的时期。对许多年轻人来说，该阶段还包括强烈的情感挑战、重要的人生选择、自我的健康抉择。很大程度上，年轻人未来生活的性质和质量取决于他们能否成功渡过这一关键时期。把这段时期视为"过渡期"意味着这是一个短暂的时期，我们会关注于年轻人将会成为什么样的人，而忽视了他们现阶段的状态[1]。因此，重新思考这一关键时期，在"过渡期"的背景下重新构建它，并确定该阶段是一个独立的生命阶段，这与 Arnett 的研究及"年轻人新兴阶段"[1]更加紧密地结合在一起。对于有长期健康状况和持续健康需求的年轻人来说，这一过渡时期可能并不简单[2-4]。慢性疾病可能会使过渡期复杂化：年轻人必须承担更加独立的疾病管理责任，同时他们可能被要求"从儿童服务过渡到成人服务"[3]。这两个过渡过程都需要改变患者和医疗保健提供者[5]之间的关系。

长期健康状况的影响差别很大：那些患有癌症和其他疾病的人将面临癌症所特有的和其他健康状况所共有的双重挑战。诊断本身可能会对年轻人的身体健康和相关残疾产生影响，但对心理健康、预后感知有何影响？对个人身份、性取向、教育和职业选择又会有什么影响？医疗保健人员基本可以预见癌症诊断的医疗保健结果，并对此进行健康计划。但对年轻患者来说，他们的结果永远无法被预料。有患者表示：在治疗过程中会出现意想不到的医疗、心理、社会挑战，而这些挑战往往没有得到解决[6]。实际上，"处理一个又一个的问题"是过渡期护理的主要任务。

毫无疑问，癌症会扰乱患者生活：年轻人试图重新获得对生活的控制感，以此得到长期的适应与幸福[7]。越来越多的证据描述了年轻人"未能得到满足的需求"，其中包括许多与幸存成年癌症患者相关的社会心理问题[8-10]。与成年幸存者相比，年轻人报告了不同的需求，其中包括：需要自尊方面的帮助、在情感层面上保持积极并感觉良好、社会和家庭的支持、健康的生活方式、恢复正常生活[11]。患者经过 5 年以上的治疗后，未得到满足的需求仍然存在，如日常生活和社会心理支持等方面的情感和心理问题需要得到高度关注；需要在适合年龄的护理环境中对患者进行长期监测、风险评估、个性化干预，为其提供长期的护理与支持[11, 12]。以幸存者为重点的护理在整个年龄范围内都是必不可少的，尽管其重要性得到承认，但仍有报道表明癌症患者经常失访、与医护的配合程度不高[13-14]。有学者认为，作为"成年人"的一部分，生活的变化与责任可能会削弱或影响年轻人对后续护理支持的需求[15]。但也有学者认为，年轻人会有意识地拒绝服务，因为服务不能满足他们的需求[6]。随着我们开始研究和报道一系列癌症患者的生存期护理模型[16]，护理持续到患者成年的促成因素和障碍因素正在被发现。这些模型的核心元素可能会有所不同，并受到地理环境、健康保险和医疗保健提供者角色影响的自然变化。但是可以预见并实施的是向不同护理模式的过渡，即让年轻人在儿童癌症环境之外接受针对癌症的后续护理[17]。

本章的重点是过渡期护理。一些转变是由年龄或发展决定的，另一些则是由"系统"决定，即医疗保健。与健康同龄人相比，患有癌症的年轻人将参与更多的"系统"（如初级、二级、三级医疗保健，社会护理、住房、福利、教育等），这些系统对疾病存在年龄要求。收费和转账会因国家而异，甚至在一个国家的不同地区也会有所不同。这些转变给患有癌症的年轻人增加了一层额外的压力。因此，需强调"青少年友好型"医疗保健的重要性，并以此作为医疗服务以便更好地适应年轻人的需求[18-19]。为探索这些过渡期护理，我们使用了"过渡准则"[20]。这些准则不仅限于癌症患者，还包括接受过不同专家护理服务的年轻人。因此强调青少年是自我保健交流中成为有效合作伙伴的必要因素。使用这些准则是为了说明其作为过渡性护理指标的普遍潜力，而不考虑人口的健康需求[21]。本章包括对准则的一些反思，以及除英国外其他国家的学者对过渡期护理的评论（他国专家评论为斜体字，他们的个人贡献在本章的结尾得到承认）。

## 7.2 过渡的定义

过渡的概念包括一个渐进的、有目的的赋权过程，即让年轻人具备在儿童和成人服务[22]中自我健康管理所必需的技能[22]。Ladores[23]通过概念分析提供了以下定义：

"在一个潜在的压力和情感过程中，患者、父母、儿科保健提供者和成人保健提供者之间的交流与沟通是必要的，以促进患者在成人保健环境中实现与健康相关的自主决策和自我保健[23]。"

第二个有帮助的定义是 Mulder 及其同事提出的[24]，其依据是从 PanCareSurFup 的指南制定工作包中进行的系统回顾。PanCareSurFup 是欧盟第 7 次计划（www.pancaresurfup.eu）下的资助研究计划，它由泛欧儿童和青少年癌症幸存者护理网络赞助。从 PanCareSurFup 指南制定工作包中进行的系统回顾表明：

"过渡是一个积极计划、协调、全面、多学科的过程，青年癌症患者能够有效、和谐地从以儿童为中心过渡到以成人为导向的医疗保健系统。过渡期护理应灵活、适合发展，并考虑到患者及其照顾者的医疗、社会心理、教育和职业需求，促进他们健康的生活方式与自我管理[24]。"

提供学者的不同定义是为了强调过程的关键要素和可能的后果，反映对过渡期护理整体方法的需求[25]。然而，尽管越来越多的证据普遍接受过渡的概念，过渡期护理的实施仍然是一个挑战[26]。事实上，一些医疗保健提供者不清楚转移和过渡之间的区别[27]：这显然是过渡期护理的一个重大障碍。

## 7.3 过渡而非转诊

尽管出现了一些理想、创新的措施，但有证据强调青年癌症患者还是难以过渡到新的服务机构[28]。目前的过渡问题通常分为3大类[29]。

（1）突然转诊至成人服务机构。

（2）在儿科停留时间过长。

（3）自愿或不自愿完全脱离医疗监督。

这3类问题都会给年轻人带来短期或长期的严重不利影响。简单的转诊可能会导致年轻人的焦虑，突然离开维持已久的儿童医疗团队可能会让患者感到正常的支持机制受损，他们可能担心成人医疗团队无法满足自身需求。因此，对于部分年轻人而言，留在熟悉的儿童医疗团队是他们的首选，但是这可能会延迟患者成年期的发育。他们可能认为在儿童医疗团队的环境中会感到安全，但如果在儿童医疗团队中待太久，他们的一些需求将无法得到满足。中断的护理可能无法满足患者需求甚至会导致护理服务的终止、患者健康状况的恶化。例如，在荷兰：

"幸存者诊所是根据荷兰国家儿童肿瘤学小组制定的基于证据的荷兰全国儿童癌症随访指南建立的（https://www.skion.nl/voor-patienten-en-ouders/late-effecten/533/richtlijn-follow-up-na-kinderkanker/）。虽然荷兰的每个儿科癌症中心都有一个成人幸存者诊所，患者通常在18岁左右过渡，但诊所仍处于儿科环境中。身处儿科的就诊环境，会让青年人群感到不适，想要离开。对于新的国家儿科癌症中心（the Prinsess Máxima Center），这将是一个挑战。因此，我们通过荷兰幸存者组织VOX的代表，与幸存者本人密切接触，建立了新的后遗症诊所。后遗症诊所将在同一栋楼内，但在单独的单元中，靠近入口大厅的地方，成年幸存者将被成年专业人员所接待。此外，我们将尽可能地把幸存者过渡给全科医生。"

过渡期护理的方案以提高患者沟通、决策和自我管理方面的技能来加强个人成长，提高控制力和独立性。然而，没有"一刀切的过渡模式"[30]。这种方法可能没有考虑青年人群本身的变化，以及他们喜欢的参与方式[31]。个性化的过渡计划似乎更合适，结合青年人群的偏好与医疗人员对患者的了解，可以更高效地促进患者的护理参与。Allen 和 Gregory 的建议[32]可能对专业人员在考虑过渡期护理时有所帮助，"与其思考如何更好管理患者的过渡期，不如思考如何更好地满足青年癌症患者在过渡期的长期需求"。越来越多的研究表明过渡期护理的重要性，随访护理的正式过渡被认为是青年癌症患者的实践标准[33]。不足的是，缺乏在儿童时期提供过渡期护理的相关证据[34]。尽管目前缺乏证据，但可以从文献中辨别出过渡期护理的关键要素。许多相关的护理方案正在开发：

"瑞典的目标是遵循 PanCare 对过渡的定义。2016 年，瑞典发布了儿童癌症术后随访国家指南。该指南目前正在 6 个儿科癌症中心和县医院缓慢实施。来自儿科肿瘤学和成人肿瘤学的专家都参与了指南工作，并咨询了许多专业的成人医疗保健专家。此外，还使用了国际指南和医学出版物，数据尽可能以 GRADE 系统为依据。指南的第一章涉及治疗后的生活、随访和康复。这包括心理健康、身体活动、饮食/体重、晒伤、吸烟与烟草、酒精等生活方式，以及药物、性与生育能力等。信息应个性化且与年龄相关"。

护理的无缝连续性是过渡期护理的目标。青年人群有必要为他们的持续或长期护理管理承担责任。这是一个渐进的过程，比从一个服务体系到另一个服务体系的简单转移更加复杂。对于卫生保健人员来说，需要提供"青年友好型护理"，即尊重和响应青年人群的偏好、需求、价值观，符合发展水平、能力和兴趣，这依赖于有意义的参与，例如，以医护人员态度、沟通方式和适龄的环境为基础[35]。

## 7.4 过渡期护理的关键要素

共识声明和最佳实践声明的出现反映了各国医疗保健服务的不同性质。本节旨在借鉴一些已发表的声明，为读者提供过渡期护理的核心原则，而不考虑地域、健康保险和医疗服务提供者的角色。为了构建本章，本文使用"过渡基准"来说明它们作为过渡期护理指标的普遍潜力（图 7.1）[20-21]。

在制定准则时征求了 3 个独立专家组的意见：①参与研究过渡期护理或影响政策和实践的专业群体。②参与实施过渡方案的保健专业人员。③ 13 ～ 21 岁有长期健康问题的青年癌症患者及其父母。过渡期护理的 8 个因素及其相关的最佳实践已包含在最终文件中，见表 7.1。完整的基准测试文档可从 www.transitionstudy.co.uk 获得。在准则文件[20]中考虑了每个因素，以及已发表来源的支持文本和实践示例，并在适当情况下考虑了我们的研究中关于医疗保健专业人员和青年癌症患者描述的实际案例。

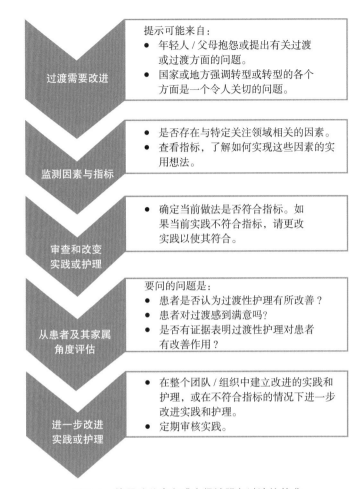

图 7.1　使用从儿童向成人保健服务过渡的基准

[ 改编自：卫生署。《如何使用护理的本质》（2010）英国政府文书局 https://www.gov.uk/government/uploads/system/uploads/attachment_data/file/216690/dh_119970.pdf ]

表 7.1　过渡基准：最佳实践的因素和声明

| 因素 | 最佳实践 |
| --- | --- |
| 因素 1：成年后开始管理健康状况 | 以简明扼要的方式向年轻人提供有关如何管理成人健康状况的建议和信息 |
| 因素 2：支持逐步过渡 | 年轻人在过渡过程中逐渐做好准备并获得个人可以理解的信息和支持 |
| 因素 3：协调儿童和成人医疗团队 | 知识渊博且协调一致的儿童和成人团队通过平稳过渡为年轻人提供支持 |
| 因素 4：青年癌症患者友好型服务 | 在承认和尊重他们是"年轻人"而不是儿童或成人的环境中为年轻人提供照顾 |
| 因素 5：书面文件 | 向参与过渡过程的团队提供有关年轻人过渡相关的简明、一致、清晰的书面文件 |
| 因素 6：父母 | 父母被纳入过渡过程，逐渐将健康责任转移给年轻人 |
| 因素 7：评估"准备情况" | 评估年轻人过渡到成人护理的准备情况 |
| 因素 8：全科医生的参与 | 年轻人的全科医生被告知过渡计划，并能够与其他相关团队联络，以促进年轻人请求 / 需要的服务 |

### 7.4.1 因素 1：成年后开始管理健康状况

青年癌症患者在转诊至成人医疗机构之前，自我管理是必不可少的。然而，有文献记录了年轻人的认知和癌症相关健康问题的风险[36-37]，以及与不遵守建议的随访护理可能的联系[38]，这表明自我管理对于部分患者来说比较困难。自我管理需要患者管理自身的疾病症状、治疗、生活方式及在慢性健康状况下的生理心理变化。随着年龄的增长，患者的自我管理技能可得到提升，女性优于男性，且家庭结构也会影响这些技能的发展[39]。最根本的是要了解患者的健康状况，包括患者年轻时发生的事情及其如何影响患者的现在和将来，以及与青年癌症患者的及时讨论，以确定他们的理解和认知必须通过过渡、转移和超越[40]来维持：

"因此，从幸存者的角度（年龄）来看，为将健康状况掌握在自己手中，适当的信息和教育是至关重要的，这样我们才能对自己的健康负责。医疗保健人员不应害怕提供太多信息，但是他们应该知道传递信息和健康教育的技巧。这包括疾病预后、随访和健康预防，而不仅仅是解释可能发生的事情，然后把他们送回家。在我看来，这种癌症相关信息的教育和交流是儿科随访期间开始的过渡过程中的一个主要问题"。

自我管理有许多要素，其中一些比较实用，如获得社会支持、购买处方药、预约或取消就诊等。但是，年轻人还必须学会有效地沟通他们的需求，以便能够准确地描述他们自己的医疗需求。在与以成人为重点的专业人士交谈之前，与了解患者的医疗人员交谈是另一项需要学习的基本技能。将父母与孩子分开协商可能也是一种合适的干预方法。对于青年人群来说，更复杂、更令人担忧的是，需要对自身的健康管理做出决定，如围绕吸烟和饮酒的不健康生活方式进行选择，一些证据表明年轻人可能有不健康的生活方式[41]。过渡期护理将为这些技能的塑造与发展提供信息，但对于那些依赖父母或医疗人员的患者来说，这将需要花费更多的时间，面临更多挑战。自我管理并不意味着"单打独斗"[38]，因此需要逐步过渡到父母及家庭成员，以减少青年癌症患者的过度依赖和对自我管理权利的逃避[41]。

"这些知识将使他们参与到自我管理中，并为他们提供更多自主的生活机会。通过这些知识，幸存者可以获得更好的生活质量"。

### 7.4.2 因素 2：支持逐步过渡

在最佳实践声明中，一直提到应在治疗早期就开始计划过渡期护理。当然，年龄是最先遇到的障碍：不同年龄所需提供的服务是不同的，这就是为什么严格规定年龄门槛可能没有帮助。在英国，服务包括两个过渡点，即过渡到青少年服务，以及过渡到成人服务[42]。但是，很大程度上取决于服务的可用性。一般原则是，从 13～14 岁开始为成年做计划以便尽早做好准备，护理转诊会受到向成年期过渡的影响[43]；因此护理转诊需要技能发展和个性化方法[44]：

"只是有一天，我们太老了，不再适合去儿科诊所接受治疗，所以对幸存者来说，棘手的部分往往是在儿科护理不再负责后开始的。许多幸存者将面临一个问题，即在哪里寻求躯体和（或）心理社会支持，向谁寻求建议，以及如何协调必要的长期随访。为了在自我管理方面承担这一责任，必须让幸存者了解和学习可能产生的后遗症风险、必要的检查和长期随访的必要性。许多患者报告，直到疾病后遗症发生时他们才知道癌症会带来不良反应。在随访期间，治疗可能会引发不良躯体反应，如过早绝经，以及不良心理社会经历，如抑郁、疲劳、焦虑等，如果患者在不良反应发生后才知道相关健康教育知识，他们可能认为这些不是癌症带来的相关症状，因此也就得不到相应的护理"。

Ready Steady Go 是一项针对患有慢性疾病的年轻人，并兼具结构性和适应性的通用过渡方案（http://www.uhs.nhs.uk/Ourservices/Childhealth/TransitiontoadultcareReadySteadyGo/Transitiontoadultcare.aspx），赋予年轻人权利是这项方案的关键原则。通过该计划，患者从 11 岁开始的每个生命阶段都会得到记录，并有专属的"健康护照"和健康培训，使他们及其父母为最终过渡做好准备[45]。该计划还帮助患者反思自身需求、区分自我管理、获取社会支持。但这并不是唯一的过渡方案，文献中还报道了许多方案来协助患者逐渐过渡。同样，在癌症护理中也开始出现逐渐过渡[37-46]。PanCare 已在青年癌症人群中使用 Ready Steady Go，虽然元素可能有所不同，但有一些实用的建议，其中包括：青年癌症患者可获得成人保健服务；有机会访问成人团队并参观成人诊所环境；能够适当地脱离长期的患者/提供者关系；使用网站、传单和其他准备材料；有用来记录时间的健康护照。过渡诊所、联合诊所（由儿童和成人护理小组的专业人员组成），以及提供青年、成人服务都是确保逐渐过渡的有用办法。反复强调的是，每个人都需要了解这个过程，明确什么时间需要做什么，以及何时确保年轻人学会承担自己的长期护理责任。转为成年人服务不代表过渡期的结束，在此之后对患者的支持性护理不应中断。

### 7.4.3　因素 3：协调儿童和成人医疗团队

以良好沟通为前提的协调是至关重要的。过渡会涉及不同的医疗保健团队，对于一些青年癌症患者来说，如果他们需要不同学科团队对多项健康问题进行监护，这将会是更复杂的。各团队之间的沟通必须尽早开始，有幸存者护照的青少年可以最好地说明这一点[47]：

"一份幸存者护照可以解决癌症患者后遗症的风险，并包括后续指南的建议，这将是支持卫生保健专业人员沟通后遗症，以及癌症患者在赋权和自我管理中的重要工具"。

此外，医疗团队还需共享相关疾病信息，并使用治疗小结和癌症护理计划来为将来的护理提供指导信息[38]。相关且准确的文档对每位患者都有帮助。在瑞典：

"幸存者护照是过渡的重要'工具'。我们可以从国家儿科癌症登记处打印一本幸存者护照。现在的重点是为所有幸存者提供截止到 18 岁的幸存者护照。这意味着在最后一次访问儿科诊所时，儿科肿瘤专家总结了所有病历，并解释了诊断、治疗和随访的必要性。此外，还讨论了生活方式。在最后一次的访问期间，患者父母大多在场，但重要的是，青少年也有时间与医生单独沟通。在一些儿科中心，过渡可以是多学科的，如内分泌学。患者将获得幸存者护照的副本，也可以将其发送给全科医生和患者需要联系的不同专家。如今很难估计实际获得幸存者护照且信息完整的患者人数。瑞典的所有儿科肿瘤中心已意识到了这一点，获得幸存者护照的人数正在不断增加"。

为什么患者的护照如此重要？因为年轻患者会在一次次重复自身病史时感到沮丧，非癌症专家的医疗保健提供者在面对有限的病史资料时也缺乏治疗经验。年轻患者和医疗保健提供者对在线技术的广泛应用有望很快通过癌症门户网站、过渡"应用程序"和互动来最大化支持教育、沟通与宣传[48]。除了这些"工具"之外，指定人员、关键工作者或护理导航员也被描述为有助于协调护理、与多学科团队联络并提供过渡性支持[49]。过渡诊所、"与新团队见面"活动、联合诊所，以及明确和共享的政策都可以支持稳定、协调与及时的过渡 [ 请参阅 Youtube，了解青年癌症患者谈论他们过渡经历的示例（https://www.youtube.com/watch?v=FcNAvGLyGFo,https://www.youtube.com/watch?v=y9qIHCc4B9E）]。

协调护理的基础取决于医疗保健专业人员的护理技能、知识和能力。年轻患者希望在医疗保健过程中被重视、被倾听[35]。提供过渡期护理的有效教育计划、培训和社区发展有助于提升儿童与成人服务方面的专业知识。而促进儿童、成人服务之间的连续性将有助于降低患者早期脱离护理的风险。

### 7.4.4 因素 4：青年癌症患者友好型服务

年龄敏感期护理或适龄护理已被认为是照顾青年癌症患者的唯一方式，这种方法也适用于过渡期护理。青年癌症患者需要真实、易于获取的信息，并且这些信息会逐渐积累以增加与患者自身健康需求密切相关的知识，从而促进健康决策。要做到这一点，需要了解"青春期""青少年"，并提供能够识别青年癌症患者及其家属动态关系的护理人员[41]。青年癌症患者获取服务中的已知障碍是他们没有被当作一个"成年人"，他们的观点不被征求，专业人士会与患者父母进行对话，但不会和患者直接对话[50]。与青年癌症患者成功沟通需要掌握一些特殊技能，培训和教育在临床团队中发挥着重要作用，除了需要考虑护理人员的专业性与熟悉度，还需考虑合适的环境[51]，允许沟通和提供额外情感支持的隐私也是必要的。对于一些年轻患者来说，环境可能是一个直接的服务障碍，如在全成人候诊室里有老年患者，失去了熟悉的"以儿童为中心的环境"。有些患者调整很容易，但对于另一部分患者来说则不那么容易[4]。失去已经变得"熟悉"的东西也需要过渡，需要为未来做好准备，做好文化和人际关系的准备，必须避免年轻患者产生"被遗弃或被抛弃"的情绪[4]。让年轻人了解儿童和成人环境之间的差异也将有助于促进现实期望的发展[52]。

### 7.4.5 因素 5：书面文件

为医疗团队、年轻人及其父母提供书面的过渡协议 / 计划很有必要。英国国家卫生和保健卓越研究所指南建议，共同制定书面政策是一个很好的起点 [53]。书面计划、治疗总结和生存期护理计划被认为是过渡期护理的重要组成部分，其中包括过渡 / 转移的时间表、定期保存书面文件，以便每个人都知道什么时候该做什么。如果信息需保持最新并适应健康需求的变化，则需要进行审查和更新。此外，青年癌症患者认为专业医护人员认可的基于网络的资源是必不可少的，可以填补对疾病知识的不了解 [50]。制订医疗保健计划是一种有效的沟通"工具"，可以帮助年轻患者满足自身需求 [54]。

### 7.4.6 因素 6：父母

随着青年癌症患者进入成年期，健康的责任将从父母过渡到年轻患者身上 [55]。促进健康责任的过渡是青年癌症患者及其家属、医护人员需要共同面临的问题。

"作为癌症幸存者，运作良好的过渡计划应在随访的早期阶段（非治疗期间）对青年癌症患者及其家属进行适当的教育。它应该教会青年癌症患者及其家属、医生如何以适合年龄的方式缓慢地将健康管理从医生和父母的一方转移到患者一方，以便患者从儿科诊所出院并转入成人医疗保健机构同时管理自身的长期随访。在运作良好的过渡计划中，青年癌症患者及其家属会意识到后遗症和随访的重要性，他们有一个认识、经常联系且可以相信的人。当患者离开儿童医院后还有父母及未来的关键工作人员，他们也将负责患者成人保健中的长期随访。在一个有效的过渡计划结束时，青年癌症患者会被转移到一个可以获得求助的包含医学专家、机构或组织信息的专业场所中"。

医疗保健专业人员使用检查表监测过渡进展并为青年癌症患者设定目标 [45]。与医生或护士单独沟通是青年癌症患者为成人服务做好准备并允许父母不在场时提问（如性健康）的重要步骤。一个实用的解决方案是在诊所为父母提供房间和茶点，可以看到青年癌症患者与医护人员沟通的全过程，这也可以为年轻人提供同伴支持，在就诊期间为其提供远离父母的时间。重要的是要与青年癌症患者及其父母一起沟通，让父母意识到也需要为过渡做好准备：这更具有挑战性，可能会阻碍青年癌症患者管理自我健康的能力 [56]。以往研究表明，青年癌症患者和父母对过渡持有不同看法 [57]，父母可能因担忧和恐惧而放弃自己的角色，这通常与担心患者发生并发症有关 [58]。Doshi 等的定性研究发现 [56]，母亲与年轻人一起前往随访诊所的 10 个原因是（按频率降低的顺序）：①关注儿童的健康和福祉。②实践支持。③交通。④家庭经历。⑤一般支持。⑥陪伴。⑦对后续护理的个人兴趣。⑧他们孩子的特征。⑨情感支持。⑩父母责任。这表明父母愿意继续护理的原因具有复杂性，需要充分理解这些原因，并在过渡期护理中纳入包括父母在内的所有利益相关者。随着自我管理发展与变化，该特定研究中的父母普遍积极看待过渡，并能为青年癌症患者提供身心支持。让父母持积极态度的原因是过渡计划的可用性、清晰的书面信息，以及对成人服务运作的全面了解：使他们能够接受作为"合作伙伴"的角色，作为通向完全独立的桥梁，同时保持他们对孩子医疗保健的投资。

### 7.4.7 因素7：评估"准备情况"

许多临床指南都提到过渡准备阶段的评估将有助于制订过渡性护理计划[59]。为实现过渡期护理的个性化，评估准备情况是第一步。准备阶段涉及患者、父母和医疗保健提供者[60]。制订结构化的过渡准备计划，以评估青年癌症患者"准备好过渡"的行为（详细可参见文献示例[61]），达成目标并制订计划，帮助青年癌症患者填补在技能、知识和自我管理上的不足。过渡准备的程度也与患者年龄、健康责任、父母参与度、疾病严重程度等因素有关，但这些因素都是可逆的。自我管理是患者过渡准备情况的最佳指标。加强个性化评估方法是有必要的[62]，但一些患者担心此类"工具"缺乏个性化方法：

"也许我是唯一不喜欢过渡准备评估的人，因为他们似乎并不在意发展自我管理技能，而是要测试YP。我们询问YP在搬到AC前他们对自己的疾病做'检查'有何感想，他们真的很讨厌这个主意。因此，我不同意你的说法：'为实现过渡期护理的个性化，评估准备情况是第一步'。大多数过渡准备评估，如TRAQ（http://www.etsu.edu/com/ pediatrics/traq/）不是个性化的，是吗？"

### 7.4.8 因素8：全科医生的参与

儿科医生、全科医生、普通护士或高级执业护士的参与是患者顺利过渡的关键。在一些国家，癌症生存期护理的初级护理模式变得越来越重要。该模型的3个重要元素分别是：了解青年癌症患者的长期需求、在癌症生存期护理方面进行持续健康教育、安全的健康记录[63]。全科医生是与其他服务（如大学/学院卫生团队）的重要联系者，因此，如果不是生存期护理的主要提供者，可以与全科医生共享过渡计划。当然，让初级保健者告知年轻人未能按时赴约并需要跟进的地方也是必不可少的。

## 7.5 使用过渡基准

基准模型是组织了解自身实践、发现他人实践并做出改变，使组织实现其目标的一种方式。它不是以组织的一个度量/部分去对抗另一个度量/部分，它包括学习和示范实践的转移[64]。基准测试的基本原则是确定一个比较点（基准），所有人都可以与之进行比较[65]。在地方一级的标杆管理还包括定期比较指标；通过组织间访问确定结果的差异；寻找新的方法以做出对结果产生最大影响的改进；监测指标可支持以患者为中心的结果[66-67]。我们的研究关注临床实践基准"工具"的开发：它将结合研究和政策的证据，找到促进过渡期护理基准的比较点[20]。此处使用的癌症特定文献贯穿始终，以支持基准的普遍使用，这些基准可以与已发表的共识声明，以及为在各个国家/地区使用而制定的指南紧密结合。

但这不是唯一的方法，还有其他指导：

根据我们的研究（2004—2008年），制定了"十个过渡意见"。与您的基准有一个重要的重叠：

（1）尽早计划并开始转院。

（2）以年轻人为中心。

（3）让父母/家属参与。

（4）让年轻人做好自我管理和对自己负责的准备。

（5）让年轻人了解儿科和成人护理之间的差异而做好准备。

（6）也要注意其他的生活转变（社会参与）。

（7）确保护理的连续性。

（8）与成人护理合作。

（9）在过渡期间提供支持和资源。

（10）在多学科团队中工作。

这些基准只是提供了一个起点，但正如它所建议的，这个起点可能需要根据人群进行个性化调整，并由团队"拥有"，以便医疗团队能够通过治疗及其他方式更有效地与年轻人合作：

"因为我们将不得不在余生中忍受心脏病问题、对复发的恐惧、再次患恶性肿瘤的风险、内分泌问题或神经心理问题等后遗症，因此我们需要在余生中进行随访"。

## 7.6 总结

这些基准在形成过渡期护理中发挥着重要作用。弥补文献中儿童服务与成人服务"护理差距"的关键在于提出更具针对性的过渡方法：评估生活技能和自我管理的干预措施；改善各服务之间协作与改进对护理方法共同认可的战略；审查不同的过渡期护理模式。最后，需要了解更多关于青年癌症人群的服务和护理经验，以便在前进过程中提供更优质的服务。

当务之急是需要向其他人学习，因为无论年轻人是否患有慢性病，他们都有很多东西可以分享。我们必须继续从我们护理的年轻人那里获得反馈，这些反馈也必须为护理服务的持续改善提供信息。年轻人的观点在文献中得到了印证，文献报道内容也是一致的。目前我们对于年轻人跨越过渡期的需求，并顺利进入成年期和成人服务是比较有信心的，因此也需要利用这些知识采取行动。基准只是一种"工具"，可以帮助过渡期护理的实施，但还有其他类似的工具，可以在不需要从头开始的情况下就帮助行动："一切从头开始"。此外，还有指标可以评估过渡期护理是否成功，如 Suris 等的发现 [68]（表 7.2）。良好的伙伴关系是过渡期护理中许多要素的基础。青年癌症患者及其父母和医疗保健专业人员之间的关系在角色和责任明确的情况下，可以实现过渡期护理。但是，这将需要全面的过渡计划，或许这是我们需要投入精力和资源的地方。

表 7.2　过渡期护理的共识指标 [68]

| 指标 | 声明 |
| --- | --- |
| 1 | 患者未失访 |
| 2 | 参加成人护理的定期探视 |
| 3 | 患者与成人医疗机构建立信任关系 |
| 4 | 持续关注自我管理 |
| 5 | 患者在转院后不迟于 3～6 个月首次到成人护理中心就诊 |
| 6 | 过去一年中提供常规护理的急诊室（事故和急诊）数量 |
| 7 | 患者和家属对转诊的满意度 |
| 8 | 疾病控制评价标准的维持／完善 |

## 致谢

感谢那些从实践中和自身护理中提供真实案例和对过渡基准提出意见的人：① Maria Olsson，瑞典哥德堡护士顾问和儿科肿瘤学博士生。② Kirsti Pekkanen，瑞典哥德堡儿科肿瘤学和晚期临床护理专家。③ Marianne Jarfelt，瑞典哥德堡儿科肿瘤学高级顾问。④ Carina Schneider，奥地利维也纳心理学家，儿童癌症幸存者，患者权益倡导者。⑤ AnneLoes van Staa，荷兰鹿特丹应用科学大学过渡期护理教授。⑥ Helena van der Pal，荷兰乌得勒支 Prinsess Máxima Center 后遗症诊所医学肿瘤学家。也感谢 Susie Aldiss 对本章的批判性阅读。

## 参考文献

[1]　Arnett JJ. Emerging adulthood. 2nd ed. New York: Oxford University Press; 2015.

[2]　van Staa AL. On your own feet: preferences and competencies for care of adolescents with chronic conditions. Dissertation Erasmus University Rotterdam, The Netherlands. 2012.

[3]　Van Staa AL, Sattoe JNT. Young adults' experiences and satisfaction with the transfer of care. J Adolesc Health. 2014; 55:796–803.

[4]　Fegran L, Hall E, Uhrenfeldt L, Aagaard H, Ludvigsen M. Adolescents' and young adults' transition experiences when transferring from paediatric to adult care: a qualitative metasyn thesis. Int J Nurs Stud. 2014; 51:123–35.

[5]   Van Staa AL, Sattoe JNT, Strating MMH. Experiences with and outcomes of two interventions to maximise engagement of chronically ill adolescents during hospital consultations: a mixed methods study. J Pediatr Nurs. 2015; 30:757-75.

[6]   Howard AF, Goddard K, Tan de Bibiana J, Pritchard S, Olson R, Kazanjian A. Adult childhood cancer survivors' narratives of managing their health: the unexpected and the unresolved. J Cancer Surviv. 2016; 10:711–25.

[7]   Zebrack BJ. Psychological, social, and behavioural issues for young adults with cancer. Cancer. 2011; 15:2289–94.

[8]   Patterson P, Millar B, Desille N, McDonald F. The unmet needs of emerging adults with cancer. Cancer Nurs. 2012;35: e32–40.

[9]   Millar B, Patterson P, Desille N. Emerging adulthood and cancer: how unmet needs vary with time-since-treatment. Palliat Support Care. 2010; 8:151-8.

[10]  Zebrack BJ, Block R, Hayes-Lattin B, Embry L, Aguilar C, Meeske KA, Butler M, Cole S. Psychosocial service use and unmet need among recently diagnosed adolescent and young adult cancer patients. Cancer. 2013; 119:201–14.

[11]  Galan S, De La Vega R, Thome Pires C, Racine M, Sole E, Jensen MP, Miro J. What are the needs of adolescents and young adults after a cancer treatment? A Delphi study. Eur J Cancer. 2016;26

[12]  Hilgers MV, Slater ME, Sadak KT. Location, location, location: does it matter for childhood cancer survivors considering pediatric vs. adult care settings. Pediatr Blood Cancer. 2016;64: e26426. https://doi.org/10.1002/pbc.26426.

[13]  van Laar M, Glaser Z, Phillips RS, Feltbower RG, Stark DR. The impact of a managed transition of care upon psychosocial characteristics and patient satisfaction in a cohort of adult survivors of childhood cancer. Psychooncology.2013;22:2039–45.

[14]  Berg C, Stratton E, Esiashvilli N, Mertens A, Vanderpool RC. Providers' perspectives of survivorship care for young adult survivors of childhood cancer. J Cancer Educ.2016; 31:31–8.

[15]  Berg C, Stratton E, Esiashvilli N, Mertens A. Young adult cancer survivors' experiences with cancer treatment and follow-up care and perceptions of barriers to engaging in recommended care. J Cancer Educ. 2016; 31:430–42.

[16]  Smits-Seemann RR, Kaul S, Zamora ER, Wu YP, Kirchoff AC. Barriers to follow-up care among survivors of adolescent and young adult cancer. J Cancer Surviv. 2016; 11:126–32.

[17]  Hugh-Yeun K, Kumar D, Moghaddamjou A, Ruan JY, Cheung WY. Young adult cancer survivors' follow-up care expectations of oncologists and primary care physicians. J Cancer Surviv. 2017; 11:295-301.

[18] McCann L, Kearney N, Wengstrom Y. "It's just going to a new hospital … that's it." Or is it? An experiential perspective on moving from pediatric to adult cancer services. Cancer Nurs. 2014; 37:23–31.

[19] Sawyer SM, Ambresin AE, Bennett K, Patton GC. A measurement framework for quality health care for adolescents in hospital. J Adolesc Health. 2014; 14:570-6.

[20] Aldiss S, Cass H, Ellis J, McCutcheon D, Rose L, Gibson F. Transition from child to adult care- 'its not a one-off event': development of benchmarks to improve experience. J Pediatr Nurs. 2015; 30:638-647.

[21] Aldiss S, Cass H, Ellis J, Gibson F. 'We sometimes hold on to ours' – professionals' views on factors and facilitators that delay transition. Front Pediatr. 2016;4: 125.

[22] Blum R, Garell D, Hodgman C, Jorissen T, Okinow N, Orr D, Slap G. Transition from child centred to adult health-care systems for adolescents with chronic conditions: a position paper of the Society for Adolescent Medicine. J Adolesc Health. 1993;14: 570–6.

[23] Ladores S. Concept analysis of health care transition in adolescents with chronic conditions. J Pediatr Nurs. 2015;30: e19–129.

[24] Mulder RL, van der Pal HJH, Levitt GA, Skinner R, Kremer LCM, Brown MC, Windsor R, Michel G, Frey E. Transition guidelines: an important step in the future care for childhood cancer survivors. A comprehensive definition as groundwork. Eur J Cancer. 2016;54: 64-68.

[25] Svedberg P, Einberg EL, Warnestal P, Stigmar J, Castor A, Enskar K, Nygren JM. Support from healthcare services during transition to adulthood-experiences of young adult survivors of pediatric cancer. Eur J Oncol Nurs. 2016,21:105–12.

[26] Gleeson H, Turner G. Transition to adult services. Arch Dis Child Educ Pract Ed. 2012, 97:86–92.

[27] Kenney LB, Melvin P, Fishman LN, O'Sullivan-Oliveira J, Sawicki GS, Ziniel S, Diller L, Fernandes SM. Transition and transfer of childhood cancer survivors to adult care: a national survey of pediatric oncologists. Pediatr Blood Cancer. 2017, 64:346–52.

[28] Quillen J, Bradley H, Calamaro C. Identifying barriers among childhood cancer survivors transitioning to adult health care. J Pediatr Oncol Nurs. 2017, 34:20–7.

[29] Royal College of Nursing. Lost in Transition; Moving young people between child and adult health services. 2013. http://wwwrcnorguk/__data/assets/pdf_file/0010/157879/003227_ WEBpdf. Accessed Feb 2017.

[30] Betz CL, Smith KA, Van Speybroeck A, Hernandez FV, Jacobs RA. Movin' on up: an innovative nurse-led interdisciplinary health care transition program. J Pediatr Health Care. 2016; 30:323–38.

[31] Hislop J, Mason H, Paar J, Vale L, Colver A. Views of young people with chronic conditions on transition from pediatric to adult health services. J Adolesc Health. 2016,59:345–53.

[32] Allen D, Gregory J. The transition from children's to adult diabetes services: understanding the 'problem'. Diabet Med. 2009,26:162–6.

[33] Freyer DR. Transition of care for young adult survivors of childhood and adolescent cancer: rationale and approaches. J Clin Oncol. 2010,28:4810–8.

[34] Campbell F, Biggs K, Aldiss S, O'Neill PM, While A, Clowes M, McDonagh J, Gibson F. Transition of care for adolescents from paediatric services to adult services. Cochrane Database Syst Rev. 2016;4:CD009794.

[35] Ambresin AE, Bennett K, Patton GC, Sanci LA, Sawyer SM. Assessment of youth friendly health care: a systematic review of indicators drawn from young people's perspectives. J Adolesc Health. 2013,52:670–81.

[36] Syed IA, Klassen AF, Barr R, Wang R, Dix D, Nelson M, Rosenberg-Yunger ZR, Nathan PC. Factors associated with childhood cancer survivors' knowledge about their diagnosis, treatment, and risk for late effects. J Cancer Surviv. 2016,10:363-374.

[37] Ganju RG, Nanda RH, Esiashvili N, Swichenko JM, Wasilewski-Masker K, Marchak JG. The effect of transition clinics on knowledge of diagnosis and perception of risk in young adult survivors of childhood cancer. J Pediatr Hematol Oncol. 2016,38:197–201.

[38] Syed IA, Nathan PC, Barr R, Zahava RS, Rosenberg-Yunger ZR, D'Agostino NM, Klassen AF. Examining factors associated with self-management skills in teenage survivors of cancer. J Cancer Surviv. 2016,10:686–91.

[39] Ford JS, Chou JF, Sklar CA. Attendance at a survivorship clinic: impact on knowledge and psychosocial adjustment. J Cancer Surviv. 2013,7:535–43.

[40] Warner EL, Kent EE, Trevino KM, Parsons HM, Zebrack BJ, Kirchoff AC. Social wellbeing among adolescents and young adults with cancer: a systematic review. Cancer. 2016,122:1029–37.

[41] Docherty SL, Kayle M, Maslow GR, Santacroce SJ. The adolescent and young adult with cancer: a developmental life course perspective. Semin Oncol Nurs. 2015,31:186–96.

[42] Glaser A, Levitt G, Morris P, Tapp J, Gibson F. Enhanced quality and productivity of long-term aftercare of cancer in young people. Archiv Dis Child. 2013,98:818–24.

[43] Sattoe JNT, Hilberink SR, van Staa A. How to define successful transition? An exploration of consensus indicators and outcomes in young adults with chronic conditions. Child Care Health Dev. 2017.

[44] Sawicki GS, Kelemen S, Weltzman ER. Ready, set, stop: mismatch between self-care beliefs, transition readiness skills, and transition planning among adolescents, young adults, and parents. Clin Pediatr. 2014,53:1062–8.

[45] Nagra A, McGinnity P, Davis N, Salmon A. Implementing transition: ready steady go. Arch Dis Child Educ Pract Ed. 2015,100:313-320.

[46] McClellan W, Fulbright JM, Doolittle GC, Alsman K, Klemp JR, Nelson EL, Stegenga K, Krebill H, AL-Hihi EM, Schuetz N, Heiman A, Lowry B. A collaborative step-wise process to implementing an innovative clinic for adult survivors of childhood cancer. J Pediatr Nurs. 2015;30: e147–55.

[47] Beishon M. Passport to the future: improving life for survivors of childhood cancer. Cancer World. 2014, 59:46–9.

[48] Williamson R, Meecham L, Cherven B, Hassen-Schilling L, Edwards P, Palgon M, Espinoza S, Mertens A. Predictors of successful use of a web-based healthcare document storage and sharing system for pediatric cancer survivors: cancer SurvivorLink ™. J Cancer Surviv. 2015, 8:355–63.

[49] Martins A, Aldiss A, Gibson F. Specialist nurse key worker role development in children's cancer care: professionals' perspectives on the core characteristics of the role. Eur J Oncol Nurs. 2016, 24:70–8.

[50] Frederick NN, Bober SL, Berwick L, Tower M, Kenney LB. Preparing childhood cancer survivors for transition to adult care: the young adult perspective. Pediatr Blood Cancer. 2017.

[51] Hargreaves DS, McDonagh JE, Viner RM. Validation of you're welcome quality criteria for adolescent health services using data from national inpatient surveys in England. J Adolesc Health. 2013, 52:50–7.

[52] Lugasi T, Achille M, Stevenson M. Patients' perspectives on factors that facilitate transition from child-centred to adult-centred health care: a theory integrated meta summary of quantitative and qualitative studies. J Adolesc Health. 2011, 48:429–40.

[53] National Institute for Health and Care Excellence. Transition from children's to adults' services for young people using health or social care services. 2016.

[54] Poplack DG, Fordis M, Landier W, Bhatia S, Hudson MM, Horowitz ME. Childhood cancer survivor care: development of the Passport for Care. Nat Rev Clin Oncol. 2014, 11:740–50.

[55] While A, Forbes A, Ullman R, Lewis S, Mathes L, Griffiths P. Good practices that address continuity during transition from child to adult care: synthesis of the evidence. Child Care Health Dev. 2004, 30:439–52.

[56] Doshi K, Kazk AE, Hocking MC, DeRosa BW, Schwartz LS, Hobbie WL, Ginsberg JP, Deatrick J. Why mothers accompany adolescent and young adult childhood cancer survivors to follow-up clinic visits. J Pediatr Oncol Nurs. 2014, 31:51–7.

[57] Fair C, Goldstein B, Dizney R. Congruence of transition perspectives between adolescents with perinatally-acquired HIV and their guardians: an Exploratory Qualitative Study. J Pediatr Nurs. 2015, 30:684–90.

[58] Heath G, Farre A, Shaw K. Parenting a child with chronic illness as they transition into adulthood: a systematic review and thematic synthesis of parents' experiences. Patient Educ Couns. 2017, 100:76–92.

[59] Sawicki GS, Garvey KC, Toomey SL, Williams KA, Chen Y, Hargraves JL, Leblanc J, Schuster MA, Finkelstein JA. Development and validation of the adolescent assessment of preparation for transition: a novel patient experience measure. J Adolesc Health. 2015, 57:282-287.

[60] Schwartz LA, Tuchman LK, Hobbie WL, Ginsberg JP. A social-ecological model of readiness for transition to adult-oriented care for adolescents and young adults with chronic health conditions. Child Care Health Dev. 2011, 37:883-895.

[61] National Child and Maternal Health Intelligence Network. http://www.chimat.org.uk/tranistions/prof/checklist. Accessed Feb 2017.

[62] Speller-Brown B, Patterson Kelly K, VanGraafeiland B, Feetham S, Sill A, Darbari D, Meier ER. Measuring transition readiness: a correlational study of perceptions of parent and adolescents and young adults with sickle cell disease. J Pediatr Nurs. 2015; 30:788–96.

[63] Meacham LR, Edwards PJ, Cherven BO, Palgon M, Espinoza S, Hassen-Schilling L, Mertens AC. Primary care providers as partners in long-term follow-up of pediatric cancer survivors. J Cancer Surviv. 2012, 6:270–7.

[64] Jones C. Towards benchmarking in British acute hospitals. Health Serv Manage Res. 2001; 14:125–38.

[65] Codling S. Best practice benchmarking. Cambridge: Gower; 2000.

[66] Ettocrhi-Tardy A, Levif M, Michel P. Benchmarking: a method for continuous quality improvement in health. Health Policy. 2012,7(4): e101-119.

[67] Ellis J. Sharing the evidence: clinical practice benchmarking to improve continuously the quality of care. J Adv Nurs. 2000, 32:215–25.

[68] Suris J, Akre C. Key elements for and indicators of, a successful transition: an international Delphi study. J Adolesc Health. 2015, 56:612–8.

# 8

# 青年癌症患者的生育力

Nivedita Reddy，Caroline L. Furness，Melanie C. Davies

## 8.1 背景

　　青年癌症患者的生存率逐渐改善[1]，在英国国家指南的指导下[2-4]，人们逐渐意识到高质量的护理应将青年癌症患者治疗的后遗症最小化，其中包括对生育力的影响。青年癌症患者需要多学科支持，以提供及时、适当的不孕风险信息，并在可行的情况下做出生育力保存（fertility preservation，FP）的决策。即使青年癌症患者迫切需要开始化疗，对生育问题的讨论仍是关键，并受到国内外指南的建议[4-5]。在癌症治疗早期便与患者讨论不孕不育的建议正在发生改变[6]，且受到医生知识和当地生育力保存方案的影响[7-9]。在英国，医生们发现发起生育力保存讨论的主要障碍与缺乏时间、知识，生育力保存的成功率低和患者预后不佳相关。英国主要的专科治疗中心提供的以青年为中心的护理有望改善这些统计数据，但仍需要发展肿瘤生育网络，并在诊断时及时向生育专家提供适当的转诊途径。

　　本章阐述了青年医生对肿瘤患者生育途径的认知贡献，并参考美国临床肿瘤学会（American Society of Clinical Oncology，ASCO）出版的化疗方案指南，考虑了不同肿瘤治疗方式对生育力的影响[5]。结合该领域的研究进展，介绍了目前已有的生育力保存方案。我们讨论了如何将生育纳入患者的后遗症 / 存活路径中，并考虑了在这个年龄段抑制月经的可行方案，以及关于青年性行为的医学问题。

## 8.2 肿瘤团队在准备生育咨询中的作用

　　评估治疗方案对生育的影响应成为所有患者知情同意程序的一部分，还应评估保护生育能力的方案是否恰当，以及治疗医生应判断该方案是否会导致患者无法接受的治疗延迟。医生应与患者讨论风险，并尽早将其转诊到生育服务机构以协助患者做出决定。向生育专家咨询相关问题，如冷冻精液的可行性，以帮助患者和家属提前做好准备。即使临床上的早期化疗意味着患者（通常是女性）无法保留生育能力，但仍然应及时转诊到生育服务机构，以便患者充分了解对未来生育的可能影响和重新进行相关评估。从实际角度来看，女性生殖专家对于月经抑制方案的建议可能是有益的，应提前告知患者绝经和不孕的可能，这也应该成为"后遗症"随访的一部分。

儿科肿瘤学家需评估患者是否具有转入精子库的条件，并严格评估处于青春期附近的年轻男性的青春期状况，以评估精子是否已经形成或是否能够射精。在尿液中可检测到精子的男性年龄中位数为 13.4 岁（范围为 11.7 ～ 15.3 岁）[10]，在 11 ～ 12.5 岁的男孩中高达 20% 的人在尿液中可检测到精子[11]。研究表明，近 80% 的 13 岁以上的男孩可通过自我刺激来收集精液[12]，因此应鼓励已有第二性征或睾丸体积已达到 10 ～ 12 mL 的男性患者储存精液[13-15]。

## 8.3 男性青年患者的生育力

### 8.3.1 男性生殖系统

成人睾丸有两个主要功能：产生精子和合成激素。睾丸的主体由生精小管组成，内含产生精子的生殖细胞和支持细胞。生精小管之间的间质细胞合成睾酮，负责第二性征。青春期开始时，脑垂体产生黄体生成素（luteinizing hormone，LH）和促卵泡激素（follicle-stimulating hormone，FSH），触发生殖细胞成熟，间质细胞产生睾酮，从而启动精子发生（图 8.1）。

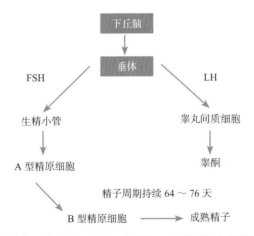

生殖细胞（精原细胞）分为 A 型和 B 型两种。A 型精原细胞分裂以补充干细胞池，
形成 B 型精原细胞；B 型精原细胞经过分化形成成熟精子。

图 8.1  精子发生

（图片来源：2010 年 Wallace，Kelsey，人类卵巢储备从受孕到绝经[63]）

A 型精原细胞对化疗、放疗等外界伤害具有一定的抵抗力。当发生损伤时，可以进行有丝分裂，以补充对放射和化学高度敏感的分化精子。毒性更强的治疗方式可能会导致 A 型精原细胞的完全破坏，从而导致不可逆的生精功能丧失（图 8.2）。

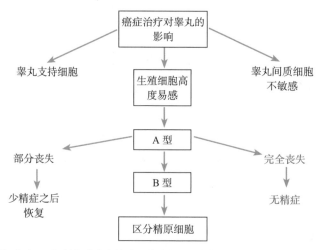

精原干细胞（A 型）的部分丧失导致少精症之后可恢复；完全丧失将导致永久性无精子症。

图 8.2　癌症治疗对精子发生的影响

间质细胞对化疗和放疗的抵抗力更强，即使失去生精作用，激素的产生也不太受到影响。因此，在癌症治疗前已度过青春期的年轻人不太需要睾酮替代疗法。因为即使精子受损或缺失，青春期前期或青春期期间的癌症治疗可能也不会影响性成熟发育的进程[16]。但消融治疗，如会破坏睾丸间质细胞功能的睾丸放疗则需要激素治疗。

### 8.3.2 癌症及其治疗对男性生育力的影响

所有肿瘤治疗方式都可能影响男性生育力，癌症本身也会影响精液质量[17]，目前其病因尚不清楚，但癌症的全身性和自身免疫影响、肿瘤的局部影响、内分泌改变及生殖细胞的先天性缺陷都已被提出[18]。某些疾病群体，如睾丸癌，生育能力下降的风险则可能更高[19-20]。

#### 8.3.2.1 手术的影响

生殖器官的肿瘤手术将直接影响生育能力。据报道，睾丸切除术后的精子密度可降低50%[21]。然而，外科手术的继发性并发症，如其他类型癌症的骨盆手术造成的神经或血管损伤，也可能通过影响勃起和射精而损害生殖能力。

#### 8.3.2.2 化疗的影响

化疗的效果可能是暂时性也可能是永久性的[22-23]，由于大多数癌症治疗涉及多种治疗方式，因此很难评估单一药物的毒性。早期快速分化的精原细胞是最敏感的，也是最容易及最先丢失的。存活的晚期精母细胞和精子细胞由于敏感性较低而继续分化。然而，缺乏替代方案会导致成熟精子的逐渐丢失，最终导致化疗／放疗后精子数量下降。随后的恢复将取决于药物的毒性程度，以及精原干细胞的存活能力。

大多数化疗药物可损害性腺功能，而烷化剂如白消安、美法仑、大剂量环磷酰胺、丙卡巴肼和骨髓移植全身照射与性腺功能衰竭的最高风险相关。常用化疗和放疗方案对精子产生影响的综合表格总结可在 2013 年 ASCO 指南[5] 的数据中得到补充，可在 http://www.asco.

org/sites/new-www.asco.org/files/content-files/practice-and-guidelines/documents/2014-fp-data-supplements.pdf 网站上获得（数据补充 5，作者于 2017 年 7 月最后一次查看）。然而，即使是风险较低的治疗方案，也应鼓励男性建立精子库。首先这不会耽误治疗，其次疾病复发或治疗升级等因素会增加不可预测的后期风险。其中一个案例就是目前在霍奇金淋巴瘤治疗中采取的反应导向方法，即从风险较低的 ABVD 方案升级到 BEACOPP 方案，在 BEACOPP 方案中，临时 PET 对初步治疗的反应很差。当使用 BEACOPP > 6 个周期时，BEACOPP 与不育高度相关[24]，公布的无精子症发生率接近 90%[25]。这种情况下，患者咨询也可反映出一定的不确定性。因为后续数据显示，在有限的周期内可使用 BEACOPP 的改良方案（2）[26]。激素谱数据和精子评估表明[24, 26]，精子功能可能会恢复但可能会持续较长时间，且对精液质量的不利影响也是持续性的。

### 8.3.2.3 癌症治疗的诱变效应

关于化疗引起生殖细胞突变的初步数据来源于动物研究，在动物研究中可以研究单一药物对细胞的影响[27-28]。对接受化疗的人类受试者的研究证实了与治疗相关的精子非整倍体和染色体畸变的存在[29-30]，这种情况在化疗后不久就可以看到[31]。Martin 等[32]使用荧光原位杂交（fluorescent in-situ hybridization，FISH）发现男性睾丸癌患者在 BEP（bleomycin，etopside and cisplatin）治疗前、治疗中、治疗后的染色体均异常[32]。最近对睾丸癌 BEP 的研究发现，染色体异常在治疗的第 6 ～ 12 个月达到高峰，大约 60% 的患者在治疗结束 2 年后，精子可以恢复到治疗前的非整倍体水平[24, 33]。其他研究表明，非整倍体的持续时间长达 3 年[34-36]。这些观察告诉我们在化疗结束早期应避免建立患者的精子库，建议至少在化疗结束后 1 ～ 3 年进行受孕，具体时间取决于所使用的治疗方案[35]。

### 8.3.2.4 放疗后性腺功能障碍

睾丸的功能障碍受照射范围、放射剂量和分割方案的影响[31]。睾丸损伤可能是分散照射的结果，如霍奇金淋巴瘤和睾丸癌的主动脉旁或盆腔淋巴结，也可能是直接照射导致白血病累及睾丸。精子生成恢复的时间与睾丸吸收剂量、治疗前精子数、年龄和是否接受其他化疗有关[37]。

睾丸是一个对辐射高度敏感的组织。低至 0.1 Gy 的剂量可能会短暂损害精子生成；低于 1 Gy 的剂量可导致精子数量减少或无精子症，影响可长达 9 ～ 18 个月；2 ～ 3 Gy 的剂量可持续 30 个月；4 ～ 6 Gy 的剂量可导致 5 年或永久的无精子症[38-40]；更高剂量的辐射很可能杀死所有的精原干细胞，导致永久性无精子症。

放疗的分割与毒性增加有关，精子恢复的时间也将延长[31]，因为反复的损伤无法为存活的干细胞群体提供修复和再生的环境。如果是多次给药，总剂量达 2.5 Gy 通常会导致永久性无精子症；而如果是单次给药，总剂量 > 6 Gy 才能产生无精子症[41]。全身放疗配合化疗导致 85% 的男性发生无精子症（41/48），15% 的男性发生少精子症[38, 42]，中位随访 20 年后仅有 18% 的男性精子恢复正常（81/463）。只有 1%（5 人）的男性配偶成功怀孕[42]。

辐射可诱发 DNA 损伤，分化中的精原细胞最易受辐射损伤。由于完整的生精周期持续 60 ～ 90 天，因此建议男性在治疗中和治疗后避免生育。所有成熟精子耗尽至少需要一年的时间。当辅助生殖可能在低精液参数或无精子症的情况下进行时，这一点尤为重要。分泌雄激素的间质细胞比生殖细胞更能抵抗辐射。受 15 ～ 20 Gy 照射后，LH 水平升高，睾酮水平降低，并持续 5 年以上[16, 43]。高剂量 24 Gy 治疗睾丸白血病会导致性腺功能衰竭，需要雄激素替代疗法[44-45]。

颅脑照射，特别是靶向垂体照射时，可以扰乱下丘脑 – 垂体轴，损害促性腺激素的产生，并间接导致不育症。由于睾丸仍未受到影响（除非有额外治疗），这些患者将对促性腺激素治疗做出反应，以实现怀孕[46]。

### 8.3.3 男性生育能力保存

#### 8.3.3.1 精液冷冻保存

冷冻保存精子最早出现在 20 世纪 50 年代[47]，并从 70 年代开始为癌症患者储存精子。强烈建议在治疗前开始收集精子，因为即使只经历了一次治疗，样本的质量和精子 DNA 的完整性也可能受到影响[29]。在睾丸癌患者中，冷冻保存精子的最佳时间是手术前，因为切除睾丸后精子质量可能会大大下降[17]。对精液样本的初步分析表明，癌症患者（通常是青少年）的精液质量下降[48]，冷冻保存和随后的解冻过程可能会进一步损害精液质量。然而，即使在精液参数不是最优的情况下，也应该鼓励建立精子库。今后可使用包括卵胞浆内单精子显微注射（intracytoplasmic sperm injection，ICSI）在内的辅助生殖技术帮助患者实现受精和怀孕。理想情况下，男性应保存 1 ～ 3 个精子样本，保存间隔至少为 48 小时。在某些情况下，早期治疗的临床紧迫性可能是一个限制因素。多个精子样本的质量合格，可能意味着随后的生育治疗仅会涉及侵入性较小的宫内受精方法，以实现怀孕。大多数成年人可通过自我刺激产生精子。然而，患者可能因为身体不适或处于较大的压力下，无法做到这一点。在这种情况下，应该提供辅助品（表 8.1）。如果没有获得精子样本，或者分析显示无精子症，患者应该咨询生育专家，以讨论替代方案和未来的生育选择。

表 8.1 男性生育能力保存方案选项

| 步骤 | 患者人群 |
| --- | --- |
| 精子冷冻保存( 包括使用自我刺激、振动器、药物、5 型磷酸二酯酶抑制剂 ) | 青春期后人群 |
| 性腺遮蔽 | 青春期前后人群 |
| 手术取精（Onco-TESE、PESA、TESA） | 青春期后人群 |
| 睾丸组织冷冻保存 | 青春期前（目前处于实验阶段） |

注：Onco-TESE：保留生育能力的睾丸精子提取术；PESA：经皮附睾穿刺取精术；TESA：睾丸穿刺取精术。

#### 8.3.3.2 手术取精

精液分析和激素谱（FSH、LH、睾酮和肿瘤标记物）应在所有患者初次就诊时进行评估。对于不能提供精液样本的年轻人，可尝试从附睾或睾丸抽取精子。如果精液样本中检测到没有精子，可对睾丸进行活检，任何回收的精子都可以被冷冻。Onco-TESE（保留生育能力的睾丸精子提取术）可能适用于在最初评估中发现有严重少精或无精的年轻睾丸癌患者，患者在睾丸切除术中可同时抽取精子。泌尿科医生和生育团队之间的协调途径使这一目标得以实现，有报道称，有患者使用该方法实现了临床妊娠和活产[49]。尽管储存睾丸组织的过程已经取得了进展，但组织移植和生育能力的恢复尚未在人类身上实现，仍处于试验阶段[50]。

#### 8.3.3.3 精子库的特殊考虑

提供精子样本对那些已经被诊断困扰或相当不舒服的青少年来说可能是一个特别的问题。有些人可能不清楚什么是精液样本，也不知道他们应该如何提供。因此必须使用适合于他们年龄的沟通方式，并提供专门的书面信息。在提供样本的过程中，可能存在文化或宗教障碍导致患者无法通过自我刺激或使用辅助品来产生精子。对于未成年的男性患者，其父母必须参与讨论。尽管在他们的允许下，与患者单独讨论往往是有益的。然而，在这些情况下，任何提供样本的辅助手段，无论是视觉还是医疗，都必须事先征得父母的同意。目前许多医院没有提供样本时保护隐私的私人设施，这可能会增加青少年的压力，可通过转诊到生育中心来避免。

### 8.3.4 癌症治疗后生育能力的随访和评估

应鼓励年轻男性在癌症治疗结束的 1 ~ 2 年内复诊，进行治疗后生育状况的评估，并进行精液分析。我们可以就患者未来的生育前景和避孕需求向他们提供建议，也可以建议其继续监测，因为部分男性的精子恢复需要更长的时间。如果检测结果是无精子症，则检测 FSH、LH 和睾酮水平。癌症治疗后患者经常会出现性欲下降，这可能是多重因素造成的，并不总是与睾酮水平相关[51]。除睾酮缺乏症外，不建议采用激素替代治疗。

### 8.3.5 癌症后男性生育能力

精子生成的恢复是多变的，所需时间从几个月到几年不等，这取决于癌症治疗的类型和剂量[52-53]，以及治疗前的生育状况。在男性青年癌症幸存者中，亲子关系减少，雄激素替代疗法（ART）的使用增加[54]。尽管睾丸癌幸存者在接受低剂量化疗或放疗后怀孕的成功率高于血液病和其他癌症患者[55]。与正常人群相比，自然受孕后出生异常的发生率似乎并没有增加[56-58]。即使在精子中存在 DNA 异常的情况下，ICSI 的使用也可以实现受精，并避免了对健康精子的自然选择。这些程序必须谨慎进行，并将遗传损害的潜在风险告知患者[59]。在精液中精子质量较差或缺失的情况下，应考虑使用冷冻保存的精子。在癌症患者中使用辅助生殖技术的活产率与非癌症人群相当[60]。癌症治疗后无精子症患者可尝试提取化疗后睾丸中的精子，在一项研究中，37% 的患者成功获取了精子[61]。虽然数量少且患者具有异质性，但睾丸癌患者的提取率最高，而接触烷化剂的患者提取率较低。

### 8.3.6 冷冻精子的摄取

最新的研究显示，只有不到 10% 的男性会重新使用冷冻保存的精子，其余男性中，选择不生孩子、自然生殖、辅助生殖的人数尚不清楚。一项评估在化疗前冷冻精子的男性生育结果调查显示 [62]：43% 的患者在化疗前完成了精子冷冻，其中 60%（133 例）尝试受孕。在这 133 例患者中，47 例（35%）患者实现了自然受孕，60 例（45%）患者使用冷冻精子进行了辅助受孕，其中 43% 的患者成功怀孕。自然怀孕的人数比之前报道的要多，特别是睾丸癌患者。现有数据表明，因癌症治疗导致生育能力受损而使用 ART 的患者数量可能有所增加，应该探索未能利用现有治疗方法及未能摄取冷冻精子的原因。

## 8.4 女性青年患者的生育能力

### 8.4.1 女性生殖系统

自然受孕需要功能正常、储备充足的卵巢，健康的子宫和完整的下丘脑-垂体-卵巢轴。目前公认的是，女性有固定数量无法替代的原始卵泡（图 8.3）。在怀孕约 20 周时，原始卵泡数量高达 600 万～ 700 万，之后卵泡开始大量凋亡耗尽。据估计，出生时这一数字约为 100 万，到青春期时减少到 40 万～ 50 万 [64]。在女性的生育周期中，有 400 ～ 500 个成熟卵泡会排卵。与此同时，卵母细胞继续流失，直到剩下大约 10 000 个卵泡，妇女进入更年期。卵泡的损失率可能受到遗传、外部干扰的影响，也可能是自发性的。剩余的卵母细胞池将决定女性的"卵巢储备"或"生育潜力"。卵巢储备的不同会影响癌症治疗后的卵巢功能。

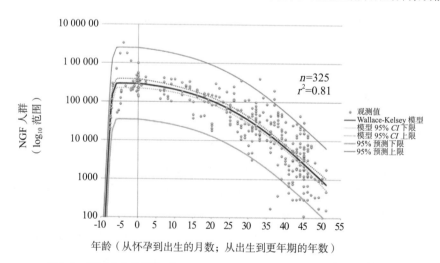

图 8.3　通过非生长卵泡（non-growing follicles, NGF）人群和年龄评估
卵巢功能随年龄增长而下降的趋势

（图片来源：开放获取文章 2010 年 Wallace、Kelsey 发表的《从受孕到绝经期的人类卵巢储备》
中 ADC 模型 [63]）

### 8.4.2 癌症及其治疗对女性生育能力的影响

性腺功能衰竭的风险会因为患者的年龄、化疗药物的类型和剂量、放射剂量和范围，以及患者治疗前的卵巢储备而有所不同。即使在没有明显立即丧失生育能力的情况下，也有可能会增加提前进入绝经期的风险，激素的分泌也会同步受到影响。

#### 8.4.2.1 化疗的影响

化疗在很大程度上会影响成熟过程中的卵母细胞，以及支持卵母细胞不断增殖的体细胞，导致患者月经周期中断或停止。如果剩余的卵巢储备充足，经过一段时间的恢复，卵巢功能和月经将会恢复。然而，卵巢储备的减少将导致卵巢继续发挥功能的时间缩短和提前绝经的风险增加（图 8.4a）。不同女性卵巢储备的个体差异性使得很难预测癌症治疗对卵巢功能的影响程度。根据 2013 年 ASCO 指南，常用的化疗方案可分为低（＜30%）、中（30%～70%）或高（＞70%）的治疗后闭经风险（Loren 等[5]）。即使采用低风险疗法，卵巢储备低的年轻女性发生卵巢功能衰竭的风险也会增加（图 8.4b）。至于男性，2013 年 ASCO 指南[5] 的资料附件提供了一个总结性的表格，列出了常用化疗和放疗方案对生育功能的影响（网站链接 https://old-prod.asco.org/sites/new-www.asco.org/files/content-files/practice-and-guidelines/documents/2014-fp-data-supplements.pdf）。与男性患者的咨询类似，内容应包括治疗过程中治疗方案升级的可能性，如从 ABVD 到 BEACOPP。如果可行，应该优先考虑保护生育能力，尽管时间限制通常不允许女性患者这样做。同样，随着治疗方案的修改，在患者咨询中存在一定程度的不确定性。以男性为例，以往使用有限周期的 BEACOPP（2）的初步结果表明，与使用 6 个周期相比，闭经率得以降低[26]。然而，对妊娠率和生育率的长期影响仍有待确定。

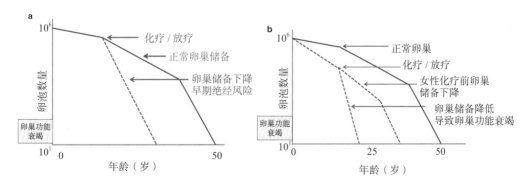

图 8.4 （a）卵巢储备正常的女性接受化疗／放疗的效果；（b）治疗前卵巢储备减少
的女性在化疗／放疗结束时卵巢功能衰竭

#### 8.4.2.2 放疗的影响

照射对卵巢、子宫或下丘脑–垂体轴的影响可能也会影响生育能力。与男性患者类似，影响程度取决于放射剂量、暴露范围和分割方案。盆腔照射会导致卵泡闭锁和卵巢皮质萎缩，不仅发育中的卵泡受到影响，静息池也会耗尽，这使得放疗成为卵巢功能衰竭最重要的危险因素。Faddy 等 [65] 的研究成果提供了一种模型，该模型显示放疗后原始卵泡的耗竭与卵母细胞池的大小成正比。因此，对于一定剂量的辐射，患者越年轻，绝经时间越晚。Wallace 等 [66] 改进了该模型，以预测一定剂量的卵巢辐射可能导致卵巢功能衰竭的年龄范围，这将有助于了解年轻女性放疗后的生殖窗口期。出生时的绝育剂量是 20.3 Gy，到 20 岁时会减少到 16.5 Gy。

腹部照射会损害子宫肌肉和血管，导致子宫功能受损。Bath 等 [67] 的一项研究表明，在青春期前受到照射时，患者子宫无法发育到成人子宫的大小及功能。子宫大小与患者接受治疗时的年龄相当，故妊娠结局很差。干细胞移植的全身照射对未来妊娠的影响是最差的。卵巢和子宫受到影响，伴随的化疗增加了性腺功能衰竭的风险 [42, 68]。例如，宫颈癌的直接辐射将导致子宫功能完全丧失，未来怀孕只能通过代孕实现。

下丘脑 – 垂体 – 卵巢轴的破坏是脑肿瘤颅脑照射中一个公认的并发症。激素评估提示原发性下丘脑功能障碍，而非垂体功能障碍，剂量为 39.6 ～ 70.2 Gy [69]。未来考虑生育的年轻女性应接受随访，检查是否存在内分泌疾病。然而，如果没有危及卵巢储备的伴随治疗，这些妇女将对促性腺激素治疗有反应，从而实现怀孕。

### 8.4.3 女性的生育能力保存

表 8.2 总结了女性各种生育能力保存方案。

表 8.2　女性生育能力保存方案选项

| FP 选项 | 特定用途 | 步骤和时间 | 其他意见 |
| --- | --- | --- | --- |
| 卵巢移位 | 计划放疗 | 腹腔镜检查 | 卵巢功能 18% ～ 80% |
| 生育能力保存手术 | 早期妇科癌症 | | 妊娠率 50% ～ 60% |
| GnRH 类似物 | 有效性争论 | 通过化疗给药 | |
| 卵母细胞冷冻 | FP 公认方案 | 需要 10 ～ 14 天 | |
| 胚胎冷冻 | FP 公认方案 | 需要 10 ～ 14 天 | 需伴侣知情同意 |
| 卵巢组织冻存 | 目前考虑为实验 | 腹腔镜检查，化疗可以在 24 小时内开始 | |

#### 8.4.3.1 卵巢移位 / 卵巢固定术

当放疗范围覆盖盆腔器官，放疗剂量预计超过卵巢的绝育剂量时，可以考虑卵巢移位，以将卵巢功能衰竭的风险降至最低。该手术通过腹腔镜进行，通常将卵巢放置在外侧，理想情况下距离放疗野至少 3 cm。目前改进的技术允许一种简单的手术，即在放疗完成后恢复卵巢在盆腔中的位置。虽然患者在卵巢固定术后没有重新定位的情况下自然受孕是有可能的，但如果以后有需要，卵巢将很难获得卵子。同时，也有可能出现囊肿，这将会使随访复杂化。如果放疗会影响子宫功能，应该适当告知患者，即使为了保留卵巢功能而进行卵巢固定术，在未来的妊娠中仍需要代孕。尽管人们似乎对这些技术重新产生了兴趣，但由于缺乏卵巢功能的长期数据，人们对其益处提出了质疑。

### 8.4.3.2 生育能力保存手术

青年人群中宫颈癌发病率较低。早期发现 2 cm 以下无宫旁和淋巴结受累的病变可施行根治性宫颈切除术（切除宫颈并保留子宫体）联合腹腔镜淋巴清扫术，以保留生育能力。手术后的妊娠率令人鼓舞[70-71]，但也增加了早产的风险[72]。同样，对于年轻女性的早期卵巢癌或交界性卵巢肿瘤，在仅切除受影响卵巢的情况下，也可采用保守的方法。然而长期监测是重要的，可能需要进一步的手术，但是可能导致生育能力丧失。

### 8.4.3.3 卵母细胞和胚胎冷冻保存

卵母细胞和胚胎冷冻保存是目前保存年轻女性生育能力的两种成熟方案。如果癌症治疗能安全推迟 2 ~ 3 周，那么可以通过可控的卵巢刺激和恢复成熟的卵母细胞进行冷冻保存。自 20 世纪 80 年代首次尝试卵母细胞冷冻以来，实验室技术已有很大进步，目前冻融存活率为 90%[73-74]。后来的受精需要将精子注射到卵子中，现在报道的妊娠率与使用新鲜卵母细胞进行体外受精非常接近[75]。

美国生殖医学学会（American Society of Reproductive Medicine，ASRM）、美国临床肿瘤学会及英国国家卫生与临床优化研究所（National Institute of Health and Care Excellence，NICE）都将卵母细胞冷冻和玻璃化冷冻过程纳入了他们的生育保护建议中，因为这不再被认为是试验性的。这改变了对没有伴侣的年轻女性的护理，这些女性以前不得不考虑使用捐赠者的精子进行胚胎冷冻保存。应该注意的是，大多数关于卵母细胞冷冻结果的数据来自卵子捐献周期，使用的是健康年轻捐赠者的卵子，而不是来自女性癌症患者。因此应该告知患者，虽然现在已有活产的报道[76-77]，但是目前关于使用肿瘤治疗前冷冻的卵子怀孕数据是有限的，还需进一步的随访研究以确定该手术在肿瘤治疗中的长期效果。

如果女性有伴侣且关系稳定，患者卵母细胞可与伴侣的精子受精，由此产生的胚胎可被冷冻。然而，必须就胚胎的未来用途向夫妇提供咨询。在胚胎形成及胚胎被替换时，均需伴侣双方的书面同意。如果情况发生变化，双方不再处于恋爱关系，或者任何一方撤回同意，胚胎将不能被移植（HFEA[78]，试验案例 Evans *vs.* UK）。在可能恢复大量卵母细胞的情况下，夫妇可以选择同时冷冻胚胎和卵子。

### 8.4.3.4 卵巢刺激方案

保留生育能力的卵巢刺激方案与常规体外受精中使用的方案相似。促性腺激素注射在月经周期的第 2 ~ 3 天开始。在刺激过程中对血清雌二醇水平进行连续超声监测和评估。GnRH 拮抗剂在前导卵泡为 14 mm 时使用。当其中 3 个卵泡大于 18 mm 时，用 hCG 触发卵母细胞成熟，36 小时后在静脉镇静或麻醉下取卵母细胞。关于癌症患者是否表现出比预期更低的刺激反应，数据存在争议[79]。

以前的标准做法是在月经周期开始时进行刺激，以优化临床结果。推迟化疗可能是不被接受的，所以在 IVF 协议中使用了几种策略来最大限度地减少延迟。如果妇女在确诊时使用口服避孕药（oral contraceptive pill，OCP），并且没有禁忌证，最好建议她们在讨论保留生育能力的同时继续服用。一旦做出决定，就可以停止口服 OCP，并开始卵巢刺激。引入"随机开始"（random start）方案，可以在月经周期的任何阶段开始卵巢刺激，从而最大限度地减少肿瘤治疗前的间隔。关于"随机开始"方案对卵巢刺激反应的报道数据表明，与常规方案相比，获得的成熟卵母细胞数量相似[80]。但黄体期刺激略长，需要更大剂量的促性腺激素来刺激卵巢。

### 8.4.3.5 青少年的卵巢刺激

虽然已经进入性成熟时期，但青春期卵巢的反应并不完全与成人一样。青春期的女性下丘脑 – 垂体轴可能发育不成熟，导致无排卵周期。此外，卵巢储备的评估也可能不准确，因为抗米勒管激素（anti-müllerian hormone，AMH）水平通常在 25 岁左右达到峰值。虽然传统上单独使用 FSH 刺激足以引起良好的卵巢反应，但青少年可能会从 FSH 和 LH 的联合刺激中受益。

### 8.4.3.6 卵巢组织冷冻保存

青春前期的女性患者，癌症治疗后卵巢功能衰竭的风险较高，因此卵巢组织冷冻保存（ovarian tissue cryopreservation，OTC）是唯一保护生育能力的方法。当时间限制不允许进行卵巢刺激以冷冻卵母细胞 / 胚胎时，也可以在特定的情况下进行。目前，由于缺乏大量病例和长期随访，这一方法被认为是试验性的。卵巢组织冷冻在不同国家的可获取性差别很大，在英国少数几个中心的研究方案支持下，利用资格标准在选定的案例中进行了卵巢组织冷冻。

卵巢皮质含有处于不同成熟阶段的原始卵泡。薄层的皮质从下面的髓质中分离出来，制成小条状，使成千上万的卵泡得以储存。因此，这可能是一种选择，即使在年轻患者进行了最初的轻度化疗后也可选择。患者必须在全身麻醉下接受腹腔镜手术，根据发生卵巢功能衰竭的风险，摘除几个卵巢组织或整个卵巢。当癌症治疗完成并且患者没有疾病时，再进行一次腹腔镜检查，使用显微外科技术将组织解冻并重新移植到剩余的卵巢或卵巢窝中，或者在某些情况下替换为腹部或前臂的异位部位。重建血液供应对于恢复新移植组织的功能至关重要。在血运重建前缺血的最初阶段，大量的卵泡将丢失，这将决定移植物的持续时间和生存能力。再次植入后，内分泌功能通常在 3 ～ 6 个月恢复，高达 93% 的患者卵巢活动可恢复正常。尽管该程序仍被认为是试验性的，但仍有相关报道[81-82]。最近的一份报道记录了86 个成功的活产案例[83]。未来的研究需要解决的问题是，卵巢组织的再移植可能会带来被恶性细胞污染的风险，从而有可能导致癌症复发。

#### 8.4.3.7 卵母细胞的体外成熟

一些年轻女性在没有足够的时间或禁忌证下，通过卵巢刺激冷冻成熟卵母细胞也可进行未成熟卵母细胞的体外成熟取卵。该手术在月经周期的卵泡期和黄体期进行，卵母细胞的成熟率没有显著差异[84]。卵母细胞和胚胎的数量很少，目前报道的活产数量很少[85]，可能是因为许多年轻女性患者没有怀孕的打算。为了最大限度地保留生育能力，有报道将体外成熟和玻璃化冷冻的未成熟卵母细胞相结合，这些卵母细胞取自卵巢组织并进行冷冻保存[86]。

#### 8.4.3.8 促性腺激素释放激素类似物

在化疗期间抑制下丘脑-垂体-卵巢轴以降低卵巢功能衰竭风险的原理已争论了十多年。在临床实践中，使用促性腺激素释放激素类似物（GnRH-analogue，GnRH-a）对卵巢进行化学保护是很常见的，在整个化疗过程中通常是每月进行一次注射。初步研究表明，给药可降低卵巢早衰（premature ovarian failure，POF）的发生率。然而，新出现的证据一直相互矛盾[56, 87-89]。Meta 分析显示在乳腺癌患者中使用 GnRH-a 有积极作用，但在其他癌症如淋巴瘤和卵巢癌中未得到证实[90]。较长的随访数据表明，尽管卵巢早衰可能会减少，但这并不意味着妊娠率有显著的统计学改善[87, 91-92]。GnRH-a 可能提供了一种有效的抑制月经的方法，但鉴于相互矛盾的证据基础，它是否应该被用作一种保留生育能力的措施仍不清楚。

#### 8.4.3.9 保留女性生育能力的特殊考虑

卵巢刺激的监测一般通过阴道超声扫描来获得卵泡发育情况，这可能会让没有性行为的年轻女性感到焦虑。如果存在这一问题，可以使用经腹扫描监测治疗（尽管这会影响准确性），然后在获得知情同意的情况下通过阴道途径恢复卵母细胞。在文化差异的影响下，由于获取途径的限制，收集的卵母细胞数量通常会减少，但可进行经腹卵母细胞回收，因此，患者应该进行适当的咨询。

考虑到化疗的潜在诱变效应，在化疗后（如在治疗升级之前）保留生育能力是一个棘手的伦理难题，这一点在前面几节关于霍奇金淋巴瘤的讨论中已经提及。适当的咨询及患者在知情的情况下参与决策过程是关键的。

#### 8.4.3.10 保留女性生育能力程序上的安全性

介入手术具有风险，需要权衡潜在的利弊，考虑预后、不孕风险和未来怀孕的机会。腹腔镜卵巢移位或卵巢组织冷冻保存被认为是一种微创手术，但应仔细考虑潜在的危险因素，如果卵巢增大并血管丰富，需要输液以治疗全血细胞减少症。卵巢刺激和卵子采集通常为低风险操作，出血或感染的风险为 1%；随着 GnRH-a 的引入，卵巢过度刺激的风险几乎可以忽略不计。卵巢刺激会导致雌二醇水平的大幅升高，虽然这是短暂的，但容易导致血栓形成，肿瘤患者通常有其他血栓的潜在危险因素，因此建议采取适当的血栓预防措施。

从理论上讲，患宫颈癌的妇女面临因采集卵子会增加出血和感染的风险，可能需要采用经腹手术来降低风险。在取卵刺激后，卵巢会增大数天，如果计划进行盆腔放疗，肿瘤专家应意识到辐射场的映射可能会不准确。而取卵后立即进行盆腔手术，如果是麻醉复杂化的纵隔肿瘤，会显著增加出血的风险。重要的是，要保持与肿瘤团队的持续对话，以确保继续进行监督，并以多学科方法安全地计划治疗。在完成生育能力保留手术后，应对年轻患者进行评估以确保继续进行癌症治疗是安全的，并为未来的随访提供建议。

### 8.4.4 癌症后生育能力的随访及评估

癌症治疗后卵巢功能的恢复是可变化的，可分为以下几类。

（1）治疗期间很少或没有月经紊乱。

（2）在治疗期间月经停止，然后在治疗结束后恢复正常或不规律的周期（接受月经抑制疗法的患者也属于这一类别）。

（3）月经周期停止，治疗后未恢复。

正常的月经周期通常预示着排卵，因此也预示着可以生育（年轻女性在月经不频繁或月经复潮之前也可能怀孕）。尽管月经周期和卵巢功能正常，但性腺激素治疗后卵巢储备将减少，卵巢早衰的风险将增加。应让患者意识到，生育机会可能是有限的。因此，建议在完成治疗后 6 ~ 12 个月对年轻癌症幸存者随访时进行生育能力评估，除非卵巢功能衰竭症状需要及早转诊。

进一步的随访可以根据患者的年龄、治疗方案和后遗症的风险来进行计划。评估可包括妇科病史、激素检测（如果需测定 FSH、LH、雌二醇，应在月经周期的前几天；AMH 在整个周期中稳定）、骨盆和卵巢的超声评估（包括窦卵泡计数）。即使患者卵巢储备功能非常差，在月经期间自然受孕仍然是可能的。

处于更年期的女性患者，应在适当评估后开始激素替代疗法（hormone replacement therapy，HRT）。这些女性患者仍然需要被监测，因为部分患者恢复卵巢功能的时间会比较长。对于长期闭经的患者应使用 FSH 和雌二醇检查卵巢功能衰竭情况，并采用骨密度测定法进行评估。一些患者可能会受到雌激素水平过低的显著影响，并需要尽快转诊。接受严重性腺毒性治疗的患者应在治疗结束后立即去看妇科医生（最好是对癌症相关卵巢功能不全特别专业的医生）。如果需要，这将有助于卵巢功能评估和进行 HRT。那些在癌症治疗前没有看生育专家或无法接受 FP 的女性也将从咨询生育专家处受益。

接受骨髓移植（bone marrow transplantation，BMT）的女性更容易发生卵巢功能衰竭，通常在治疗后就会出现明显的更年期症状。建议这些患者在移植后 6 ~ 8 周早期转诊，因为大多数患者会发生卵巢功能衰竭，在他们出现急性雌激素剥夺不良反应之前，可以适当开始进行激素替代治疗。在有卵巢功能衰竭风险的患者中，激素替代治疗还有助于评估和早期发现生殖器移植物抗宿主病。在异基因干细胞移植的长期幸存者中，宫颈发育不良的风险增加 [93]，宫颈异常也与慢性外阴 – 阴道移植物抗宿主病和 HPV 的存在有关。因此，定期监测宫颈不典型增生对这些患者很重要。HPV 疫苗的出现可能会降低卵巢功能衰竭的风险。

### 8.4.5 冷冻保存生育能力后卵母细胞和胚胎的摄取

在肿瘤患者使用冷冻的胚胎和卵子进行生育治疗方面，还需要几年的时间才能积累足够的数据；与精子库相比，卵巢组织的使用情况尚不清楚，这些都是相对较新的技术。如上所述，目前关于生育结果的数据还是令人鼓舞的。

#### 8.4.5.1 生育能力保存同意书

在英国，生育干预受到严格监管，人类受精与胚胎学法[94]控制配子和胚胎的采购、储存和使用。未经患者同意储存胚胎是非法的，卵子/精子储存不允许代理同意，因此年轻人必须有理解并给予知情同意的能力。同意使用是特定于指定伴侣的，允许在患者死后使用，但同样只允许指定的伴侣。因此，对于有存储样本的患者来说，当他们的情况发生变化时，他们应该更新自己的同意书。如果年轻患者的意愿与其父母不同，那么在年轻患者中征得同意可能会出现伦理问题，在这种情况下，必须有明确证明对其进行了Gillick能力评估。

#### 8.4.5.2 癌症后妊娠

癌症后能否受孕取决于治疗后性腺功能是否恢复。通常建议女性在化疗结束后6个月内不要妊娠，因为DNA受损的卵母细胞可能会增加妊娠风险。根据诊断和治疗的不同，肿瘤学家建议患者进行至少1~2年的随访，以确保他们处于持续缓解状态。没有证据表明怀孕会导致癌症复发，即使在激素受体阳性的乳腺癌中也是如此，但在恢复早期更有可能复发癌症。妊娠期癌症复发是一种复杂的临床情况，可能会导致终止妊娠或选择性早产，在某些情况下，应从怀孕中期开始限制化疗药物的使用，直到胎儿存活并安全分娩。

在谈及妊娠风险时应考虑患者的心脏状况。心功能异常的危险因素包括使用心脏毒性化疗药物（主要是蒽环类药物）和在套膜或纵隔部位进行放疗。在怀孕前，应对癌症幸存者进行心脏功能评估，以避免因妊娠期间生理变化对心脏需求增加而出现并发症。听从心内科和肾内科医生的专业建议，并进行孕前评估与复诊。患者的产科护理应作为"高危"妊娠进行管理。特别是接受腹部/盆腔照射的女性患者，出现流产、早产和低出生体重儿的风险会增加，因此怀孕期间应在产科（胎儿医学）专科病房进行监测。

#### 8.4.5.3 青春期女性在接受化疗后月经抑制

化疗和骨髓抑制治疗可导致严重的血小板减少症和阴道出血，可以为患者提供月经抑制疗法，并且在血小板减少的风险期间保持月经抑制。考虑到潜在的肝脏毒性和血栓栓塞风险，可选择口服避孕药、孕激素和GnRH-a（在大多情况下，考虑到血栓风险，禁止联合使用口服避孕药）。

炔诺酮（norethisterone）是目前最常用的孕激素，口服剂量高于避孕剂量（例如，每天3次，每次5 mg）。这是一种公认的抑制月经的方法。但肝功能异常或血栓栓塞风险高的患者需谨慎使用，因为炔诺酮会部分代谢为炔雌醇（ethinylestradiol）。GnRH-a可能更适合需要月经抑制的患者。如果使用GnRH-a抑制月经，根据月经周期内给药点的不同，不会立即实现垂体抑制，而且在第一次给药后可能会发生阴道出血。如果在化疗前服用，血小板减少症可能会与阴道出血同时发生。理想情况下，第一次注射 GnRH-a 的时间应至少在骨髓抑制的前 2 周，但这并不总是可行的。如果没有禁忌证，阴道出血可能需要其他支持方法，包括血小板输注和氨甲环酸。GnRH-a 通过垂体减少 FSH 的分泌，导致卵巢周期活动停止、雌激素水平下降和闭经，停药后这种情况是可逆的。雌激素水平下降导致的潮热可能很麻烦。化疗期间或严重血小板减少的风险期间应保持月经抑制（注：在超过 2 年的化疗中，维持期间不需要使用 GnRH-a，应在方案的强化阶段结束后停止使用）。

#### 8.4.5.4 青年患者的性相关问题

性行为对许多青年患者来说是一个重要的问题：有些性行为可能是突发的，而另一些人在诊断时可能已经有了性伴侣。癌症诊断和治疗对性行为的影响既有心理社会方面的（本书"4 心理支持和社会护理"有简要介绍，并在该文 [95] 中回顾了处理身体形象、亲密关系和总体性满意度等问题的建议），也有医学方面的。在这里，我们谈到了围绕性行为的潜在医学问题。

#### 8.4.5.5 避孕

在癌症诊断时的意外怀孕会导致治疗推迟，致畸风险增加，甚至会终止妊娠，增加患者的身心痛苦。任何保留生育能力的计划都将不得不推迟，随后的尝试很可能是次优的。在没有禁忌证的情况下应继续避孕（注意前面讨论的关于血栓栓塞风险和避孕药的注意事项）。如果同时要求避孕和抑制月经，可以考虑使用仅含孕激素的药物使患者无排卵，尽管可能会出现需要其他干预的突破性出血。当治疗后出现持续性闭经时，推测的不孕症也可能导致意外怀孕。在癌症治疗期间和治疗后，应该积极讨论避孕措施，并为个人制定个性化建议 [96]。

#### 8.4.5.6 性功能障碍

癌症治疗后的性功能障碍是由多重因素引起的 [97]。化疗、放疗、手术对身体的影响会导致卵巢功能衰竭、生育能力丧失和自我形象紊乱，这些都会影响患者建立和维持性关系的能力。由于癌症治疗导致雌激素水平突然下降，可能会出现明显的更年期症状及继发阴道干燥而出现性交困难。盆腔放疗引起的阴道狭窄可能会进一步加剧这种情况。虽然女性接受癌症治疗服务，但这些问题往往不是自愿解决的。化疗结束后与妇科医生或生育专家进行随访评估可以帮助解决这些问题，或者应该在"后遗症"随访期间常规地将这些问题纳入临床评估。

异基因干细胞移植后，生殖移植物抗宿主病与慢性移植物抗宿主病相关。可能需要局部治疗和全身性移植物抗宿主病治疗，其主要症状为性交困难。然而，在性生活不频繁的年轻患者中，这种情况很容易被忽视，直到出现严重阴道或宫颈狭窄需要手术治疗时才被注意到。

### 8.4.5.7 总结

生育和性问题应该成为青年癌症患者多学科护理的一部分。肿瘤生殖学是一门新兴学科，需要为性腺功能障碍的癌症患者提供短期和长期护理和管理。它需要使用多学科的方法为患者提供一条可协商的、无缝隙的全面决策路径。服务类型在国家内部和国家之间都有所不同。在英国一些较大的癌症单位已联合建立肿瘤生殖学中心，这些单位提供快速通道和专门的转诊途径。即使在缺乏这种服务的情况下，当地肿瘤学家和血液学家也应了解当地的生育中心，并熟悉这项服务，以便在需要时进行密切对话并迅速转诊。鼓励对肿瘤生殖学感兴趣的肿瘤学和生育小组成员进行有意义的讨论，这些讨论可能需要在有限的时间内做出决定。在生育咨询之前或之后提供书面信息可能非常有帮助，转诊到生殖专家可以使更多的患者知道并利用最佳的生育保存方法（例如，在时间允许的情况下，精子库最多收集三次，或通过卵巢刺激进行卵子或胚胎冷冻，需要 2～3 周）。及时转诊在为患者提供最佳机会保护生育能力和最大限度减少治疗延误方面发挥了重要作用。后续的妇科护理，应该通过多学科预防和治疗癌症的长期并发症，这对患者的性功能、生育能力和激素功能都是有益的。

## 参考文献

[1]    O'Hara C, Moran A, Whelan JS, Hough RE, Stiller CA, Stevens MC, Stark DP, Feltbower RG,McCabe MG. Trends in survival for teenagers and young adults with cancer in the UK 1992-2006. Eur J Cancer. 2015;51(14):2039–48.

[2]    CRUK, R. o. t. i. c. t. Achieving world class cancer outcomes—a strategy for england 2015–2020. 2015. http://www.cancerresearchuk.org/sites/default/files/achieving_world-class_cancer_outcomes_-_a_strategy_for_england_2015-2020.pdf.

[3]    NHSEngland. NHS standard contract for cancer: teenagers and young adults. 2013. https://www.england.nhs.uk/wp-content/uploads/2013/09/b17.pdf.

[4]    NICE, c. g.-. (2013). "Fertility: assessment and treatment for people with fertility problems." NICE Clinical Guideline 156 guidance.nice.org.uk/cg156.

[5]    Loren AW, Mangu PB, Beck LN, Brennan L, Magdalinski AJ, Partridge AH, Quinn G, Wallace WH, Oktay K, American Society of Clinical. Fertility preservation for patients with cancer:American Society of Clinical Oncology clinical practice guideline update. J Clin Oncol.2013;31(19):2500–10.

[6]    Salsman JM, Yanez B, Smith KN, Beaumont JL, Snyder MA, Barnes K, Clayman ML. Documentation of fertility preservation discussions for young adults with cancer:examining compliance with treatment guidelines. J Natl Compr Canc Netw. 2016;14(3):301–9.

[7]    Adams E, Hill E, Watson E. Fertility preservation in cancer survivors: a national survey of

oncologists' current knowledge, practice and attitudes. Br J Cancer. 2013;108(8):1602–15.

[8]    Ben-Aharon I, Abir R, Perl G, Stein J, Gilad G, Toledano H, Elitzur S, Avrahami G, Ben-Haroush
       A, Oron G, Freud E, Kravarusic D, Ben-Arush M, Herzel G, Yaniv I, Stemmer SM,Fisch B, Ash S.
       Optimizing the process of fertility preservation in pediatric female cancer patients - a multidisciplinary
       program. BMC Cancer. 2016;16:620.

[9]    Louwe LA, Stiggelbout AM, Overbeek A, Hilders CG, van den Berg MH, Wendel E, van Dulmen-
       den Broeder E, Ter Kuile MM. Factors associated with frequency of discussion of or referral for
       counselling about fertility issues in female cancer patients. Eur J Cancer Care(Engl). 2016.

[10]   Nielsen CT, Skakkebaek NE, Richardson DW, Darling JA, Hunter WM, Jorgensen M, Nielsen A,
       Ingerslev O, Keiding N, Muller J. Onset of the release of spermatozoa (spermarche) in boys in relation
       to age, testicular growth, pubic hair, and height. J Clin Endocrinol Metab.1986;62(3):532–5.

[11]   Schaefer F, Marr J, Seidel C, Tilgen W, Scharer K. Assessment of gonadal maturation by evaluation of
       spermaturia. Arch Dis Child. 1990;65(11):1205–7.

[12]   Keene DJ, Sajjad Y, Makin G, Cervellione RM. Sperm banking in the United Kingdom is feasible in
       patients 13 years or older with cancer. J Urol. 2012;188(2):594–7.

[13]   Bahadur G, Ling KL, Hart R, Ralph D, Wafa R, Ashraf A, Jaman N, Mahmud S, Oyede AW. Semen
       quality and cryopreservation in adolescent cancer patients. Hum Reprod. 2002;17(12):3157–61.

[14]   Hagenas I, Jorgensen N, Rechnitzer C, Sommer P, Holm M, Schmiegelow K, Daugaard G,Jacobsen N,
       Juul A. Clinical and biochemical correlates of successful semen collection for cryopreservation from
       12-18-year-old patients: a single-center study of 86 adolescents. HumReprod. 2010;25(8):2031–8.

[15]   Kamischke A, Jurgens H, Hertle L, Berdel WE, Nieschlag E. Cryopreservation of sperm from
       adolescents and adults with malignancies. J Androl. 2004;25(4):586–92.

[16]   Rowley MJ, Leach DR, Warner GA, Heller CG. Effect of graded doses of ionizing radiation on the
       human testis. Radiat Res. 1974;59(3):665–78.

[17]   Petersen PM, Skakkebaek NE, Vistisen K, Rorth M, Giwercman A. Semen quality and reproductive
       hormones before orchiectomy in men with testicular cancer. J Clin Oncol.1999;17(3):941–7.

[18]   Agarwal A, Allamaneni SS. Disruption of spermatogenesis by the cancer disease process. J Natl
       Cancer Inst Monogr. 2005;34:9–12.

[19]   Rueffer U, Breuer K, Josting A, Lathan B, Sieber M, Manzke O, Grotenhermen FJ, Tesch H,Bredenfeld
       H, Koch P, Nisters-Backes H, Wolf J, Engert A, Diehl V. Male gonadal dysfunction in patients with
       Hodgkin's disease prior to treatment. Ann Oncol. 2001;12(9):1307–11.

[20]   Williams DH t, Karpman E, Sander JC, Spiess PE, Pisters LL, Lipshultz LI. Pretreatment semen

parameters in men with cancer. J Urol. 2009;181(2):736–40.

[21] Ferreira U, Netto Junior NR, Esteves SC, Rivero MA, Schirren C. Comparative study of the fertility potential of men with only one testis. Scand J Urol Nephrol. 1991;25(4):255–9.

[22] Apperley JF, Reddy N. Mechanism and management of treatment-related gonadal failure in recipients of high dose chemoradiotherapy. Blood Rev. 1995;9(2):93–116.

[23] Colpi GM, Contalbi GF, Nerva F, Sagone P, Piediferro G. Testicular function following chemoradiotherapy.Eur J Obstet Gynecol Reprod Biol. 2004;113(Suppl 1):S2–6.

[24] Paoli D, Rizzo F, Fiore G, Pallotti F, Pulsoni A, Annechini G, Lombardo F, Lenzi A, Gandini L. Spermatogenesis in Hodgkin's lymphoma patients: spermatogenesis in Hodgkin's lymphoma patientsa retrospective study of semen quality before and after different chemotherapy regimens. Hum Reprod. 2016;31(2):263–72.

[25] Sieniawski M, Reineke T, Nogova L, Josting A, Pfistner B, Diehl V, Engert A. Fertility in male patients with advanced Hodgkin lymphoma treated with BEACOPP: a report of the German Hodgkin study group (GHSG). Blood. 2008;111(1):71–6.

[26] Behringer K, Mueller H, Goergen H, Thielen I, Eibl AD, Stumpf V, Wessels C, Wiehlputz M,Rosenbrock J, Halbsguth T, Reiners KS, Schober T, Renno JH, von Wolff M, van der Ven K,Huehr M, Fuchs M, Diehl V, Engert A, Borchmann P. Gonadal function and fertility in survivors after Hodgkin lymphoma treatment within the German Hodgkin Study Group HD13 to HD15 trials. J Clin Oncol. 2013;31(2):231–9.

[27] Choudhury RC, Jagdale MB, Misra S. Cytogenetic toxicity of cisplatin in bone marrow cells of Swiss mice. J Chemother. 2000a;12(2):173–82.

[28] Choudhury RC, Jagdale MB, Misra S. Potential transmission of the cytogenetic effects of cisplatin in the male germline cells of Swiss mice. J Chemother. 2000b;12(4):352–9.

[29] Frias S, Van Hummelen P, Meistrich ML, Lowe XR, Hagemeister FB, Shelby MD, Bishop JB, Wyrobek AJ. NOVP chemotherapy for Hodgkin's disease transiently induces sperm aneuploidies associated with the major clinical aneuploidy syndromes involving chromosomes X, Y, 18, and 21. Cancer Res. 2003;63(1):44–51.

[30] Robbins WA, Meistrich ML, Moore D, Hagemeister FB, Weier HU, Cassel MJ, Wilson G,Eskenazi B, Wyrobek AJ. Chemotherapy induces transient sex chromosomal and autosomal aneuploidy in human sperm. Nat Genet. 1997;16(1):74–8.

[31] Meistrich ML. Effects of chemotherapy and radiotherapy on spermatogenesis in humans.Fertil Steril. 2013;100(5):1180–6.

[32] Martin RH, Ernst S, Rademaker A, Barclay L, Ko E, Summers N. Analysis of sperm chromosome complements before, during, and after chemotherapy. Cancer Genet Cytogenet.1999;108(2):133–6.

[33] Rives N, Walschaerts M, Setif V, Hennebicq S, Saias J, Brugnon F, Auger J, Berthaut I,Szerman E, Daudin M, Bujan L. Sperm aneuploidy after testicular cancer treatment: data from a prospective multicentre study performed within the French Centre d' Etude et de conservation des Oeufs et du Sperme network. Fertil Steril. 2017;107(3):580–8.

[34] Brandriff BF, Meistrich ML, Gordon LA, Carrano AV, Liang JC. Chromosomal damage in sperm of patients surviving Hodgkin' s disease following MOPP (nitrogen mustard, vincristine,procarbazine, and prednisone) therapy with and without radiotherapy. Hum Genet.1994;93(3):295–9.

[35] Martinez G, Walschaerts M, Le Mitouard M, Borye R, Thomas C, Auger J, Berthaut I, Brugnon F, Daudin M, Moinard N, Ravel C, Saias J, Szerman E, Rives N, Hennebicq S, Bujan L. Impact of Hodgkin or non-Hodgkin lymphoma and their treatments on sperm aneuploidy: a prospective study by the French CECOS network. Fertil Steril. 2017;107(2):341–350.e5. https://doi.org/10.1016/j.fertnstert.2016.10.001. Epub 2016 Oct 31.

[36] Tempest HG, Ko E, Chan P, Robaire B, Rademaker A, Martin RH. Sperm aneuploidy frequencies analysed before and after chemotherapy in testicular cancer and Hodgkin' s lymphoma patients. Hum Reprod. 2008;23(2):251–8.

[37] Hansen PV, Trykker H, Svennekjaer IL, Hvolby J. Long term recovery of spermatogenesis after radiotherapy in patients with testicular cancer. Radiother Oncol. 1990;18(2):117–25.

[38] Anserini P, Chiodi S, Spinelli S, Costa M, Conte N, Copello F, Bacigalupo A. Semen analysis following allogeneic bone marrow transplantation. Additional data for evidence-based counselling. Bone Marrow Transplant. 2002;30(7):447–51.

[39] Centola GM, Keller JW, Henzler M, Rubin P. Effect of low-dose testicular irradiation on sperm count and fertility in patients with testicular seminoma. J Androl. 1994;15(6):608–13.

[40] Kinsella TJ, Trivette G, Rowland J, Sorace R, Miller R, Fraass B, Steinberg SM, Glatstein E,Sherins RJ. Long-term follow-up of testicular function following radiation therapy for earlystage Hodgkin' s disease. J Clin Oncol. 1989;7(6):718–24.

[41] Sandeman TF. The effects of x irradiation on male human fertility. Br J Radiol.1966;39(468):901–7.

[42] Sanders JE, Hawley J, Levy W, Gooley T, Buckner CD, Deeg HJ, Doney K, Storb R, Sullivan K, Witherspoon R, Appelbaum FR. Pregnancies following high-dose cyclophosphamide with or without high-dose busulfan or total-body irradiation and bone marrow transplantation. Blood. 1996;87(7):3045–52.

[43] Petersen PM, Giwercman A, Daugaard G, Rørth M, Petersen JH, Skakkeaek NE, Hansen SW,von der Maase H. Effect of graded testicular doses of radiotherapy in patients treated for carcinoma-in-situ in the testis. J Clin Oncol. 2002;20(6):1537–43.

[44] Brauner R, et al. Leydig cell function in children after direct testicular irradiation for acute lymphoblastc leukaemia. N Engl J Med. 1983;309:25–8.

[45] Sklar CA, Robison LL, Nesbit ME, Sather HN, Meadows AT, Ortega JA, Kim TH, Hammond GD. Effects of radiation on testicular function in long-term survivors of childhood acute lymphoblastic leukemia: a report from the Children Cancer Study Group. J Clin Oncol. 1990;8(12):1981–7.

[46] Wang JH, Muller CH, Lin K. Optimizing fertility preservation for pre- and postpubertal males with cancer. Semin Reprod Med. 2013;31(4):274–85.

[47] Bunge RG, Sherman JK. Fertilizing capacity of frozen human spermatozoa. Nature.1953;172(4382):767–8.

[48] Ragni G, Somigliana E, Restelli L, Salvi R, Arnoldi M, Paffoni A. Sperm banking and rate of assisted conception treatment indights from a 15 year cryopreservation programme for male cancer patients. Cancer. 2003;97:1624–9.

[49] Roque M, Sampaio M, Salles PG, Geber S. Onco-testicular sperm extraction: Birth of a healthy baby after fertility preservation in synchronous bilateral testicular cancer and azoospermia.Andrologia. 2015;47(4):482–5.

[50] Onofre J, Baert Y, Faes K, Goossens E. Cryopreservation of testicular tissue or testicular cell suspensions: a pivotal step in fertility preservation. Hum Reprod Update. 2016;22(6):744–61.

[51] Wallace EM, Groome NP, Riley SC, Parker AC, Wu FC. Effects of chemotherapy-induced testicular damage on inhibin, gonadotropin, and testosterone secretion: a prospective longitudinal study. J Clin Endocrinol Metab. 1997;82(9):3111–5.

[52] Gandini L, Lombardo F, Lenzi A, Spano M, Dondero F. Cryopreservation and sperm DNA integrity. Cell Tissue Bank. 2006;7(2):91–8.

[53] Spermon JR, Ramos L, Wetzels AM, Sweep CG, Braat DD, Kiemeney LA, Witjes JA. Sperm integrity pre- and post-chemotherapy in men with testicular germ cell cancer. Hum Reprod.2006;21(7):1781–6.

[54] Gunnes MW, Lie RT, Bjorge T, Ghaderi S, Ruud E, Syse A, Moster D. Reproduction and marriage among male survivors of cancer in childhood, adolescence and young adulthood: a national cohort study. Br J Cancer. 2016;114(3):348–56.

[55] Huddart RA, Norman A, Moynihan C, Horwich A, Parker C, Nicholls E, Dearnaley DP. Fertility, gonadal and sexual function in survivors of testicular cancer. Br J Cancer. 2005;93(2):200–7.

[56] Clowse ME, Behera MA, Anders CK, Copland S, Coffman CJ, Leppert PC, Bastian LA. Ovarian preservation by GnRH agonists during chemotherapy: a meta-analysis. J Womens Health (Larchmt). 2009;18(3):311–9.

[57] Schrader M, Muller M, Straub B, Miller K. The impact of chemotherapy on male fertility: a survey of the biologic basis and clinical aspects. Reprod Toxicol. 2001;15(6):611–7.

[58] Green DM, Fiorello A, Zevon MA, Hall B, Seigelstein N. Birth defects and childhood cancer in offspring of survivors of childhood cancer. Arch Pediatr Adolesc Med. 1997;151(4):379–83.

[59] Hassold T, Abruzzo M, Adkins K, Griffin D, Merrill M, Millie E, Saker D, Shen J, Zaragoza M. Human aneuploidy: incidence, origin, and etiology. Environ Mol Mutagen. 1996;28(3):167–75.

[60] Garcia A, Herrero MB, Holzer H, Tulandi T, Chan P. Assisted reproductive outcomes of male cancer survivors. J Cancer Surviv. 2015;9(2):208–14.

[61] Hsiao W, Stahl PJ, Osterberg EC, Nejat E, Palermo GD, Rosenwaks Z, Schlegel PN. Successful treatment of postchemotherapy azoospermia with microsurgical testicular sperm extraction: the Weill Cornell experience. J Clin Oncol. 2011;29(12):1607–11.

[62] Kopeika J, Khalaf Y, Reddy N. ESHRE poster 2014. http://www.posters2view.eu/eshre2014/ view. php?nu=282.

[63] Wallace WH, Kelsey TW. Human ovarian reserve from conception to the menopause. PLoS One. 2010;5(1):e8772.

[64] Faddy M, Gosden R. Numbers of ovarian follicles and testing germ line renewal in the postnatal ovary: facts and fallacies. Cell Cycle. 2007;6(15):1951–2.

[65] Faddy MJ, Gosden RG, Gougeon A, Richardson SJ, Nelson JF. Accelerated disappearance of ovarian follicles in mid-life: implications for forecasting menopause. Hum Reprod. 1992;7(10):1342–6.

[66] Wallace WH, Thomson AB, Saran F, Kelsey TW. Predicting age of ovarian failure after radiation to a field that includes the ovaries. Int J Radiat Oncol Biol Phys. 2005;62(3):738–44.

[67] Bath LE, Critchley HO, Chambers SE, et al. Ovarian and uterine characteristics after total body irradiation in childhood and adolescence : responses to sex steroid replacement. Br J Obstet Gynaecol. 1999;106:1265–72.

[68] Salooja N, Szydlo RM, Socie G, Rio B, Chaterjee R, Ljungman P, Late eddects working party of the European group for Blood and Marrow transplantation, et al. Pregnancy outcomes after peripheral blood or bone marrow transplantation: a retrospective survey. Lancet. 2001;358(9278):271–6.

[69] Constine LS, Woolf PD, Cann D, Mick G, McCormick K, Raubertas RF, Rubin P. Hypothalamic pituitary dysfunction after radiotherapy for brain tumours. N Engl J Med. 1993;328(2):87–94.

[70]  Arbyn M, Simoens C, Goffin F, Noehr B, Bruinsma F. Treatment of cervical cancer precursors:influence of age, completeness of excision and cone depth on therapeutic failure, and on adverse obstetric outcomes. BJOG. 2011;118(10):1274–5. author reply 1275-1276.

[71]  Schneider A, Erdemoglu E, Chiantera V, Reed N, Morice P, Rodolakis A, Denschlag D, Kesic V. Clinical recommendation radical trachelectomy for fertility preservation in patients with early stage cervical cancer. Inj J Gynaecol Cancer. 2012;33(4):659–66.

[72]  Bruinsma FJ, Quinn MA. The risk of preterm birth following treatment for precancerous changes in the cervix: a systematic review and meta-analysis. BJOG. 2011;118(9):1031–41.

[73]  Cobo A, Garrido N, Pellicer A, Remohi J. Six years' experience in ovum donation using vitrified oocytes: report of cumulative outcomes, impact of storage time, and development of a predictive model for oocyte survival rate. Fertil Steril. 2015;104(6):1426–34. e1421–1428

[74]  Doyle JO, Richter KS, Lim J, Stillman RJ, Graham JR, Tucker MJ. Successful elective and medically indicated oocyte vitrification and warming for autologous in vitro fertilization, with predicted birth probablities for fertility preservation according to number of cryopreserved oocytes and age at retrieval. Fertil Steril. 2016;105(2):459–66.

[75]  Argyle CE, Harper JC, Davies MC. Oocyte cryopreservation: where are we now. Hum Reprod Update. 2016;22(4):440–9.

[76]  Druckenmiller S, Goldman KN, Labella PA, Fino ME, Bazzocchi A, Noyes N. Successful oocyte cryopreservation in reproductive aged cancer survivors. Obstet Gynecol. 2016;127(3):474–80.

[77]  Porcu E, Bazzocchi A, Notarangelo L, Paradisi R, Landolfo C, Venturoli S. Human oocyte cryopreservation in infertility and oncology. Curr Opin Endocrinol Diabetes Obes. 2008;15:529–35.

[78]  HFEA – Human Fertilisation and Embryology (1990) European Court of Human Rights judgment is http://hudoc.echr.coe.int/eng?i=001-80046.

[79]  Friedler S, Koc O, Gidoni Y, Raziel A. Ovarian response to stimulation for fertility preservation in women with malignant disease: a systematic review and meta-analysis.Fertil. Steril. 2012;97(1):125–33.

[80]  Cakmak H, Rosen MP. Random-start ovarian stimulation in patients with cancer. Curr Opin Obstet Gynecol. 2015;27(3):215–21.

[81]  Donnez J, Dolmans MM. Ovarian cortex transplantation: 60 reported live births brings the success and worldwide expansion of the technique towards routine clinical practice. J Assist Reprod Genet. 2015;32(8):1167–70.

[82]  Rodriguez-Wallberg KA, Tanbo T, Tinkanen H, Thurin-Kjellberg A, Nedstrand E, Kitlinski ML, Macklon KT, Ernst E, Fedder J, Tiitinen A, Morin-Papunen L, Einarsson S, Jokimaa V, Hippeläinen

M, Lood M, Gudmundsson J, Olofsson JI, Andersen CY. Ovarian tissue cryopreservation and transplantation among alternatives for fertility preservation in the Nordic countries- compliation of 20 years of multicenter experience. Acta Obstet Gynecol Scand. 2016;95(9):1015–26.

[83]　Jensen AK, Macklon KT, Fedder J, Ernst E, Humaidan P, Andersen CY. 86 successful births and 9 ongoing pregnancies worlwide in women transplanted with frozen thawed ovarian tissue: focus on birth and perinatal outcomes in 40 of these children. J Assist Reprod Genet. 2016;34(3):325–36.

[84]　Creux H, Monier P, Son WY, Tulandi T, Buckett W. Immature oocyte retrieval and in vitro oocyte maturation at different phases of the menstual cycle in women with cancer who require urgent gonadotoxic treamtent.Fertil. Steril. 2017;107(1):198–204.

[85]　Uzelac PS, Delaney AA, Christensen GL, Bohler HC, Nakajima ST. (2015) liver birth following in vitro maturation of oocytes retrieved from extracorporeal ovarian tissue aspiration and embryocryopreservation for 5 years. Fertil Steril. 2015 Nov;104(5):1258–60.

[86]　Yin H, Jiang H, Kristensen SG, Andersen CY. Vitrification of in vitro matured oocytes collected from surplus ovarian medulla tissue resulting from fertility preservation of ovarian cortex tissue. J Assist Reprod Genet. 2016;33(6):741–6.

[87]　Chen H, Li J, Cui T, Hu L. Adjuvant gonadotropin-releasing hormone analogues for the prevention of chemotherapy induced premature ovarian failure in premenopausal women. Cochrane Database Syst Rev. 2011;9(11):CD008018.

[88]　Del Mastro L, Boni L, Michelotti A, Gamucci T, Olmeo N, Gori S, Giordano M, Garrone O, Pronzato P, Bighin C, Levaggi A, Giraudi S, Cresti N, Magnolfi E, Scotto T, Vecchio C,Venturini M. Effect of the gonadotropin-releasing hormone analogue triptorelin on the occurrence of chemotherapy-induced early menopause in premenopausal women with breast cancer: a randomized trial. JAMA. 2011;306(3):269–76.

[89]　Shen YW, Zhang XM, Lv M, Chen L, Qin TJ, Wang F, Yang J, Liu PJ, Yang J. Utility of gonadotropin-releasing hormone agonists for prevention of chemotherapy-induced ovarian damage in premenopausal women with breast cancer: a systematic review and meta-analysis. Onco Targets Ther. 2015;8:3349–59.

[90]　Del Mastro L, Ceppi M, Poggio F, Bighin C, Peccatori F, Demeestere I, Levaggi A, Giraudi S, Lambertini M, D' Alonzo A, Canavese G, Pronzato P, Bruzzi P. Gonadotropin-releasing hormone analogues for the prevention of chemotherapy-induced premature ovarian failure in cancer women: systematic review and meta-analysis of randomized trials. Cancer Treat Rev. 2014;40(5):675–83.

[91]　Munhoz RR, Pereira AA, Sasse AD, Hoff PM, Traina TA, Hudis CA, Marques RJ. Gonadotropin

releasing hormone agonists for ovarian function preservation in premenopausal women undergoing chemotherapy for early-stage breast cancer: a systematic review and meta-analysis. JAMA Oncol. 2016;2(1):65–73.

[92] Demeestere I, Brice P, Peccatori FA, Kentos A, Dupuis J, Zachee P, Casasnovas O, Van Den Neste E, Dechene J, De Maertelaer V, Bron D, Englert Y. No evidence for the benefit of gonadotropin-releasing hormone agonist in preserving ovarian function and fertility in lymphoma survivors treated with chemotherapy: final long-term report of a prospective randomized trial. J Clin Oncol. 2016;34(22):2568–74. https://doi.org/10.1200/JCO.2015.65.8864. Epub 2016 May 23.

[93] Negri G, Herz M, Deola S, Piccin A, Casini M, Babich B, Tauber M, Messini S, Marucci MR,Vittadello F. Abnormal cervical cytology after allogeneic bone marrow transplantation. Am J Clin Pathol. 2014;142(2):222–6.

[94] HFEA ACT (1990) https://embryo.asu.edu/pages/human-fertilisation-and-embryology-act-199.

[95] Barbera L, Zwaal C, Elterman D, McPherson K, Wolfman W, Katz A, Matthew A. Interventions to address sexual problems in people with cancer. Curr Oncol. 2017;24(3):192–200.

[96] Quinn MM, Letourneau JM, Rosen MP. Contraception after cancer treatment: describing methods, counseling, and unintended pregnancy risk. Contraception. 2014;89(5):466–71.

[97] Soanes L, White ID. Sexual consequences of cancer and its treatment in adolescents and young adults. In cancer in adolescents and young adults. Springer International Publishing 2017, pp. 603–631.

# 9

# 青年癌症患者的姑息护理

Anna–Karenia Anderson

## 9.1 简介

尽管癌症仍然是青年的第三大死因[1]，但姑息护理通常只在患者生命接近尾声时才被考虑[2]。大部分处于疾病进展或复发时期的青年在医院继续接受癌症导向治疗后死亡[3]。随着越来越多的临床试验和治疗方法的出现，青年可能会活得更长，但可能会因为癌症或其治疗而表现出越来越复杂的症状。最近也有证据表明，即使在癌症导向治疗较少和生命末期积极干预的情况下，早期姑息护理的投入也有延长生命的作用[4]，这支持了在诊断或首次复发时及早引入该疗法的观点。

对于从事医疗卫生行业的人来说，面对治愈概率较小的青年患者是一个独特的挑战，这要求他们具备敏锐的洞察力，维持决策权力的平衡，拥有无私奉献的利他主义精神，以及即使在面对死亡时也能通过保持希望来赋予"生命"的能力[5]。青年患者可能会以表现得世故和敏锐来面对死亡，即使他们遇到专业人员并接受相应的护理。但若是倾听他们的内心，往往可以成为服务的灵丹妙药，使其能够改进和回应。

## 9.2 姑息护理的原则

### 9.2.1 青年癌症患者群体

"当你去医院看望住院的老人时，他们病得很重。
你在那里坐一会儿，和他们谈一会儿，然后离开。
一关上门，你想的可能就是
'我午餐吃什么？'
现在人们也是这样对待我的。"
（一名17岁青年患者的自述）

接受姑息护理的青年患者希望首先被视为一个年轻人，而将身体不适作为次要考虑因素。他们想在死亡之前捕捉新的生命体验，让生活有意义，让他们被铭记。即使预后不佳，他们也更愿意被告知[5-7]，并有意愿通过参与研究来帮助他人[8]。他们希望寻求其他方法保持对自己身体的控制，而不是用药物，并希望自己的决定受到尊重。

## 9.2.2 服务

*"我有两个字要对你说……旅社……我可不想死在旅社里。"*

青年患者通常在儿科或成人姑息护理科接受护理，两者都有独特的好处。在实践中，围绕青年患者协调服务以满足个人当前和预期的需求是理想的[7]。有一些专门的青年服务和临终关怀机构正在开发中，但他们在特定肿瘤类型方面的经验可能有限，需要持续参与，并与肿瘤学服务机构联系，以获得症状咨询和支持。跨年龄分区的服务迎合了不同年龄段的划分。例如，在英国，一些儿科服务在16岁时停止，成人服务从18岁开始[7]，留下了为16～17岁提供服务的缺口。

在考虑服务时，请让青年及其家人真实地了解在每个护理环境中，在疾病的每个阶段所提供的服务和所需的护理水平[9]。重要的是要尽早确定潜在的护理和死亡地点，同时要考虑到他们现在和病情恶化时的预期症状和实际需要。癌症专科中心应该能提供姑息护理服务，为每个需要协调其他服务的个人确定一项主要的姑息护理服务。通常，症状或姑息护理方面的临床护理专家（clinical nurse specialist，CNS）可以领导各项服务的协调工作，在医院和社区环境之间起到联系作用。如果能在成人和儿科的姑息护理服务之间建立一种灵活的关系，它将会使青年群体的交叉工作得到最佳的护理结果。例如，患有弥漫性内源性神经胶质瘤（在儿科人群中更常见）的年轻人，可能需要鼻胃管，尽管他们的身体功能（包括安全吞咽的能力）日益丧失，但他们仍然会有食欲。他们的症状通常是通过类固醇来控制的，类固醇会让人产生饥饿感。儿科服务可以在放置和维护鼻胃管方面提供支持，但成人服务可能有更好的资源来提供日常护理的实际支持，包括移动和搬运。

### 9.2.2.1 护理地点

应当让青年患者选择在哪里接受姑息护理和临终关怀护理[10]，无论他们是选择相同还是不同的环境，如医院[7]、家，或临终关怀中心。例如，他们可能希望留在医院接受进一步的癌症定向治疗，但却希望能在家中死去。我们应尽早探索并实现护理地点和死亡地点的灵活选择。对于青年患者来说，在家里死亡与提供优质的护理服务是等价的，这并不能反映出这个群体的复杂性和需求，但应该承认这个群体中的大多数都希望能在家里死亡[11]。在青年患者偏好的护理和死亡的地点圆满地离去，应该被认为是最好的结果。有时护理的地点是由青年患者所需护理的供给方决定的，例如，患有脑瘤且神经功能退化缓慢的青年患者可以从临终关怀中心提供的实际支持中受益。应在所有护理环境中制定适用于当地服务的一致政策和做法，包括从医院到家庭或临终关怀中心的快速转移方法。

### 9.2.2.2 临终关怀护理

青年患者可以根据临终关怀中心的年龄标准选择进入儿童中心还是成人中心。青年患者和他们的家人在做出任何与护理有关的决定之前，应该能够有机会去看看临终关怀中心。每个中心提供的护理服务各不相同，但大都包括临终关怀的床位、社区拓展服务、门诊和医院联合服务。它们的心理社会支持、配套服务、联合医疗小组和丧葬服务项目可能各不相同，但往往是根据当地人的具体需求定制的。所有的临终关怀机构都是护理临终患者的专家。

### 9.2.2.3 过渡

在癌症治疗过程中或结束时，青年患者可能会根据当地的护理路径过渡到成人癌症服务。接受姑息护理的青年通常会保留现有的姑息护理服务。然而，对一些人来说，向成人姑息护理服务过渡是积极的一步，这可能使他们能够获得以前被禁止的地方支助和服务。过渡的主要任务是确定新的主导服务、明确的沟通[7]及患者的移交，并确保事先的护理计划在整个过程中到位。过渡的决定应基于青年患者的整体利益做出，以满足他们的需求。这种转变是复杂的，例如，当社区和临终关怀服务向成人服务过渡时，癌症专科服务（特别是随着青年专科肿瘤病房的出现）却没有转变。

### 9.2.2.4 转诊至姑息护理服务

早期转诊是姑息护理的准则。许多青年患者在生命的最后几周继续接受癌症治疗[2]。对一些青年患者来说，这扼杀了他们长久渴望的活动（如上学）、拜访亲人和旅游的机会，或者是过上一小段正常生活的机会，哪怕只是一小段时间。对于另一部分青年患者来说，接受正在进行的癌症定向治疗会带来希望，而且根据治疗方法的不同，可能会产生很少的毒性和不良反应。早期转诊到姑息护理意味着双重治疗[12]，会同时提供肿瘤治疗和姑息护理。当对晚期癌症患者提供癌症定向治疗时，应该对预期的结果进行清楚的沟通（如症状改善、疾病控制或减缓疾病进展）。应围绕护理目标、时间框架、并行规划，甚至是生命结束时的症状和死亡地点开展讨论。例如，患有转移性肺病的青年患者可以保持相对良好状态（只有轻微侵入性症状），直到他们的病程提示他们进入不可逆的呼吸衰竭，并迅速进入生命末期阶段。与青年患者及其家人缺乏关于预期症状的沟通可能导致不适当和无效的干预，例如，重症监护和其他侵入性手术，但最终不会改变结果。一个包含早期参与且完整的姑息护理服务，可以开始处理预期的具有挑战性的症状，以可管理的方式提供信息并围绕事先的护理计划公开讨论，并按照青年患者及其家人的节奏进行。

### 9.2.2.5 疾病的阶段

疾病的阶段描述了患者接受姑息护理时的不同阶段[9]。这个阶段包括稳定期、不稳定期、恶化期、濒死期和死亡期。它们根据患者的护理需要进行分类，并给出当前护理计划的适宜性指示。这使得服务和症状计划可以在患者进入和离开不同阶段时进行审查或调整。在一些地方，疾病的各个阶段被用来确定分配资源和资金，并支持结果评估。

#### 9.2.2.6 多学科团队

多学科团队（multidisciplinary team，MDT）为姑息护理和临终关怀护理提供了一种全面的方法，包括心理、社会、精神和教育等方面[3]。每一个角色在维持和支持青年患者的健康方面都是有价值的。服务的获取、临终前和临终护理计划、身体和心理症状评估及干预、沟通和决策的问题都应由多学科团队来处理。合作的医疗专业人员可以在青年患者的学校和家庭内提供支持和做相应的调整，以帮助青年患者安全独立。学校和教师的参与可以使青年患者在必要时以有限的能力上学，并在必要时支持他们完成考试。一些青年患者非常渴望能够参与他们学校的考试，这给了他们很大的成就感。多学科团队还应支持专业人员与青年患者及其家庭保持专业界限。

#### 9.2.2.7 预立护理计划

预立护理计划（advance care plan，ACP）是一个自愿的过程，能够更好地规划和提供护理[13]，并帮助青年患者在他们所选的地点和方式下生活和死亡[14]。预立护理计划使家庭能够理解和尊重青年患者的意愿[15]。青年患者们认为，预立护理计划的引入不应该在他们第一次生病或住院的时候，而应该在诊断的早期或临终的时候[16]。预立护理计划可以帮助青年患者们做出关于他们的护理和他们希望死后如何被铭记的决定。预立护理计划的例子包括《表达我的选择》（*Voicing My CHOICES*，最近编撰的适龄北美指南）[17]和《西米德兰姑息护理工具包》（*West Midlands Palliative Care toolkit*，通常用于英国18岁以下的人群）[18]。图9.1显示了预立护理计划的重要组成部分。

预立护理计划的组成部分：
- 青年的人口学资料
- 家庭信息和相关医疗专业人员信息
- 关于谁有责任同意的声明
- 医疗状况总结
- 重要讨论记录
- 定期计划评审
- 服务协调和供给
- 护理和死亡地点的规划
- 同意治疗计划和目标
- 管理生命威胁的事件
- 紧急护理，包括不抢救指令和救护车指令
- 意愿和回忆
- 器官及组织捐赠
- 症状管理计划

图9.1　预立护理计划

### 9.2.2.8 艰难的讨论

"我不能收回或撤销我听到的任何事情。我想离开那个房间，让我的父母去听，然后他们回家后再告诉我。"（一名18岁的患者）

引入和讨论预立护理计划的最好时机是在青年患者的状况相对良好、患者及其家人愿意参与讨论以后的治疗或缺乏治疗的时候。讨论应是主动的，并根据青年个人及其家庭的需要进行。理想情况下，预立护理计划的引入应该由他们认同或信任的医疗专业人士完成。医疗专业人士应该坦率地谈论临终护理，而不是将其描述为失去希望[5,19]。讨论应该集中在对青年患者有意义的问题上，而不是"填写表格"。通常，青年患者对姑息护理和临终关怀的关注与专业人士和父母的看法大不相同。应该承认的是，在"想知道我是否快要死了"这一问题上，青少年和成年人可能有不同的看法[11]。青年患者可能会关注他们什么时候能回家、见朋友，是否会感到痛苦，谁会得到他们的房间和他们的物品，他们会在哪里死去，他们希望如何被记住，而不是复苏状态和进一步的治疗方案。

有人指出，临床医生仍然发现很难与青年患者谈论死亡问题。因此，青年们不太可能对他们的疾病有清楚的认知，而且在临床医生和父母之间对于预后可能会存在偏差。沟通不足和理解不足可能会增加青年患者感到孤立、不信任和焦虑的风险，并让他们失去一个可以就痛苦的问题进行沟通或分享感受的人[20]。

当欧洲成年人被问及他们是否愿意被告知患有严重疾病（如因为患癌导致生命只剩下不到一年时间）时，少数人（21%）表示除非自己问，否则不希望被告知，或者根本不希望听到这些信息[21]，这与青年人的观点一致[5-7]。因此，尽管所有的青年患者都应该为现实的疾病进展做准备和考虑，但并不是每个人都愿意这样做。这种医患关系的发展和沟通方式的构建，可能会在一定程度上指导临床医生如何告知一名青年患者坏消息。临床医生应提供一种开放和诚实的沟通方式，以适应青年患者的个人需求。在沟通时医生经常停下来，只回答青年患者提出的问题，同时提供开放的问题让青年患者去探索、重构，以及询问更进一步的问题（如果青年希望的话），这将成为分享坏消息的起点。

### 9.2.2.9 管理决策冲突

在接受诊断和治疗的过程中，青年人经历了癌症对他们生活的影响，包括对他们的身体健康、身体形象、信心、教育、友谊和家庭生活的影响。他们特别清楚接受或不接受进一步治的"成本"，包括早期试验。是通过进一步的癌症定向治疗"保持希望"，还是专注于远离医院和专业人士的生活——即使只是短暂的一段时间，这都是一个重大的决定。青年患者在遵循和忍受各种治疗方案后，选择放弃进一步治疗干预的可能性越来越大。这个决定可能会使他们与父母发生直接冲突。专业人员最适合指导青年患者和他们的父母，为他们提供现实可行的选择，以及告知进一步治疗的影响，包括强度较低的方案或仅姑息护理。医疗专家们必须确保青年患者充分了解他们的选择，并了解所做决定的结果和影响。专业人员应支持并分担青年患者的决策负担，同时处理其父母可能与患者本人的决定发生冲突而产生的困扰和担忧。

### 9.2.2.10 愿望与记忆

许多青年患者想要确保他们的生命有意义、有价值，并且会被铭记[22]。与青年患者共同制造记忆和探索愿望[23]，例如，如何处理贵重物品或储蓄，可以帮助青年患者和他们的伴侣、朋友、兄弟姐妹[24]，以及父母开始为青年患者的死亡做准备，使青年患者觉得他们留下的遗产有意义，一些青年患者甚至会计划他们的葬礼。专业人员正处于一个理想的位置，可以为青年患者及其家人提供指导，引导他们开展对话，从而使青年患者表达的愿望得以实现。如果青年患者不参与进来，他们的家人可能就难以得知他们重要的临终愿望[11]。

### 9.2.2.11 不抢救指令

3/4 患有癌症的青年患者认为，较早讨论临终决定比较合适，只有 12% 的人不愿意讨论死亡[11]。然而，通常只有在死亡即将来临的时候才会下达不抢救指令[2]。在患者临终时与其商议相关事宜对所有专业人员都是一个挑战。在这一困难时期，通过多学科团队合作一致明确地传达商定的护理目标，可以为青年患者及其家庭提供支持。父母和临床医生担心发起临终和不抢救指令的讨论会给青年患者和照顾他们的团队传递一个信息，即他们正在"放弃"，这种观点应该被消除。在一些国家，不抢救指令已经扩展成更详细的文件，称为紧急健康（复苏）护理计划[25]。这份计划文件是一个详细的将医疗干预水平逐步升级的方法，从畅通呼吸道、给氧、人工呼吸到心肺复苏、气管插管及其他先进的生命支持措施。这个过程不仅仅是完成一个"禁止"的文件，更多的是关于什么会带来好处，什么能带来好处。允许自然死亡文件[26-27]也是这样。在生命最后阶段的规划有青年患者的参与，可以帮助父母和专业人士做出明智的决定，减轻痛苦，避免后悔，也许还可以通过尊重患者的价值观、信仰和偏好来改善患者的生活质量[28]。

救护车指令是根据商定的医疗干预水平，为前往青年患者家里的救护人员提供简明扼要的信息。

### 9.2.2.12 器官组织捐献

*"当我死后，我想把我的身体捐献给科学。"（一名 22 岁的患者）*

青年癌症患者在某些情况下可以捐献组织，或者在极少数情况下，捐献器官。捐献应是事先护理计划讨论的一部分。青年们也会询问"自己是否可以将身体捐献给科学界，以便将来帮助患有相同疾病的人"[22]。向人类移植、科学研究或科学教育捐献可能会给部分青年患者及其家人带来利他主义感和价值感。

## 9.3 症状及其管理

青年人群的疼痛和症状管理需要一种综合方法，包括利用药物、补充干预疗法和根据个人需要制定的疗法。在疼痛和症状管理的大多数领域，尚缺乏基于成人和一些儿科的研究、临床经验和历史实践的强有力研究。

在 18 岁以下的患者中，处方药要么是基于体重测量，要么是按体重或年龄分组。对于体重小于 50 kg 的青年患者，应采取谨慎的方法，以减少不良反应。给药的二分法是指一些患者在开始给药时对药物的不良反应非常敏感，而另一些患者则需要更高的剂量来控制症状。一些青年患者因为担心药物不良反应和为了忍受他们所经历的症状，有意识地选择服用比处方少的药物量。

### 9.3.1 依从性

"我服用药物（预防性抗惊厥药），大多数时候……我记得……当我的左臂开始颤抖时，那我一定要吃药了。"（一名 19 岁的患者）

63% 的青年癌症患者不能坚持他们的治疗方案[29]。与患有慢性病的成年人相比，青年患者不坚持治疗的情况更为频繁[30]。动机、坚持、协作、专注、认知能力、适应性和积极参与被认为是依从性的良好指标。对依从性的感知价值和对疾病后果的认知可能会提高依从性[31]。同样，在姑息护理环境中，如果他们认为药物带来的好处大于不良反应，青年患者将继续服用药物。

### 9.3.2 症状管理计划

症状管理计划考虑并处理预期症状，提供药物和非药物方法来管理预期症状。

### 9.3.3 疼痛和症状评估

一个整体的评估和管理计划应该单独进行，但应与青年癌症患者的治疗和管理同步。评估应该包括其症状的生物、心理和社会方面。例如，对于疼痛的评估，生物学方面应包括疼痛的部位、描述、时间特征、强度、辐射范围、诱发因素和缓解因素。情绪、睡眠、焦虑和认知理解是影响青年患者对疼痛和其他症状感知的心理因素。疼痛或症状意义的归因可能对青年患者如何表达和经历该症状有较大的影响。社会功能（友情和爱情关系）、教育问题、出勤率和父母行为（例如，大小不同症状的应对经验）与青年患者的关系可以影响他们对症状的看法及干预的有效性。

## 9.4 疼痛

### 9.4.1 疼痛评估工具

数字疼痛评估量表（numerical pain assessment scale）是在青年人群中使用最普遍的疼痛评估工具。应引入一个数值范围并清楚地解释。对于每一次疼痛发作，应在干预前后使用量表。疼痛等级分为轻度（1～3级）、中度（4～6级）和重度（7～10级），这能够决定是采用镇痛药物方法还是非药物方法。工作人员应接受适当的数字量表培训，但量表只是疼痛评估的一部分。

### 9.4.2 疼痛的概念和定义

持续性疼痛是与癌症相关的疼痛，包括治疗相关疼痛，但不包括手术或检查相关疼痛（4级）。爆发痛是突然或快速的发作，发生时间很短，通常是很严重的疼痛。爆发痛要求的剂量是阿片类药物每日总需求量的5%～10%。实际上，因为爆发痛而导致的剂量增加可以与常规剂量分开进行。偶发痛是与活动或运动相关的特定爆发痛。剂量末期疼痛通常发生在下一次强阿片类药物给药前。

### 9.4.3 疼痛阶梯疗法

青年患者疼痛管理最显著的变化是WHO（4级）推荐的疼痛阶梯，从3步法到2步法的改变。正确使用镇痛剂、定期给药、使用适当的给药途径，以及个性化治疗是不变的。第一步是简单的非阿片类镇痛药，如对乙酰氨基酚。如果疼痛是中度到重度，或尽管采取了第一步但镇痛效果不佳，则改用强阿片类药物（第二步）。对于持续性疼痛，不建议使用弱阿片类药物。应采用小剂量强效阿片类药物，并根据临床效果进行滴定。可使用辅助镇痛药。

## 9.5 药物

如表9.1所示。

表9.1 镇痛药

| 持续性疼痛的WHO阶梯疗法 | | 辅助性镇痛药：WHO阶梯疗法以外使用 | |
|---|---|---|---|
| 第一步：轻度至中度疼痛 | | 骨痛 | |
| 药物和给药途径 | 注意事项 | 药物和给药途径 | 注意事项 |
| 对乙酰氨基酚 | 掩盖发热；中性粒细胞减少症患者慎用 | 非甾体抗炎药 | 常用于胃黏膜的保护 |
| PO；PR；IV | | PO；局部用药；IV（有时） | |
| 常规和（或）PRN剂量 | | IR和MR制剂 | |
| 非甾体抗炎药 | 掩盖发热症状；中性粒细胞减少症患者慎用 | 双膦酸盐类药：帕米膦酸盐 | 静脉滴注 |
| PO；局部用药；IV（有时） | 影响血小板 | 唑来膦酸 | 多次滴注后才能看到临床效果 |
| IR和MR制剂 | 长期使用时考虑保护胃黏膜 | IV | 不良反应：流感样疾病、低钙血症、骨坏死（小于18岁未见报道） |
| | | PO（在这种情况下不被视为有效） | |

（续表）

| 持续性疼痛的 WHO 阶梯疗法 | | 辅助性镇痛药：WHO 阶梯疗法以外使用 | |
|---|---|---|---|
| 第二步：中度至重度疼痛 | | 神经病理性药物 | |
| 吗啡 | 推荐的一线阿片类药物 | | |
| PO；PR；SC；IV | 阿片类药物替代或转换疗法：使用口服吗啡等效剂量（oral morphine equivalent，OME） | 抗癫痫药物类 | |
| IR 和 MR 制剂 | | | |
| 羟考酮 | 与纳洛酮合用可减少外周阿片效应，包括阿片类药物诱导的便秘 | 加巴喷丁 | 缓慢滴定可减少轻微的初始镇静和头晕不良反应 |
| PO；SC；IV | | PO | |
| IR 和 MR 制剂 | | 每天 3 次 | |
| 芬太尼 | 对于 IR 制剂，从最低剂量开始，并进行滴定 | 普瑞巴林 | |
| Bu；SL；IN；SC；IV；TD | 透皮贴剂 | PO | 每天 2 次给药的依从性更好 |
| IR 和 MR 制剂 | 用于偶发或突发疼痛的快速起效配方 | 每天 2 次 | |
| | 肾衰竭患者使用阿片类药物 | | |
| 氢吗啡酮 | 广泛的个体间差异 | 抗抑郁类药 | |
| PO；IV；SC | | | |
| IR 和 MR 制剂 | | | |
| 海洛因 | 仅在英国提供 | 阿米替林 | 睡眠和食欲的改善可能先于镇痛作用 |
| Bu；IN；SC；IV | 效力能够减少注射器驱动器中的输注体积 | PO | |
| | 由于其溶解性，适于皮下和口腔给药 | 每天 1～2 次 | 抗胆固醇不良反应 |
| 丁丙诺啡 | 阿片激动剂和拮抗剂性质 | 其他佐剂 | |
| SL；TD | 舌下作用 6～8 小时 | 氯胺酮 | NMDA 拮抗剂 |
| IR 和 MR 制剂 | 一些贴片的应用时间为 7 天 | | 更高剂量的麻醉剂 |
| | | | 泌尿系统症状风险小 |
| 美沙酮 | 适应证包括： | PO——口服、PR——直肠给药；IV——静脉注射；SC——皮下注射、IM——肌内注射；SL——舌下含服；TD——透皮给药、IN——鼻内给药；BU——颊部给药 | |
| PO；IV；SC | 神经性疼痛 | | |
| | 反应不佳或无法控制的疼痛 | | |
| | 仅适用于各种滴定方法 | IR——速释制剂；MR——调释制剂；NMDA——N-甲基 -D- 天冬氨酸 | |
| | 具有第二个峰值现象的长半衰期和可变半衰期的复杂药代动力学 | | |

### 9.5.1　非阿片类镇痛药

对乙酰氨基酚（acetaminophen）是一种简单有效的止痛药。在中性粒细胞减少的患者中，这种药物可能会掩盖发烧的症状。应遵循当地关于体温监测要求和对乙酰氨基酚使用指南。在姑息护理环境中，控制与肿瘤相关的发烧和轻微疼痛以提供舒适的感受，比潜在掩盖感染的风险更重要。

治疗期间不推荐使用非甾体抗炎药（non-steroidal anti-inflammatory drugs，NSAIDs），除非有特殊的适应证，如骨肿瘤。然而，非甾体抗炎药在骨性疼痛和胸膜性胸痛的姑息护理中是有益的。血小板计数低，有增加出血和淤血的风险。如果定期服用 NSAIDs，建议使用质子泵抑制剂保护胃黏膜。

### 9.5.2　阿片类镇痛药

弱阿片类药物不被推荐用于治疗青少年持续性疼痛（4 级）。可以考虑用于短期急性疼痛情况，例如，术后疼痛和 18 岁以上的青少年。

强效阿片类药物的选择应该基于当地的实践。WHO（4 级）推荐将吗啡作为 18 岁以下患者的一线药物。在可能的情况下，应该为青年患者在管理途径上提供一种选择。只有在青年患者产生阿片类药物耐受性，出现侵入性不良反应，或者出现阿片类药物引起的过度镇痛（极少）时，才应更换阿片类药物。

### 9.5.3　治疗爆发痛的 IR 阿片类药物

对于爆发痛，当开始使用速释（immediate release，IR）阿片类药物时，定期使用可以24 小时有效缓解疼痛。实际上，由于依从性和对不良反应的担忧，IR 阿片类药物通常按照青年患者的要求服用。使用 IR 阿片类药物类型取决于疼痛发作的速度、吸收和耐受口服药物的能力。通常使用口服 IR 阿片类制剂，但在一些国家也有其他制剂，包括口腔、鼻内和舌下制剂。这些超快速的 IR 阿片制剂（口腔、鼻腔和舌下）提供了更快的起效时间和更短的持续作用。由于这些药品的性质，患者对成瘾的担忧是很高的，尽管对于青年患者这个人群来说可能不太相关。有关限制每日使用总次数的建议，以及使用适应证，应清楚记录说明，并向青年患者解释。在姑息护理的环境下，患者自控镇痛（patient controlled analgesia，PCA）在某些情况下对严重、频繁、迅速发作的疼痛，以及肠道吸收有问题的患者（如肠梗阻）是有用的。一些社区中心就提供 PCA[32]。

### 9.5.4　针对基础疼痛的 MR 阿片类药物

在最少 48 小时后，将每 24 小时的 IR 制剂需求量进行平均化，然后转换成改良释放（modified release，MR）（持续释放）剂型。应按要求继续开出突破剂量的 IR 制剂。MR 的增加应以前几天突破剂量为基础。需与青年患者讨论转换为 MR 处方的时机，因为有些青年患者更喜欢在转换之前长时间保持 IR 处方。应提供关于耐受性、依赖性和成瘾性的资料，并给予保证。

### 9.5.4.1 吗啡

吗啡通常是治疗严重癌痛的一线阿片类药物。吗啡 IR 起效时间为 20 分钟，在 60 分钟时达到峰值，平均作用时间为 4 小时。在青年人群中，作用时间可以更短。决定增加剂量或给药频率的处方，如 3 小时一次，需要考虑对剂量的反应和经历的不良反应。突破剂量的滴定通常是前一次剂量的 10% ～ 25%。吗啡 MR 有 12 小时和 24 小时的配方。通常使用的是 12 小时的制剂。一些青年患者经历了剂量末期疼痛，需要相应增加 MR 剂量。青年患者对吗啡和其他阿片类药物的反应有一个明显两极分化，有些青年患者对很小的剂量非常敏感，而另一些青年患者需要快速滴定达到大剂量来控制疼痛。一个常识性的方法就是从低剂量开始，然后经常重新评估。青年患者形容"精神恍惚"或"脱离情境"的感觉非常具有侵入性，这通常会导致早期停用阿片类药物。早期探讨并保证这种感觉对解决问题很重要。可能需要低起始剂量和低剂量滴定。

### 9.5.4.2 芬太尼

芬太尼是一种易于耐受的一线治疗肾功能损害的药物，也是治疗伴有肠梗阻青年患者的良好选择。芬太尼有多种给药途径，使其成为受欢迎的选择。它起效快，经皮肤和口腔吸收。现有芬太尼产品可于口腔、舌下和鼻腔使用。这些制剂的起效时间为 5 ～ 15 分钟。由于缺乏青年患者群体公开的数据，建议遵循最初的指南，以尽可能低的剂量开始并选用相应滴定，谨慎观察对阿片类药物过敏的患者。只有当患者每天至少接触到 30 ～ 60 mg 的口服吗啡时，才应考虑使用芬太尼 IR 产品。由于它起作用很快，有很高的滥用风险，每天最多只能开 4 个剂量。

芬太尼透皮制剂（MR 阿片类药物）使用方便，可改善依从性。72 小时的芬太尼透皮制剂可以被削减，使剂量增加更小。在一些青年患者中，72 小时贴片需要每 48 小时更换一次，因为有报道称第 3 天突破性疼痛会增加。在应用时，最初镇静作用增加，出现瘙痒（25%）和红斑（15%），但没有其他明显的不良反应[33]。

羟考酮：羟考酮被认为是不良反应小的药物，在青年人群中通常耐受性好。在肠道使用时，它通常是仅次于吗啡的二线药物。据传闻，与吗啡相比，它被优先用于某些中心的转移性骨病和其他相关骨痛，因为它比吗啡更有疗效。它有 IR 和 MR 两种配方。

### 9.5.4.3 氢吗啡酮

氢吗啡酮是一种用于治疗重度疼痛的替代阿片类镇痛剂，具有镇咳作用。它有肠内制剂（IR 和 MR）和肠外制剂两种。有广泛的效能比和患者间的变异性。

丁丙诺啡：丁丙诺啡具有阿片类药物激动剂和拮抗剂特性，用于中度到重度疼痛，有舌下和经皮两种途径[34]。由于受体亲和力强，标准剂量纳洛酮不能逆转丁丙诺啡的呼吸作用。这种阿片类药物常用于稳定的顽固性癌症。与其他阿片类药物相比，长期服用丁丙诺啡对内分泌功能紊乱的影响可能较小[35]。

#### 9.5.4.4 美沙酮

美沙酮适用于严重的顽固性疼痛、复杂的神经性疼痛或由于无法忍受的不良反应而改用阿片类药物。在药物的吸收、代谢、相对镇痛效力和作用持续时间方面，患者之间存在很大的差异，反复服药具有累积效应。因此，它只能由具有使用经验的专家使用。在临床有效的止痛剂量下，美沙酮的剂量和持续时间与 QTc 间期延长无关，即使存在其他危险因素的情况也是如此，这表明美沙酮在 18 岁以下年龄组使用可能是安全的[36]。美沙酮可用于复杂的神经性疼痛，应被视为抗癌相关疼痛的手段之一，几乎没有不良反应报道[37]。

## 9.6 管理阿片类药物不良反应

### 9.6.1 便秘

阿片类药物引起的便秘是一种众所周知的不良反应。应遵循当地标准的便秘指导，包括饮食建议、液体摄入和运动。如果没有临床反应，渗透性泻药通常是一线药物，如果没有临床反应，则添加兴奋剂。具有外周作用的阿片拮抗剂是可用的，例如，可以皮下或静脉给药的甲基纳洛酮，以及作为每日服用的口服制剂聚乙二醇化纳洛酮。一些 MR 阿片制剂在配方中加入了纳洛酮。对通便药物的依从性在青年人群中是一个重要的问题，青年患者通常会出现继发于便秘引起的显著腹痛，之后进一步服用阿片类药物来缓解腹痛。对青年患者进行教育并共同商定一种合适的通便药物，可以提高治疗的依从性。

### 9.6.2 恶心和呕吐

环丙嗪是治疗阿片类药物引起恶心的标准止吐剂。然而，由于经常接触催吐疗法，青年患者在止吐药物的疗效方面拥有丰富的经验。由于患者的经验和正在进行的癌症定向治疗，$5HT_3$ 拮抗剂通常继续用于姑息护理。然而，$5HT_3$ 拮抗剂会引起便秘，因此可能导致胃肠道不适；鼓励患者服用泻药或考虑改用止吐药物。

### 9.6.3 催眠和镇静

阿片类药物引起的镇静是常见的。白天的嗜睡或镇静通常在达到稳定的阿片类药物剂量后就会缓解。最初可能需要减少阿片类药物的剂量，然后缓慢滴定到临床有效剂量，这可能有助于青年患者对这种不想要的不良反应建立一些耐受。改用替代阿片类药物或添加佐剂可能会限制阿片类药物的剂量，从而限制镇静效果。哌甲酯（精神刺激剂）可能对白天的嗜睡有用，青年患者在计划事件发生之前服用一定剂量，可以获得 4 小时的清醒期。

### 9.6.4 佐剂

#### 9.6.4.1 氯胺酮

氯胺酮是一种 NMDA 受体拮抗剂，可用于严重神经病理性顽固性疼痛、严重疼痛，还可减少对阿片类药物的高需求。其口服生物利用度低，但可以口腔给药。目前还没有关于氯胺酮在 18 岁以下癌症疼痛人群中使用的随机对照试验。然而，一些研究报道了安全性数据[38, 39]，并认为它是成人和儿童难治性癌痛的一种选择[38-39]。精神分裂效应很常见，可以用氟哌啶醇（haloperidol）或苯二氮䓬类药物治疗。

#### 9.6.4.2 类固醇

通常不推荐使用皮质类固醇（corticosteroids）[40]治疗青少年癌症疼痛。在这个年龄段没有研究支持使用佐剂，而且长期使用的不良反应是众所周知的。皮质类固醇适用于特定情况的治疗，继而改善疼痛症状。颅内压升高、瘤周水肿、神经或脊髓受压都可能对一个疗程的类固醇有反应，从而改善疼痛。一项对成人的系统综述[41]表明，皮质类固醇可能对癌症患者有中度的止痛作用，它们在中等剂量下耐受性良好，最长达 7 天，高剂量的毒性较重，8 周以上死亡率较高。相关研究的匮乏令人震惊，证据被评为"非常低"。

包括苯二氮䓬类和巴氯芬（baclofen）在内的肌肉松弛药可能有助于控制与肌肉痉挛相关的疼痛。

#### 9.6.4.3 双膦酸盐

双膦酸盐用于减轻继发于骨转移的预期疼痛，临床效果需要长达几个月的时间才能实现。青年患者可能无法忍受最初几次输液时出现的流感样症状。到目前为止，还没有关于18 岁以下的人群使用双膦酸盐类药物引起颌骨坏死的报道。

### 9.6.5 神经病理性疼痛

神经病理性疼痛是指大脑和脊髓在外周或中枢神经系统对疼痛信号的异常处理，导致疼痛在没有持续刺激的情况下持续存在。它可由结构损伤和（或）神经细胞功能障碍（外周和中枢神经系统）引起。

在治疗神经病理性疼痛方面有多种选择，包括神经病理性药物、局部麻醉剂或其他治疗方式及干预措施。在孤立性神经疼痛中，局部或区域神经阻滞可在特定情况下使用。对直接压迫神经的局部肿瘤进行类固醇脉冲或放疗可能是合适的。神经性药物的使用很常见，滴定到临床有效剂量，有时需要药物组合才能获得控制。阿片类药物可能只在缓解严重的神经病理性疼痛方面，特别是混合性疼痛的表现中起到部分短期作用。

对于复杂的混合性疼痛病例，可能需要使用阿片类药物（包括美沙酮）、氯胺酮、神经性药物和苯二氮䓬类药物。苯二氮䓬类药物可能对睡眠和焦虑加重的疼痛有好处。

### 9.6.6 神经性药物

加巴喷丁用于青少年[42]，普瑞巴林是一种可行的替代药物[43]，特别是在依从性差的青少年中，因为它的剂量是每天 2 次。两者耐受性好，不良反应发生率低。小剂量的阿米替林可以改善睡眠和食欲，有止痛效果，但其不良反应（便秘、嗜睡和口干）可能会限制其使用。其他抗抑郁药可能有神经病理止痛的作用，但由于服用某些抗抑郁药的青少年人群自杀风险增加，因此应结合心理社会支持采取精神病学专家的建议。局部麻醉剂利多卡因贴片[44]、薄荷脑和辣椒素乳膏（浓度不等），可提供局部降温或麻醉效果，以控制局部神经病理性疼痛。

## 9.7 非药物止痛

有效的疼痛管理需要一个全面的方法，就像药物治疗一样，有许多非药物疗法可用，但找到对个体青年患者最有效的方法可能需要一些试验。

可以使用的心理学方法包括多成分认知行为疗法、催眠、生物反馈和节奏。通过节奏，我们可以学会平衡花在活动和休息上的时间，以实现更多的功能和参与有意义的活动。行为和物理干预由职业治疗师和物理治疗师提供，可包括放松技术（如渐进式和被动式的肌肉放松）、指导视觉化和心理教育（如咒语和脱敏）。TENS 和冷热疗法辅助工具可能会提供有效的缓解。一些中心可能会提供包括反射疗法、按摩和针灸在内的补充疗法，并对部分患者有益。睡眠是疼痛管理不可或缺的一部分。青少年应该接受睡眠评估（临床回顾、睡眠日记或标准化睡眠测量）和治疗[45]。在患有癌症的青少年中，睡眠障碍与疼痛、疲劳、药物和住院有关[46]。

## 9.8 症状管理

### 9.8.1 厌食和疲劳

厌食和疲劳是姑息和临终护理中的重大问题。原因通常是多因素的，应该解决"可治疗"的问题。例如，厌食症患者的恶心和呕吐，以及继发于贫血的疲劳可能会对干预产生反应。有效地管理其他症状，特别是疼痛和呼吸困难，也可能会改善疲劳和食欲。

类固醇的使用已显示出一些临床益处[41, 47]，但对于最有效的皮质类固醇药物、剂量或疗程没有明确的指导[48]。对于青年患者来说，类固醇对其身体外观的影响可能会将其使用降至最低。根据当地的处方实践和指导，可以考虑使用其他药物，包括治疗疲劳的哌甲酯和治疗食欲的大麻类药物。

在改善疲劳方面，适度运动、调节步调、避免白天打盹、改善夜间睡眠可能比药物治疗更重要。同样，在营养师的支持下，进少量食物、零食和有效管理其他胃肠道症状可能会改善癌症相关的厌食症。

### 9.8.2 焦虑和躁动

焦虑通常被认为是一种心理问题，躁动要么是焦虑的生理表现，要么是躯体原因造成的。青年患者的焦虑应该得到探索和解决。应考虑评估心理健康状况，包括睡眠障碍、抑郁和其他与焦虑相关的心理健康状况。在从童年过渡到成年的过程中，探索如何面对自己的死亡、管理家庭、人际关系、自己的身份和友谊，可能需要谈话治疗或实际支持。转介给心理医生可能是有益的。辅助和替代疗法，包括放松和引导的可视化技术；提供短期的抗焦虑药物，如舌下含服的劳拉西泮，用于易引起焦虑的问题，都可能是有益的。

躁动可能会在生命结束时表现出来。可能的原因有很多，包括未表现出的恐惧、潜在的可逆转的医学原因、其他症状没有得到充分的处理，以及需要解决的基本护理问题。需要一种系统的方法来处理可逆的情况，并使人们能表达关切和恐惧。随着生命即将结束，青年患者的焦虑可能会增加。考虑到环境，安静和平静的氛围可能是有益的，尽管对一些人来说，嘈杂的家庭会带来舒适和熟悉感。通过提供地点和时间的视觉线索来减少躁动的触发因素，例如，窗帘的打开和关闭代表白天和黑夜。如果有明显的躁动不安，则可能需要药物治疗。可以使用短效苯二氮䓬类药物。抗精神病药物，如氟哌啶醇，可能对抑制兴奋或幻觉的青年患者有用。在某些情况下，需要联合用药。在严重焦虑躁动时，可能需要左美丙嗪提供更高的镇静水平。如果青年患者持续躁动，定期服用抗精神病药物或长效苯二氮䓬类药物，或开始输液，可以使患者情况好转。氟哌啶醇和左美丙嗪都有额外的止吐益处。也可以考虑利培酮和奥氮平，但通常是在早期阶段。

终末期躁动发生在生命的末期，是一种排除诊断，其原因尚不清楚。青年患者们可能会不断醒来，尽管他们非常虚弱也会不停地变换姿势，他们会抱怨身体不舒服。他们可能会变得非常愤怒、躁动不安或无法得到安慰。他们可能会出现幻觉，意识水平上下波动。可以服用苯二氮䓬类药物、氟哌啶醇或左美丙嗪（levomepromazine）缓解症状。给药途径可以是非肠道给药，而不是口服，以迅速缓解症状。

### 9.8.3 呼吸困难

除了疼痛，呼吸困难也是最常见的症状之一[3]。呼吸困难是呼吸不适的一种主观体验，由性质不同的感觉组成，其强度可能不同。通常，客观地评估是根据呼吸的频率和强度，而不是青年患者的主观体验进行的。管理层应该关注青年患者对任何提供主观改进的干预措施的看法。对于呼吸困难的主观感受，可以持续使用针对青年患者的简易数字评定量表（0～10分），以确定干预措施的临床益处。需要一种全面的方法以最大限度地缓解症状，可根据可逆或部分可逆的情况并做出相应的处理，包括支气管痉挛、分泌物滞留、感染、焦虑和体液过多。简单的措施，包括风扇和在提供交叉通风的区域休息，可以使人产生空气增加的主观感觉。职业疗法和物理疗法的支持在为青年患者提供管理呼吸困难的技术选择方面至关重要，这些技术包括体位、呼吸反射、活动调整和放松技术。躁动会引发或加剧呼吸困难，反之亦然，两者都需要管理。辅助疗法，包括按摩、放松和深呼吸；针灸，包括自我针刺技术和针刺珠，可能也会带来明显的好处。

吸氧对呼吸困难的作用，尽管存在争议，但如果它能给人带来主观上的缓解，就应该加以考虑。空气在缓解呼吸困难方面可能同样有效。氧气应加湿，避免大量使用。持续的饱和度监测并不能很好地预测呼吸困难的临床缓解情况，最好向青年患者本人询问意见。应该充分认识和理解一些患者出现高碳酸血症的风险和增加给氧浓度的风险。其他措施，包括生理盐水雾化器，可以缓解干燥的黏膜，有助于清除增厚的残留分泌物。

如果上述措施不能控制持续的呼吸困难症状，可能需要使用抗焦虑药物和小剂量阿片类药物。阿片受体分布在整个呼吸系统，使用时会缓解呼吸困难的感觉。小剂量（通常为疼痛剂量的 30% ～ 50%）的 IR 阿片类药物可以开始使用，然后在适当的情况下使用 MR 阿片类药物。对于已经在使用阿片类药物控制疼痛的患者，合理的做法是按要求提供比用于突破性疼痛的剂量少 25% ～ 50% 的剂量。

苯二氮䓬类药物用于减少与呼吸困难有关的焦虑，但由于其镇静作用，应首先尝试其他干预措施。当严重呼吸困难需要镇静时，左美丙嗪是一种选择。

终末期呼吸困难突发性很强，通常从劳累时发作的呼吸困难转变为休息时发作的呼吸困难。当这种情况发生时，通常是一个终末事件。护理的目标是尽可能快地安顿好青年患者并使其感到舒适。应同时使用短效苯二氮䓬和阿片类 IR 药物，间隔 15 ～ 30 分钟。为了迅速缓解症状，可以反复服用，也可以同时输注苯二氮䓬类药物和阿片类药物。

### 9.8.4 咳嗽

咳嗽是一种侵入性刺激反应，需要考虑的潜在原因包括局部疾病、反流、分泌物、误吸、呃逆、支气管痉挛和肺炎。最初的管理应该与潜在原因有关，进一步的措施包括氧气湿化、沙丁胺醇雾化或生理盐水、理疗或使用咳嗽药，包括低剂量吗啡。

### 9.8.5 癫痫

对于已确定的原发性脑肿瘤和脑转移瘤、颅内出血或生化失衡高危患者，应向青年患者及其家人提供如何识别和处理癫痫发作的信息，包括紧急抢救药物。使用预防性抗惊厥药物可能是合适的做法。左乙拉西坦（levetiracetam）是脑肿瘤患者常用的预防性抗惊厥药。

爆发性癫痫发作可以通过抢救药物控制，通常是一种可以重复使用的短效苯二氮䓬类药物。二线抢救药物包括三聚乙醛（paraldehyde）、苯妥英钠（phenytoin）或苯巴比妥（phenobarbitone）负荷剂量或苯二氮䓬类替代药物。药物的选择应取决于当地政策和（或）国家指南。也可能需要增加常规的抗惊厥药物。

癫痫持续状态可能会发生，有时甚至是终末期事件。它是指癫痫发作过于频繁，以至于在下一次癫痫发作之前，患者还没有从这一次癫痫发作造成的昏迷中恢复过来。最终，如果癫痫得不到控制，就会持续发作，导致患者缺氧、脑损伤和死亡。关于干预程度的决策，包括接受重症监护以进行呼吸道支持和镇静，需要考虑癫痫发作的可逆性和个体在发病时的适应性。终末期癫痫在生命末期发作的频率增加，即使它们不会像癫痫持续状态那样合并为持续发作，但这两种类型的姑息护理是相似的，包括循序渐进地使用抢救药物（通常是可以重复使用的短效苯二氮䓬类药物），还可能需要输液来减轻或继续控制顽固性或反复癫痫发作。正在进行的抢救药物将在输液中增量，以控制癫痫。通常使用的药物包括苯二氮䓬和苯巴比妥。对于脑肿瘤患者，通常输注低剂量苯二氮䓬已足够。当癫痫发作对苯二氮䓬类药物的增量部分或完全无效时，可使用苯巴比妥。咪达唑仑（midazolam）可以与其他注射器驱动药物混合使用，苯巴比妥必须单独输注，因为它不能与其他药物混合使用。

## 9.9 神经系统恶化

处理脑肿瘤患者常见的神经系统恶化，需要复杂的协调支持。青年患者的身体开始衰弱，但他们的认知和自我意识保持不变。这对青年患者及其亲人情感和身体上的影响是不可低估的。在独立性、行动能力、自我照顾[49]、沟通和饮食方面的影响是显而易见的，每个领域都应该在 MDT 的支持下依次解决。

有争议的领域包括移动设备的使用，青年患者通常不同意使用，除非这能使他们有真正的独立感。应尽早探索鼻胃管或有计划的胃造口术以改善营养和减少饥饿，尤其在使用类固醇的情况下。鼻胃管插入可在姑息护理和临终关怀之旅的任何时间点进行。得到青年患者的同意是最重要的，应该探索收益和风险，包括误吸的风险，并与饮食的乐趣相平衡。对于吞咽困难的青年患者来说，合理使用药物和使用其他给药途径可以减少其口服摄入量。

## 9.10 皮质类固醇

神经系统症状的主要治疗方法之一是使用皮质类固醇。它通常是青年患者化疗和放疗方案的一部分，可用于各种症状的辅助治疗，并在紧急情况下使用，如脊髓压迫。皮质类固醇有众所周知的不良反应，有短期和长期的后遗症，其对青年患者情绪和睡眠的影响是一个问题。地塞米松通常是脑肿瘤患者出现神经功能衰退时的首选皮质类固醇，但其使用的公开数据有限，无法确定最佳用药方法和停药最佳时间。一些中心提供 5 天的脉冲疗程，而另一些中心则在更长的时间内逐渐减量，以平衡临床效果。一种实用的方法应该在尽可能短的时间内考虑最低的有效剂量，并有明确的目标来确定临床益处。以前使用类固醇的情况，如有效性和不良反应，可能会支持个性化风险－收益比的决策。尽管有临床团队的经验，但由于先前的临床疗效，以及类固醇对他们情绪、食欲和身体外观的影响，通常青年患者会对类固醇的使用有一个清晰的认识。

## 9.11 胃肠道问题

### 9.11.1 恶心和呕吐

恶心和呕吐是癌症护理中常见的问题。在姑息护理方面，解决方法类似于一般的治疗，通常情况下，原因是多方面的。焦虑、疼痛、胃肠道不适、颅内压升高和药物不良反应，特别是阿片类药物的不良反应，都是常见的原因。一些简单的措施，包括避免强烈的气味和少量多次进餐可能会有所帮助。在选择止吐药物时，应根据其在青年患者呕吐途径的作用部位来选择。如果联合用药，最好是来自不同的组，但许多药物的作用部位会重叠。除了标准的止吐药 5- 羟色胺 3（5-HT$_3$）、赛克力嗪（cyclizine）和东莨菪碱（hyoscine）外，青年患者也可以使用甲氧氯普胺（metoclopramide），但会增加锥体外系不良反应的风险。其他促动力剂也可用于姑息护理，包括多潘立酮（domperidone）和红霉素（erythromycin）。左美丙嗪（levomepromazine）是一种有效的止吐剂，具有剂量相关的镇静作用。氟哌啶醇是一种替代止吐剂，劳拉西泮经常被用于治疗预期性恶心。通常，在转换为肠内制剂之前，最初需要通过非肠道内途径来控制症状。阿片类药物引起的恶心症状通常在几周后就会消失，可以尝试停用止吐剂，包括止晕腕带和针灸在内的非药理学方法可能会带来好处。

### 9.11.2 肠梗阻

有肠梗阻的青年患者一般具有强烈的症状表现。肠梗阻通常是复发性的，并可能变得难以治疗。抗炎药（如地塞米松）、抗分泌药（如奥曲肽）和促动力药（如甲氧氯普胺）的组合可以改善胃肠道症状和功能[50]。如果肠梗阻是完全性的，不建议使用促动力药物。宽口径鼻胃管在减压和快速缓解症状方面可能是有用的。其目的是实现一些口服摄入（为了愉悦和满足），以控制疼痛和减少恶心。静脉输液或全胃肠外营养可能是一种在恢复口服之前的短期有效措施。对于有剧烈疼痛的患者，其自控镇痛可能是有益的，因为可以通过肠外途径给予止痛。此外，还可以选用口腔、舌下和经皮途径。

### 9.11.3 分泌物

处理青年脑肿瘤患者流口水和分泌物的症状具有挑战性。松散的分泌物如果没有进行有效的吞咽，就会溢出到呼吸道，而黏稠的分泌物会使青年患者无法咳嗽和清除，两者之间的平衡需要不断评估。东莨菪碱和格隆溴铵等药物可以用来增稠分泌物，不同浓度的生理盐水雾化则可以使分泌物稀释。

许多临终患者因声带和上呼吸道分泌物过多而产生呼吸杂音，通常被称为"死亡震颤"。抽吸口腔分泌物可能会给患者带来安慰，但吸不到口腔以外的分泌物。深吸这些分泌物可能会引起心动过缓，如果有呕吐的话会引起痛苦。用药物治疗终末期症状和干燥分泌物可能会减少呼吸杂音，但不能完全消除。需要认识到，过量的呼吸道分泌物是苯二氮䓬类药物的剂量相关不良反应，苯二氮䓬类药物通常在患者临终时使用。应该让家属放心的是，这种症状虽然让听者感到痛苦，但不太可能给患者带来痛苦。

## 9.12 试验疗法

许多青年患者和其家人会继续寻找治疗方法。他们可能会参与临床药物试验和（或）考虑非传统方法，包括饮食和草药疗法。第一阶段和第二阶段试验适用于青年患者，但一些患者可能需要等到 18 岁才能进入相关的成人试验。在此之前，患者可以进行儿科试验。姑息护理与正在进行的试验治疗在控制症状和促进护理方面很重要，特别是在试验结束时。早期试验的参与不影响临终护理的特征，这表明无论早期试验的参与情况如何，都可以提供高质量的临终护理[51]。

需要就正在尝试的非传统疗法类型进行公开交流，以监测药物的相互作用与传统疗法的不良反应。多学科团队可以为青年患者及其家人提供支持，帮助他们选择合适的非传统癌症导向治疗方法。

## 9.13 娱乐性药物

"今天下午醒来的时候，我吃了硫酸吗啡片，还吃了一些 sevredol（吗啡 IR），因为我的疼痛非常严重。我睡不着觉，因为我缺钱买烟草。"（一名 18 岁的患者）

"我知道氯胺酮，我的伙伴在科学课后服用了一些。"（一名 17 岁的患者）

娱乐性药物的获得、暴露、试验和使用在青年患者人群中很普遍。意识到并承认娱乐性药物的存在，可能有助于就个人使用和经验，以及对效果和影响的看法进行公开讨论。青年患者一般不会独立提出这一话题，因此，它应该由卫生保健人员以不加评判并远离父母的方式提出。对社会上服用该类药物作用的认识是评估和管理青年患者疼痛和其他症状的重要部分，应该与所有青年患者一起探讨。应该探讨关于处方药和街头可买到的类似药物之间的区别和安全性的教育。应解释酒精与处方药及娱乐性药物之间相互作用的影响。

处方药也有可能被滥用，临床医生应了解每种药物配方是如何被滥用的。赛克力嗪（止吐药）在被快速静脉推注时，会给人一种"头脑发热"的感觉。羟考酮片可以被碾碎吸食，芬太尼贴片可以被卷起吸食，或者在非常热的浴缸中迅速增加药效。这并不妨碍为控制症状而开出这些药物的处方，但可以使开处方者对滥用的蛛丝马迹保持警惕。

### 9.13.1 服用阿片类药物后驾驶

查阅各国的驾驶法规，它们各不相同。在英国，青年患者必须服用稳定剂量阿片类药物才能驾驶。需要注意的是，涉及机械的休闲运动，如水上摩托和越野摩托，并不总是包括在法规中。

## 9.14 社交媒体和互联网

不复苏或复苏（患者，19 岁）

互联网和社交媒体是大多数青年患者的社交中心和生活方式。他们使用与否，往往可以让专业人士了解青年患者目前的心理和身体健康状况。

社交媒体使青年患者能够与朋友和家人保持联系，并向他们分享疾病的进展和护理。视频博客和其他日记形式被广泛用于分享他们自己的经历，为他人提供帮助，并为自己找到意义。青少年博主的主题包括"新闻正常化、面临治疗失败、调和'不同时期'——有限的时间概念"[52]。正常分享和过度曝光之间的平衡是一个需要支持和指导的长期问题。恶意攻击可能发生在任何人身上，甚至在失去亲人的情况下也是如此。随着青年患者变得更加不适，他们可能会开始切断自己的联系，减少使用论坛和平台的次数。从他们的手机中每一个错过的派对或社交活动都可以感受到。与青年患者讨论有关使用社交媒体网站和电子设备密码的问题应在临终前进行。一些青年患者家属使用他们的社交媒体网站作为纪念，并对其进行维护，包括通知朋友葬礼和纪念活动。对于一些家庭来说，在青年患者去世后的最初阶段，这可能是非常宝贵的。

青年患者和其家人可以通过互联网来更好地了解他们的病情、治疗和预后。当预后不佳时，替代疗法、试验疗法及信息和经验的分享比比皆是。它可以提供大量有用的信息和支持，但它也可能是不准确信息的传送者，其中充斥着未经证实的报道。应对这些信息过载和未经证实的信息可能会让人不知所措，需要肿瘤学和姑息护理团队的支持。

## 9.15 生命周期结束

一旦确认患者进入生命末期阶段，就应该围绕干预水平、监测、目标和护理地点进行讨论和决定。应审查药物治疗并完成紧急医疗保健计划（不抢救指令）。目前，青年患者仍在死亡前 14 天内接受化疗（11%），其中 22% 的青年患者在生命最后 1 个月住进重症监护室，68% 的青年患者接受至少一项生命末期医疗护理措施[53]。

在计划临终护理时，应确定首选的死亡地点。尽管大多数人表示，如果他们快要死了，他们更愿意待在家里[11]，但大多数青年患者实际上是在医院死亡[53]。在决定临终时的护理地点时，应提供一个现实的方案，因为首选的护理地点可能无法提供应有的服务，或者在满足青年患者的健康需求方面不切实际。服务机构和专业人员应尽可能灵活地满足青年患者及其家人的意愿，同时继续平衡其他患者的需求。社区团队可能能够全天提供临终关怀，但只能提供很短的时间，或者，如果青年患者进入临终阶段，医院可能无法承诺为其提供床位、特定工作人员或额外的住宿。

停止病房常规的生活治疗可能是有益的，因为它可以减少患者因不断变化的病情而产生焦虑和干扰，或者减少专业人员采取积极行动或干预来改善青年患者的健康。然而，继续一些常规治疗可以带来安慰和安心。因此，达成一致的计划首先是取消青年患者不喜欢或害怕的干预措施，如晚上的血压读数，是很好的第一步。

应根据对青年患者的预期益处商定干预和监测水平。应向患者解释停止常规检查并合理使用抗生素和抗真菌治疗的理由。简单核对清单很有用，可以确保所有方面的护理都得到考虑。在提到临终关怀时，应阐明临终关怀机构在提供服务前可以提供的干预和监测水平，例如，大多数儿童临终关怀医院不能接受没有参加既定社区全胃肠外营养（total parental nutrition，TPN）计划的患者。

在被诊断为癌症之前，青年患者通常很少或没有合并其他疾病。他们的身体年轻而充满活力。在某些情况下，癌症患者的临终关怀可能会持续很长时间。对于青年患者的亲人和专业人士来说，管理一个漫长的生命终结阶段可能在身体上、情感上和实践上都是一种挑战。青年患者经常能敏锐地意识到他们不断变化的情况，并经常意识到死亡即将到来。

在为青年患者及其家人准备临终护理时，专业人员要考虑可能的死亡模式，并为这些情况做好准备。简单地解释可能的死亡模式，使青年患者及其家人能够计划、准备并迅速采取行动，以缓解这些症状，将痛苦降至最低。作为死亡过程的一部分，通过有效的症状管理来控制症状可能会使患者病情短期稳定。专业人士称这是"窗口期"（或"反弹期"）。患者家属可能热衷于减少药物治疗或重新考虑治疗方案。如果这段短暂的时间发生了，应该鼓励患者和他们的亲人充分利用这段时间。

### 9.15.1 临终症状的护理管理

青年患者生命的结束可以在几个小时内迅速发生，也可以持续几个星期。围绕症状管理出现的不同问题可能非常具有挑战性。在生命的最后阶段，青年患者既有躯体症状，最常见的是疼痛和呼吸困难，也有心理症状，包括生命末期的悲伤、焦虑、恐惧和内疚[3]。临终护理可以包括输血、人工营养、使用皮质类固醇药物、止痛、镇静，以及姑息性化疗[3]。

患者对药物加速死亡过程的担忧应该得到探讨，并给予保证。临床医生应该解释每一种药物在生命结束时的作用，以减轻患者痛苦，使其美好的死亡，缺乏药物不会阻止死亡。专业人员应意识到所有治疗都有内在风险，并熟悉双重效果的理论概念："一种行为具有两种影响，一种是好的，一种是有害的，如果有害的影响不是故意的，则在道德上并不总是禁止的。"专业人士应该提高他们对临终用药的了解，这样他们才能有信心和保证用正确的方法来管理青年患者的临终阶段。

输血和血小板可能在缓解症状方面起作用，例如，症状性贫血，但在这一疾病阶段没有临床益处。

插入鼻胃管可以维持营养和补充水分，这对于各种药物是否通过鼻胃管给药及如何通过鼻胃管给药提供了指导[54]。然而，在生命末期，胃吸收减少，往往需要显著减少喂食量，可能需要考虑改用补液或停止/开始少量喂食。应该保持口腔护理。有些人拒绝接受鼻胃管，他们的意愿应该得到尊重。如果生命末期延长，但青年患者不能口服液体，可以探索静脉内或皮下输注液体形式来补充水分。在实践中，这种情况并不常见。

如果青年患者有鼻胃管，给药途径可能会改变，一些死亡可能会通过经皮、口腔途径进行处理。在生命末期护理期间，必须警惕胃的持续吸收，如有必要，应将药物转换为静脉注射（如果有中心静脉通道）或皮下注射。

在 24 小时内，静脉或皮下输液最多可以在一个驱动器中混合五种 [55] 相容的药物。这些药物可能包括苯二氮䓬类药物（用于控制躁动和癫痫发作）、阿片类药物（用于控制疼痛和呼吸困难）、止吐剂和抗分泌剂，其是生命末期护理的主要药物。并不是所有的药物都是必需的，只有出现临床指征或严重临床问题时才应该添加。初始输液剂量应以当前口服剂量换算为基础。根据需要，可以继续给予适当剂量的药物，以控制突发症状。皮下给药量可达 3 mL，然后可以根据前 24 小时所需的突破剂量来增加输液剂量。如果突破剂量总和超过所产生输液的 30% ～ 50%，则应谨慎。可能需要审查当前药物的临床效果，例如，如果用于兴奋的苯二氮䓬类药物升级不能提供足够的效果，则可能需要添加氟哌啶醇或改用左美丙嗪。配伍禁忌 [55] 和输液部位应定期检查。

## 9.16　父母和照顾者

"当我死的时候，我想把我的骨灰撒在我最喜欢的商店外面，这样我就可以每天在那里购物，你呢？"（一名 17 岁患者的母亲对她说）

养育青年患者也有其自身的挑战，随着青年患者的成熟，他们从以家庭为中心 / 父母为主导的观点转变为以朋友为中心 / 独立的观点。随着疾病的到来，这种转变会出现暂时的逆转或停止。由于姑息护理和父母的本能保护，青年患者与父母之间可能会围绕决策和信息共享发生冲突。孩子的死亡带来了难以想象的损失，专业人员往往很难在引导和支持父母的同时确保青年患者是讨论和决策过程的中心。对于自然死亡、在家死亡，以及"想知道自己是否即将死去"的重要性，青年患者和他们的父母之间并不总是能达成共识。

许多青年患者报告说，他们对讨论生命结束感觉很舒服，大多数人更愿意在生命结束之前谈论生命结束的问题 [11]。青年患者的家庭沟通和决策文化可能会对信息共享和决策方式产生重大影响。有些青年患者可能希望参与讨论，有些可能不希望。向青年患者了解他们希望听到什么消息，特别是难听的消息；他们可能会选择自己听消息，也可能是和父母一起，或者希望父母先听到一些消息。尊重青年患者的决定是非常重要的。鼓励家属在远离诊室的情况下与青年患者进行对话是多学科团队所能提供的一部分支持。专业人士不应该撒谎，也不应该与家人共同向青年患者隐瞒信息，以免造成过多的困扰。然而，专业人士可以支持青年患者和其家人保持希望，并在如何传达困难消息方面采取有计划的方法。

## 9.17　兄弟姐妹和朋友

"我要先告诉我的兄弟姐妹，然后邀请我的朋友们周五晚上过来，告诉他们……。希望他们周一可以去上学。我的朋友们想预订明年 7 月的假期，等我治疗结束，病情好转后去医院；他们不明白我为什么不付定金。"（一名 18 岁的患者）

青年患者有权决定如何与朋友、同学、兄弟姐妹，以及更广泛的家庭和社区分享信息。对青年患者及其兄弟姐妹和朋友来说，有机会说出以前没有说出的话，留下更多的回忆，并进行告别是临终护理的一个重要方面。兄弟姐妹应该公开和诚实地分享信息[24]，如果他们愿意，应该提供机会参与姑息护理进程，并积极参与葬礼和纪念活动。死于癌症的青年患者的兄弟姐妹报告说，在患者死后的第一年里，他们抗焦虑、抗抑郁和非法药物的使用增加。报告中对沟通不满意、对死亡准备不足、错过告别机会和（或）感觉到癌症经历对人际关系的负面影响的兄弟姐妹往往更痛苦，社会支持得分更低。几乎所有的兄弟姐妹都报告说，青年患者的离去仍然影响着他们[56]。

青年患者可能会决定与朋友分享他们的消息，有些人可能会选择直接这样做，有些人可能会通过他们的父母或一位亲密的朋友。在生命结束之前，青年患者可能会欢迎经常来访的人，但在生命的尽头，青年患者可能会不愿意让朋友来探视。这在一定程度上是由于他们身体的变化和疾病的侵袭，可能会表现出越来越令人痛苦的症状。这种对访客缺乏兴趣的现象不应该被视为他们对友谊的反映，更多的是他们疾病的影响。

## 9.18 居丧

居丧支持应该是姑息护理过程的一部分。对患者家属的工作可以从患者确诊开始，经过姑息护理，直到患者生命终结。持续获得精神和心理支持很重要，所需的参与和支持程度因疾病阶段和所涉个人而异。对于父母、祖父母和兄弟姐妹等特定支持团体来说，可能是有益的，而对另一些患者来说，一对一的工作或特定的治疗（如音乐或艺术）更有效。适应不良的悲痛需要心理上的投入，有时还需要精神投入。确定危险因素（如抑郁症、焦虑症或药物和酒精滥用史）可能有助于及早转诊到适当的服务机构。

结论

姑息护理的精神应该嵌入到肿瘤学服务中，在提供选择、计划和有效的症状管理的同时保持希望。姑息护理应该在可能的情况下有针对性地为每位患者进行独特的定制。对于专业人士来说，其所面临的挑战在于要尽可能地确保青年患者按照他们选择的速度，充分了解他们的情况，尊重他们的决定，实现他们的选择。

及早转诊到姑息护理，应该被视为能改善青年患者健康状况的选择。在某些情况下，它可以延长生命，还可以与正在进行的癌症定向治疗同时进行。姑息护理服务应该为护理、死亡和丧亲提供一种多学科团队合作方法，根据青年患者的需求量身定做，同时也要考虑青年患者的家人和朋友。它应该始终寻求通过有效的症状管理来改善症状负担，通过护理计划使选择和决策得以实现，并支持青年患者好好地生存和死亡。青年患者有敏锐和直观的想法，倾听他们的声音不仅对他们有利，而且会提高对所有接受姑息护理的青年患者的护理和服务水平。

# 参考文献

[1] Eurostat.http://ec.europa.eu/eurostat/statistics-explained/index.php/File:Causes_of_death,_by_age_group,_EU-28,_2011.png.

[2] Keim-Malpass J, Erickson JM, Malpass HC. End-of-life care characteristics for young adults with cancer who die in the hospital. J Palliat Med. 2014;17(12):1359–64.

[3] Cohen-Gogo S, Marioni G, Laurent S, Gaspar N, Semeraro M, Gabolde M, Dufour C, V alteau-Couanet D, Brugières L. End of life care in adolescents and young adults with cancer: experience of the adolescent unit of the Institut Gustave Roussy. Eur J Cancer. 2011;47(18): 2735–41.

[4] Temel J, Greer J, Muzikansky A, Gallagher E, Admane S, Jackson V , Dahli-n C, Blinderman C, Jacobsen J, Pril W, Billings J, Lynch T. Early palliative care for patients with metastatic no- small cell lung cancer. N Engl J Med. 2010;363:733–42.

[5] Jalmsell L, Lövgren M, Kreicbergs U, Henter JI, Frost BM. Children with cancer share their views: tell the truth but leave room for hope. Acta Paediatr. 2016;105(9):1094–9.

[6] George R, Hutton S. Palliative care in adolescents. Euro J Cancer. 2003;39(18):2662–8.

[7] Grinyer A, Barabarachild Z. Teenage and young adult palliative and end of life care service evaluation. London: Teenage Cancer Trust; 2011.

[8] V aldez-Marinez E, Noyes J, Bedolla M. When to stop ? Decision-making when children's can-cer treatment is no longer curative : a mixed-method systematic review. BMC Ped. 2014;14:124.

[9] Masso M, Allingham SF, Banfield M, Johnson CE, Pidgeon T, Yates P , Ea-gar K. Palliative care phase: inter-rater reliability and acceptability in a national study. Palliat Med. 2014;29(1):22–30.

[10] Montel S, Laurence V , Copel L, Paquement H, Flahault C. Place of death in adolescents and young adults with cancer: first study in a French population. Palliative and supportive care. 2009;7:27–35.

[11] Jacobs S, Perez J, Cheng YI, Sill A, Wang J, Lyon ME. Adolescent end of life preferences and congruence with their parents' preferences: results of a survey of adolescents with cancer. Pediatr Blood Cancer. 2015;62(4):710.

[12] Bluebond-Langnar M, Belasco J, Goldman A, Belasco C. Understanding parents' approaches to care and treatment of children with cancer when standard therapy has failed. J Clin Onco.

2007;25(17):2414–9.

[13]　Hammes BJ, Klevan J, Kempf M, Williams MS. Pediatric advance care planning. J Palliat Med. 2005;8:766–73.

[14]　Gold standards frame work. www.goldstandardsframework.org.uk/advance-care-planning

[15]　Lyon ME, Jacobs S, Briggs L, Cheng YI, Wang J. Family-centered advance care planning for teens with cancer. JAMA Pediatr. 2013;167(5):460–7.

[16]　Lyon ME, Jacobs S, Briggs L, Cheng YI, Wang J. A longitudinal, randomised, controlled trial of advance planning for teens with cancer: anxiety, depression, quality of life, advance directive, spiruality. J Adolesc Health. 2014;54(6):710–7.

[17]　Zadeh S, Pao M, Weiner L. Opening end of life discussion: how to introduce voicing my CHOiCES, an advance care planning guide of adolescents and young adults. 2014 1478. ACP for A Y A. Pediatr Blood Cancer. 2013;60(5):715–8.

[18]　westmidlands. https://wmppcn.wordpress.com/wm-toolkit/.

[19]　Weaver MS, Heinze KE, Bell CJ, Wiener L, Garee AM, Kelly KP, Casey RL, Watson A. Hinds PS; establishing psychosocial palliative care standards for children and adolescents with cancer and their families: an integrative review. Palliat Med. 2016;30(3):212–23.

[20]　Bates A T, Kearney JA. Understanding death with limited experience in life: dying children's and adolescents' understanding of their own terminal illness and death. Curr Opin Support Palliat Care. 2015;9(1):40–5.

[21]　Harding R, Simms V , Calanzani N, Higginson IJ, Hall S, Gysels M, Meñaca A, Bausewein C, Deliens L, Ferreira P , Toscani F, Daveson BA, Ceulemans L, Gomes B. If you had less than a year to live, would you want to know? A seven-country European population survey of public preferences for disclosure of poor prognosis. Psychooncology. 2013 Oct;22(10):2298–305.

[22]　Wiener L, Zadeh S, Battles H, Baird K, Ballard E, Osherow J, Pao M. Allowing adolescents and young adults to plan their end of life care. Ped. 2012;130(5):897–905.

[23]　Fraser J, Harris N, Berringer AJ, Prescott H, Finlay F. Advanced care planning in children with life-limiting conditions-the wishes document. Arch Dis Child. 2010;95(2):7982.

[24]　Warnick AL. Supporting youth grieving the dying or death of a sibling or parent: considerations for parents, professionals, and communities. Curr Opin Support Palliat Care. 2015;9(1):58–63.

[25]　Wolff A, Browne J, Whitehouse W. Personal resuscitation plans and end of life planning for children with diasability and life-limiting/life threatening conditions. Arch Dis Child Educ Prac Ed. 2011;96:42–8.

[26]　Breault J. DNR, DNAR or AND? Is language important? Ochsner J. 2011;Winter 11(4):302–6.

[27]　Sokol D. The death of DNR. BMJ. 2009;338:b1723.

[28] Wiener L, Zadeh S, Wexler LH, Pao M. When silence is not golden: engaging adolescents and young adults in discussions around end-of-life care choices. Pediatr Blood Cancer. care. 2013;60(5):715–8.

[29] Kondryn H, Edmondson C, Hill J, Eden T. Treatment non-adherence to teenage and young patients with cancer. Lancet Oncol. 2011;12(1):100–8.

[30] Kamperidis N, Goodhand J, Chowdhury F, Koodun Y, Direzke N, Naik S, Sanderson I, Croft N, Langmead F, Irving P, Rampton D, Lindsay J. Factors associated with nonadherence to Thiopurines in adolescents and adult patients w-ith inflammatory bowel disease. J Ped Gastro Nutrition. 2012;54(5):685–9.

[31] Landier W. Adherence to oral chemotherapy in childhood acute lymphoblastic leukaemia : an evolutionary concept analysis. Onco Nursing Forum. 2011;38(3):343–52.

[32] Anghelescu DL, Zhang K, Faughnan LG, Pei D. The safety and effectiveness of patient-controlled analgesia in outpatient children and young adults with cancer: a retrospective study. J Pediatr Hematol Oncol. 2015 Jul;37(5):378–82.

[33] Othman A, Mohamad M, Sayed H. Transdermal fentanyl for cancer pain management in opioid-naïve pediatric cancer patients. Pain Med. 2016;17(7):1329–36.

[34] Likar R. Transdermal buprenorphine in the management of persisting pain-safety aspects. Ther Clin Risk Manage. 2006;2(1):115–25.

[35] Seyfried O, Hester J. Opioids and endocrine dysfunction. Br J Pain. 2012;6(1):17–24.

[36] Anghlescu D, Patel R, Mahoney D, Trujillo L, Faughnan L, Steen B, Baker J, Pei D. Methadone prolongs cardiac conduction in young patients with cancer-realted pain. J Opioid Manag. 2016;12(2):131–8.

[37] Rasmussen V, Lundberg V. Extreme doses of intravenous methadone for severe pain in two children with cancer. Pediatr Blood Cancer. 2015;62:1087–90.

[38] Bredlau A, McDermott M, Adams H, Dworkin R, V enuto C, Fisher S, Dolan J, Korones D. Oral ketamine for children with chronic pain: a pilot phase 1 study. J Pediatr. 2013;163(1):194–2000.

[39] Bredlau A, Thakur R, Korones D, Dworkin R. Ketamine for pain in adults and children with cancer: a systematic review and synthesis of the literature. Pain Med. 2013;14(10):1505–17.

[40] WHO Guidelines on the pharmacological treatment of persisting pain in children with medical illness 2012.

[41] Paulsen Ø, Aass N, Kaasa S, Dale O. Do corticosteroids provide analgesic effects in cancer patients? A systematic literature review. J Pain Symptom Manag. 2013 Jul;46(1):96–105.

[42] Butkovic D, Tljan S, Mihovilovic-Novak B. Experience with gabapentin for neuropathic pain in adolescents: report of five cases. Paediatr Anaesth. 2006;16(3):325–9.

[43] V ondracek P, Oslejskova H, Kepak T, Mazanek P, Sterba J, Rysava M, Gal P. Efficayc of pregablin

in neuropathic pain in paediatric oncological patients. Eur J Paediatr Neurol. 2009;13(4):332–6.

[44]  Nayak S, Cunliffe M. Lidocaine 5% patch for localized chronic neuropathic pain in adolescents: report of five cases. Paediatr Anaesth. 2008;18(6):554–8.

[45]  V alrie C, Bromberg M, Palermo T, Schanberg L. A systematic review of s-leep in pediatric pain populations. J Dev Behav Pediatr. 2013 Feb;34(2):120–8.46.

[46]  Walter L, Nixon G, Davey M, Downie P, Horne R. Sleep and fatigue in pediatric oncology : a review of the literature. Sleep Med Rev. 2015;24:71–81.

[47]  Yennurajalingam S, Bruera E. Role of corticosteroids for fatigue in advancedincurable cancer: is it a 'wonder drug' or 'deal with the devil'. Curr Opin Support Palliat Care. 2014;8(4):346–51.

[48]  Miller S, McNutt L, McCann MA, McCorry N. Anorexia in palliative medicine: a systematic review. J Palliat Med. 2014;17(4):482–5.

[49]  Sizoo EM, Grisold W, Taphoorn MJ. Neurologic aspects of palliative care: the end of life setting. Handb Clin Neurol. 2014;121:1219–25.

[50]  Berger J, Lester P, Rodrigues L. Medical therapy of malignant bowel obstruction with Octreotide, dexamethasone, and metoclopramide. Am J Hosp Palliat Care. 2016;33(4):407–10.

[51]  Levine DR, Johnson LM, Mandrell BN, Y ang J, West NK, Hinds PS, Baker JN. Does phase 1 trial enrollment preclude quality end-of-life care? Phase 1 trial enrollment and end-of-life care characteristics in children with cancer. Cancer. 2015;121(9):1508–12.

[52]  Keim-Malpass J, Stegenga K, Loudin B, Kennedy C, Kools S. "It's back! My remission is over": online communication of disease progression among adolescents with cancer. J Pediatr Oncol Nurs. 2016;33(3):209–17

[53]  Mack JW, Chen LH, Cannavale K, Sattayapiwat O, Cooper RM, Chao CR. End-of-life care intensity among adolescent and young adult patients with cancer in Kaiser Permanente Southern California. JAMA Oncol. 2015;1(5):592–600.

[54]  White R, Bradnam V. Handbook of drug administration via enteral feeding tubes. 3rd ed; 2015.

[55]  Dickman A, Schneider J, V arga J. The syringe driver: continuous subcutaneous infusions in a palliative care. 2005.

[56]  Rosenberg AR, Postier A, Osenga K, Kreicbergs U, Neville B, Dussel V, Wolfe J. Long-term psychosocial outcomes among bereaved siblings of children with cancer. J pain symptom manage. 2015;49(1):55–65.

186

# 10

# 青年癌症患者希望卫生保健人员了解的内容

**Jeanette Hawkins**

## 10.1 这就是我想告诉您的关于被诊断为癌症的事情

### 10.1.1 听青年癌症患者谈论诊断时间

能听到一群年轻人公开谈论他们的生活是一种荣幸。通常，此类讨论是在老年人不在场的情况下进行的。癌症患者之间的讨论可以是充满活力的、对人类生活的复杂性提供不可思议的见解、有趣、悲伤、浮夸、令人震惊、伟大的智慧和经验的展露。在这个经济发达的现代国家，在这个美丽的多元化、智能化和科技化时代，本章可以让我们一窥当今年轻人的本质。他们散发出的高潜力是一个毁灭性的镜像，他们的诊断可能会在几乎没有任何警告的情况下夺走他们的一切。然而，你很快就会感觉到，虽然他们想要共情和理解，但他们肯定不想要同情和陈词滥调。他们想要生活，尽可能充实的生活，了解诊断结果将如何影响他们的生活，以及他们如何将这种影响降至最低。他们想要真实、诚实的方法，以善意和体贴的方式表达。本章将青年癌症患者的声音放在首位，重点关注他们对卫生保健人员需要了解的内容的实际看法，而不是假定的观点 [1-2]。

与卫生保健人员的第一个接触点通常是家庭医生 / 全科医生（general practitioner，GP）。一些年轻人说他们的家庭全科医生没有发现癌症的迹象，从而延误了诊断。一位年轻人讲述了她因为感觉没有人帮助或倾听她，从而导致抑郁症，有结束自己生命的欲望。这并不是一个孤立的情况，年轻人在看全科医生时经常觉得他们没有被倾听。当他们解释症状和体征时，有时会被当成新手对待，当他们说感觉有什么严重问题时，又会被认为傻。

对于正在摆脱对父母依赖的年轻人来说，即使是预约看全科医生也需要勇气。他们可能会发现很难解释他们的症状是什么，或者专注于他们认为对全科医生来说重要的事情，而可能会错过陈述一些他们认为无关紧要的重要事情 [3-4]。

一旦青年癌症患者住院，诊断前后最强烈的信息是"我们不知道你在说什么。这些都是行话。"这是我在研究本章时接触过的几乎所有年轻人都提出的一个重要观点。"我们还没有科学学位（还没有！），所以除非我们告诉你其他情况，否则我们的科学知识水平应该很低。"大多数在血液学或肿瘤学学科中出现的通用语言对年轻人来说是一种外语。置身于这样一个陌生的环境中，他们为什么会知道骨髓的作用，不知道粪便是什么，或者为什么会知道卫生保健人员想要检查和测量他们的"身体垃圾"？在诊断时出现恐惧、大脑迷茫和时间静止的情况下，年轻人几乎不理解医生对他们说的话，在与卫生保健人员建立任何关系之前，也往往因为太害怕或太困惑而不敢询问。一名年轻人说，当与卫生保健人员交谈时，他们会在手机上记下单词和缩略词，并询问"在谷歌出现之前，别人是如何做的？"[5-7]。

MDT 是指由卫生保健人员组成共同诊断、治疗和护理癌症患者的团队。它对卫生保健人员来说很常见，但对年轻人来说却是一个谜。"每个人都在谈论 MDT。MDT 到底是什么？我本来以为是信托基金的常务董事。我仍然不确定它是什么。"其他年轻人解释说，这是负责照顾他们的专业团队，这引发了一场对话，一些年轻人觉得他们的团队彼此之间或与其他部门没有见面或交谈。"人们不知道我发生了什么，他们真的见面了吗？"我们稍后将在有关癌症患者生活章节中提到这一点。

青年癌症患者认识到癌症仍然是一个不能大声说出来的禁忌话题。但年轻人觉得癌症需要被更多地谈论，以便它能在日常生活中更容易被人接受。有一个明确的信息是，年轻人认为卫生保健人员应该在这方面起主导作用。如果在诊断时用"肿块"或"肿瘤"这样的词来回避"癌症"这个词，那是没有帮助的。最坏的情况是，它会让年轻人不清楚自己是否患有癌症，最好的情况是，它会延续一种禁止公开谈论癌症的文化。

一旦诊断结果被分享，年轻人脑海中出现的第二个首要问题是"我会死吗？"，这种害怕占据了他们的脑海，以至于几乎淹没了他们其他所有的想法，世界停止了，生命也被搁置了[6, 8]。年轻人对死亡或复发可能性的认识在很长时间内或多或少取决于他们的个人情况。对许多人来说，这成为他们最终改变人生观的一部分，让他们更好地享受生活、没有更糟糕的事情要面对，并在生命早期学习真正重要的东西[9-13]。

青年癌症患者将癌症对家庭的影响表述为"完全震惊"。在公认的相互伪装的家庭仪式中，家庭成员被认为深感不安，但他们却隐藏了自己的情绪[14]。在家庭中，青年癌症患者意识到他们并不是总能理解某些非常复杂的情绪。许多年轻人说，卫生保健人员没有解释为什么是这样的，没有让他们知道这可能是正常的，也没有帮助他们学习如何应对。对于一些人来说，这种诊断让他们与家人或朋友更加亲密，他们经常担心自己的家人[13, 15]。Brassil 等在描述美国青年癌症患者在干细胞移植方面的癌症经验时，他们的发现中包括了与上帝更密切的关系，但在与英国青年癌症患者的对话中并没有提到这一点，这可能是一种文化差异[9]（图 10.1）。

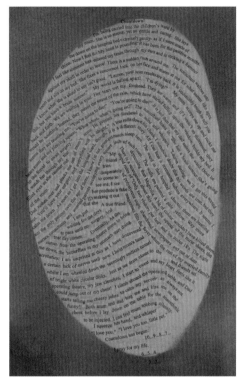

图 10.1　来自北爱尔兰艺术项目"你好，我的名字不是癌症"中 lauren 指纹艺术《倒计时》

在得到初步诊断后，青年癌症患者的注意力迅速转移到癌症对他们生活的潜在影响。年龄较大的青年通常在上大学，或从事第一份工作，或在培训岗位上。他们可能已经从父母那里获得了一些独立性，并有了新的朋友圈，这些圈子不一定与他们原来的家和家人有联系。对一些人来说，这就是他们所描述的"第一次拥有自己的生活"。所以当诊断出来时（暂时忽略对潜在生命风险的恐慌），最让他们害怕的不是诊断，而是失去了这些独立、朋友、事业和机会。Davies、Kelly 和 Hannigan 在关于决策的文件中讨论了这种与同伴群体保持一致的强烈愿望[15-16]。

这些年轻人讨论了他们在诊断时的反应和应对机制。他们认为，对于卫生保健人员，重要的是理解，与大多数成年人一样，即使是青年，在短暂的生命中也可能已经形成了"情感包袱"。"在诊断时，我压抑了很多记忆，并对这些记忆保持沉默，因为我不知道如何处理它，也没有人解释可能会发生这种情况。"他们描述自己有"正常的问题"，但尚未获得经验，因此不知道如何处理。他们认为，卫生保健人员、社会护理人员和教育人员需要提供指导，告诉他们如何应对诊断和治疗，以及他们会发生什么样的情绪反应，这样他们就不会"因小事而被压垮"。Belpame 将此描述为预见性指导，并认为重新获得控制权是恢复的关键[17]。"在打给 Redkite 的电话中我得到了情感支持，且还接到了一个非常贴心的跟进电话。"

很多年轻人都说检查结果出现中性粒细胞减少和感染很可怕。"一出门，我就不知道自己会接触到什么。"接受咨询的年轻人说，他们总是担心生病。一位年轻人的工作需要经常与公众环境及孩子们接触，他讲述了自己是如何变得害怕与他们接触的，以及如何非常警惕患有感冒的顾客。"以前我喜欢在店里和孩子们互动，而现在，基本上是……觉得……你会杀了我，这太可怕了。"当谈到生活在恐惧中时，另一位年轻人说，"我不确定你能否克服细菌困扰。"[2]

有一张照片显示，青年试图在改变生活，同时管理正常的日常生活，但他们感觉在如何整合两者方面缺乏经验。这被描述为一场决斗危机[13, 18]。一些年轻人谈到了他们从慈善机构社会工作者（如 CLIC Sargent 或 Redkite）或青少年癌症信托基金的活动协调员那里获得了普通医疗保健无法给予的帮助[19]。"CLIC Sargent 解决了 NHS 未能做到的事情。NHS 会告诉你很多你一开始并不真正感兴趣或无法理解的事情。我需要知道一些实用的东西，如我什么时候可以重新驾车，我可以参加考试吗？""我的意思是有一些非常具体的问题，如我可以在多长时间内恢复运动、接触运动等，因为我的医生有时候会把这个问题放到一边。"

确诊后，青年很快就开始与卫生保健人员建立关系（如果可以的话，还与社会保健人员建立关系）。与年轻人担心和家庭全科医生的互动形成鲜明对比的是，他们对医院的医生（通常是治疗肿瘤的医生）非常有信心。年轻人认可了他们的专业知识和技术，这让他们对如何管理自己的癌症有了信心。这种信心并不是对于所有的卫生保健人员，当卫生保健人员缺乏能力、信心或知识时，青年癌症患者能够敏锐地识别出来[20]。青年癌症患者不仅在对医学术语的理解上苦苦挣扎，对临床程序、试验和调查的理解也有限。他们能够辨别出工作人员是否值得信任，因为他们能够用自己的理解方式全面解释治疗过程或原因。当工作人员只是把一个装有药片的药杯放在他们的床边，却没有解释它的用途时，他们会感到警惕和不安。一些年轻人提到，关于药物的用途，他们没有得到充分的解释[21]。英国医院的一个特殊问题是工作人员短缺和机构工作人员离开，在这些情况下，当他们的医疗保健人员不如长期工作人员那样自信或知识渊博时，青年癌症患者会感到不安全。

当卫生保健人员给出前后不一致的信息时，很多年轻人觉得很难接受。他们举例说，医生给出了不同的避孕建议，并混合了他们应该使用何种避孕方法的信息。他们缺乏明确的关于避孕的认识及其目的：防止怀孕，防止感染或保护伴侣不受化疗的影响？在其他例子中，一位医生告诉一位年轻人，考虑到生育风险，冷冻精子是明智的，而另一位医生则表示没有必要。

#### 10.1.1.1 总结

在本节中，青年癌症患者希望卫生保健人员和社会护理人员了解他们在初级保健中得到诊断的经历、诊断时不熟悉的语言障碍、对死亡的直接担忧，以及在亲密的家人或伴侣面前说出自己患病的困难程度。他们讨论了对生活影响的最初反应，以及一些他们认为有用或困难的事情。已发表的文献综述与对话中所说的大部分内容相符，但迄今为止，关于诊断时父母在场的报道似乎很少。一项研究调查了青年癌症患者的共同经历，并将护理人员纳入了对疾病严重程度和创伤后应激症状的认知分析，将癌症描述为"二元疾病"[22]。护理地点和医院环境在英国的对话中没有被提到，但来自加拿大的研究报告称，加拿大尚未建立青年癌症患者特定服务协会，青年癌症患者要求提供适合其年龄的环境（不包括幼儿或老年人），以便了解年轻人对保健人员和支持性护理人员的需求 [2, 10, 23]。

那些难以理解的诊断让许多青年癌症患者对休克、时间冻结、感觉麻木、无法处理信息等有很多的认知，然而，尽管有这种认识，他们仍然经历着卫生保健人员在长时间的诊疗中使用他们不理解的短语进行诊断 [1, 6]。

---

**当您告诉我，我得了或可能得了癌症时，以下是我想让卫生专业人员知道的事情**

**全科医生／家庭医生**：当我在多次出现相同或类似症状的情况下去看医生时，如果您问我有多担心，这会让我知道您在听我说话。如果您问我以前有过多少次这样的经历，这会有所帮助。如果您要求在短时间内再次见到我，让我回顾正在发生的事情，这会有所帮助。如果您让我写下无法解释的、严重的、恶化的、不会消失或不断复发的事情，这会有所帮助 [7]。

**信息需求**：我需要您用通俗易懂的日常语言和简短的词语，简单地解释对我的诊断和治疗建议 [5, 21]。我需要时间去理解它，也需要您重复一些事情。当您试着了解我的理解程度时，这会有所帮助。在诊断时，虽然需要面对面交流信息，但是通过适龄的书面和数字材料来支持口头信息也是有帮助的。

**个人沟通**：如果您能确保我有一段没有父母或伴侣陪伴的时间来谈论一些非常私人的事情，如人际关系和避孕，这会很有帮助。如果您能在提供信息和私人机会之间给我一些时间，让我远离亲密的家人和朋友，询问有关诊断和治疗的问题，这会有所帮助。

**团队合作和沟通**：如果帮助我的团队能够提供一致、简单的信息，并且彼此之间沟通良好，这有助于建立我对护理和安全的信心。如果专业人士接受过癌症治疗方面的专业培训，这会有所帮助。

**面对死亡，生活在恐惧中**：我还不知道该怎么办，但我会知道的，给我时间。我最想要的就是身体恢复正常。为我提供预见性指导。向我解释一些事情，包括我所服用药物的用途 [11, 15]（图 10.2）。

---

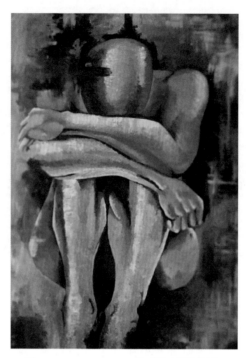

图 10.2　Holly Hamer 的《诊断的震惊》

## 10.2 这就是我想告诉您的关于与癌症相伴的日常生活

### 10.2.1 听青年癌症患者谈论与癌症相伴的日常生活

"与癌症相伴的日常生活"这一主题最好地说明了青年时期的发展阶段和目标是如何影响癌症经历的，并受到癌症经历怎样的影响[13, 24]。年龄、认知、社交、情感、身体、性、文化发展和竞争能力被认为在青年癌症患者经历中发挥着重要作用[16, 25]。在已发表的文献中，这些发展阶段通常包括提高自主性（从依赖到独立）、教育和工作、亲密关系和性行为、养育子女做出决定、培养对发展自我和身体形象的认同，以及建立一套个人价值观和标准[1, 9, 16, 26]。Stegenga 和 Macpherson 在他们关于青春期和身份认同的研究中指出，除了婴儿期，任何其他生命阶段都不会有如此多的发展[13]。他们发现，随着时间的推移，患有癌症的青年必须将他们的青年身份与他们的癌症身份结合起来[18]。Lee 等提出，在专业人士的良好支持和亲密家人与朋友的安全保障下，青年癌症患者能够将身体形象的变化融入积极的自我认同，并制定保护策略[27]。类似地，在多年癌症复发后人类是怎样令人震惊的文章中，Speraw 描述了保持正常状态、坚定决心有助于青年癌症幸存者自我概念的发展[20]。

CLIC Sargent 青年参考小组的成员将自己描述为一个自发的年龄组，并认为必须在护理中考虑自发的能力，以帮助他们完成治疗。太多的限制无济于事，他们反对对他们不能做的事情进行冗长的指示。他们需要知道什么是不可取的，什么是可取的，这样当情况允许时，他们才可以自发地行动。这在他们关于人际关系和性的讨论中得到了证明。虽然他们被告知了一些不应该做的事情，但他们没有被告知他们可以做什么。一位年轻人有趣地讲述了他是如何在谷歌上搜索"口交""中性粒细胞减少症""癌症""化疗""多个伴侣""接吻太多"，并嘲笑这会给你在互联网上带来多少麻烦。他说，"要么这些东西在互联网上根本不存在，要么是隐藏得很好，所以人们需要告诉我们。"年轻人在网上也发现了令人困惑和自我矛盾的信息，如化疗时不要接吻那么多，这会引发人们的疑问，例如，"多少"才是"多"，你与固定伴侣接吻多和与很多伴侣接吻少有什么不同？他们喜欢与不同的人谈论性。一些人很乐意与医生交谈，而另一些人则觉得与医生谈论性会很奇怪，他们更喜欢与护士或社会工作者进行讨论。健康和社会护理专业人员需要舒适、自信地引导关于性和人际关系的对话，因为青年癌症患者认为他们提供的信息不足[28]。这包括有机会谈论恋爱关系的压力、治疗对他们性生活的影响，以及性欲的丧失。年轻人往往不会意识到他们需要问什么，直到他们发现自己处于一种"自发"的境地，所以预先得到警告才能预先做好准备。

毫不奇怪，青年癌症患者希望专业人士了解他们对人际关系和性的需求，以及分别对生育和生殖的长期影响[8, 29]。从发展的视角来看，这是一个探索性和人际关系的时期，对一些年轻人来说，这也是进入更长期关系和更长期生活计划的时期。当未来可能难以预测时，与此相关的决定变得更加困难[16, 24]。Quinn GP 等的一项有趣研究指出，健康相关生存质量（health-related quality of life，HRQoL）工具已在一些研究中被用于青年人群，但已被验证用于成人患者，并且可能缺乏对青年癌症患者需求的特异性，从而导致其作为幸存者的某些因素的有效性被低估[30]。在他们的研究中，这些被低估的 HRQoL 因素包括人际关系问题、自我和身份问题，以及为人父母的感受。

虽然有些年轻人希望父母不在身边的时候进行敏感的或私人的谈话，但有时他们还是需要。一个年轻人说："我那时在想，妈妈在哪里，我需要妈妈。"对于年龄更小的青少年来说是不同的，他们更习惯有父母陪伴在身边进行医疗咨询，但并不是所有的青少年都是这样。年龄较大的青年都认为，当卫生保健人员在父母在场的情况下询问私人问题时，他们会感到非常不舒服，缺乏尊重。此外，卫生保健人员还传达了关于突发坏消息和其他私人情况的隐私信息。青年癌症患者表示，当卫生保健人员只是拉上帘子，以为这能带给他们尊严和保密性时，这对他们来说是一种糟糕的体验。他们可能会将情绪内化，因为他们认为帘子的另一边有人在听，他们就无法尖叫、大喊、哭泣，甚至根本无法说话。

同样地，在房间里询问年轻人是否对诊断、治疗或父母照护有任何疑问被认为是毫无意义的，因为年轻人说他们无法在父母面前表达他们真正想知道的事情，或者会对问题给出不完整的答案。因此，关于父母或伴侣应该在不在场的问题，青年癌症患者的观点各不相同。他们的一些问题可能与他们不想让父母或伴侣知道的事情有关，如人际关系和性。通常，正是他们尊重在场的父母或其他家庭成员的感受和情感需求，从而阻碍了交流，如他们真的想知道这种诊断或复发是否意味着他们会死亡。所有年轻人都强烈要求每次预约或住院交流至少应有 5 分钟没有父母陪同的互动时间。Crawshaw 等就如何选择生育这个话题提供了合理的建议，但也指出了母亲对两性支持的价值，表明父母的支持既有价值也有抑制作用 [8]。比在没有父母的情况下单独谈论他们自己的需求更糟糕的是，青年癌症患者还经历了与父母待在一个房间里，卫生保健人员直接询问其父母："那么，他过得怎么样？"好像他们是隐形的。青年左思右想："你好，我在这里，有人能看见我吗？"Davies 等描述了父母和专业人士是如何在医学交流中将青年患者隔离开来的 [16]。

父母被一些人描述为帮助青年癌症患者管理疾病和自我护理是康复的一部分，同时也是帮助他们支持和回归日常生活的主要部分。家人被描述为通过"过度帮助"使患者延长恢复期，如为了方便或快捷让年轻人使用轮椅。然而，青年癌症患者很快就为他们"过度帮助"的父母辩护，正如一位来自澳大利亚的年轻女士解释的那样："有一位女士让妈妈不要再帮我了，她说我 21 岁了，应该自己做这件事。这对我来说很难，因为我的妈妈一直在我身边，我觉得这太粗鲁了。"同样，卫生保健人员可能太乐于助人了，为了快速、轻松地完成工作，有时候会无视自我护理。

在与癌症相伴的日常生活中，青年癌症患者需要做出多项与健康相关的决策。这些决策负担、需要考虑的多个因素和后果远远超出了同龄人的正常经历。Davies、Kelly 和 Hannigan 提供了一篇有价值的讨论文章，回顾了在自主性和依赖性改变的背景下做出的决策 [16]。青年癌症患者决策发展的正常模式包括随着时间的推移将责任从父母身上转移到法律、伦理、社会和发展阶段。有强有力的证据表明，这种发展在癌症诊断和治疗期"暂停"，在某些情况下，通过这种正常途径"倒退"进展。父母往往会更多地参与决策，在某些情况下可能会完全"接管"责任。这可能会影响年轻人失去对日常生活选择的大部分控制，使他们感到无能为力、沮丧和受限 [6, 20, 25]。

"你无法避免，你又变成孩子了 [1]。"

然而，尽管对父母的依赖超过同龄人，但青年癌症患者也说，由于个人发展经历的范围更广，他们感觉比同龄人更成熟 [13]。然而，在其他方面，由于治疗期间"生活停滞"的影响，青年癌症患者感到自己的发展"受阻"或落后于同龄人 [13]。此外，与癌症相关的决策控制权也可能交给卫生保健人员。对于未成年的青年人（可能因国家而异）来说，父母和卫生保健人员是否认为青年患者做出了"正确"的选择也会影响他们在决策方面被允许选择的程度。青年癌症患者希望卫生保健人员帮助父母了解他们何时应该重获独立。Davies 等提出了这样一个问题，即当父母和青年癌症患者之间在决策方面存在紧张关系时，护士如何有效解决问题，他们提醒护士要采用：

"……非评判性的护理方法和'保持克制'……个人价值观和信仰体系 [16]。"

有时，年轻人发现很难和情绪低落的人相处，尤其是当他们需要做出重大决定的时候。

在 Belpame 等的研究中，青年癌症患者描述了为避免消极情绪，不愿与亲人分享消极想法[1]。避免冲突被视为维持正常生活的一种方式。当被塑造为英雄时，他们不断被告知"你真勇敢""你真的很积极"，而这并不是他们的选择；他们别无选择，只能继续干下去。在一些文献中，青年癌症患者确实谈到了选择保持积极心态，这有助于制定应对策略[9, 17]，这适用于专业人士及朋友和家人。随着时间的推移，患有癌症的年轻人发现与癌症同龄人相处更容易[24]。他们觉得在那些理解我的人、帮助我保持正常生活的人身边，他们可以放松下来，更真实地做自己。青年癌症患者认为，至关重要的是，卫生保健人员要理解在家里度过时光并保持独立非常重要，这些在护理计划中应被优先考虑，同时也要为他们创造与非癌症朋友和癌症朋友联系的机会[2, 13]。生活回归"正常"的希望被认为是帮助患者完成治疗的动力，专业人士在维持这种希望方面发挥着作用，同时也要平衡诚实和对癌症前后生活中可能出现的"新常态"的理解[6, 13, 15, 27, 31]。

年轻人经常谈论不知道如何应对朋友。一些人经历了失去非常亲密朋友的痛苦，这些朋友不知道如何处理这种情况，因此与他们疏远。他们讲述了朋友们不知道该说什么，所以他们离开了[13, 32-33]。年轻人对社会孤立有非常强烈的感觉，称这是"可怕的"。他们说，根本没有人提到过这个问题，他们觉得护士需要和年轻人谈论这个问题。Brasil 等提出，专业人士需要帮助青年癌症患者维持人际关系[9, 11, 24]。有些人发现朋友会分散他们的注意力，在朋友那里不必谈论癌症。有些人遇到了那些因为患了癌症而想成为朋友的人[13]。其他人则觉得朋友们并没有完全理解他们所经历的事情的严重性。随着身体形象的改变和独立性的降低，自信心和自尊的丧失对社交隔离产生了显著影响（图 10.3）[24, 27, 33-34]。

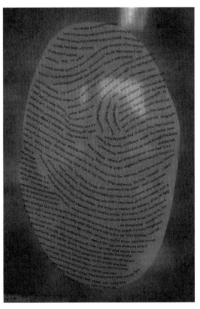

图 10.3　来自北爱尔兰艺术项目"你好，我的名字不是癌症"中 Alana 指纹艺术
《癌症前我的生活很美好》

随着时间的推移，不断向朋友解释事情变得越来越困难。青年癌症患者认识到，不仅有朋友离开了他们，他们也远离了一些朋友[9]。社交媒体是许多青年癌症患者交流的一种方式，这成为管理社交隔离的另一个方面。虽然这可能是一个支持和联系的来源，但也有一个难题，那就是是否要在社交媒体上发布他们的诊断或治疗[6, 12, 24, 34]。此外，一些人因人们对他们外表的改变有负面评论而感到痛苦，这些负面评论既有无心的，也有恶意的[27]。Keim Melpass 等提出，患者主导的叙事有助于青年癌症患者了解他们的世界并使他们的体验正常化，虽然博客进行的以患者为中心的研究是有价值的，但它也可能受限于青年癌症患者将博客作为一种表达形式且可以访问互联网[12]。

很多文献[17]都可以明显看出，事实上青年癌症患者需要帮助和支持以理解和管理孤立、孤独，以及其他人与他们互动的方式带来的短期或长期变化。从不孤单（父母在床边，多位专业人士经常在身边，与朋友和家人的联系比平时更多）和同时感到孤独，想念许久不联系的朋友和家人之间存在着并列关系[20]。在已发表的文献中，不太清楚的是，谁是最适合提供这种支持的人。基于医院的卫生保健人员在应对这些挑战方面发挥着重要作用，但他们专注于医院范围内的治疗和身体限制，这就可能意味着慈善机构[1, 2, 3, 4, 5]、支持团体、教育和社会护理专业人员更适宜[31, 35]（图 10.4）。

"当我说我得了癌症或曾经得过癌症时，人们的行为举止立刻就会改变。"

这种态度的转变几乎渗透到他们生活的方方面面，从母亲的过度保护到街上遇到的陌生人。这对求职有很大的影响。"当你知道这会改变他们对你的态度时，你会把癌症诊断写在简历上吗？但如果你不这样做，你就无法理解自己持续存在的局限性。"与找工作挑战相关的还有青年人肌肉萎缩、自尊和外表问题。他们描述了所面临的真正挑战，要么是治疗后头发重新生长，要么是接受了不会导致脱发的癌症治疗（如晚期的甲状腺癌治疗）[36]。他们发现，虽然他们看起来正常，但实际上有多处肌肉萎缩和容易疲劳。挪威最近的一项研究表

---

1 http://www.clicsargent.org.uk/ CLIC Sargent is the UK's leading charity for children and young people with cancer, and their families. When cancer strikes young lives CLIC Sargent helps limit the damage cancer causes beyond their health.

2 http://www.redkite.org.au/ Redkite is an Australian cancer charity providing essential support to children & young people (0–24 years) with cancer, and the family and support network who care for them.

3 https://www.teenagecancertrust.org/ Around seven young people aged between 13 and 24 are diagnosed with cancer every day in the UK. They need expert treatment and support from the moment they hear the word 'cancer.'

4 https://www.teencanceramerica.org/ Teen Cancer America partners with hospitals throughout the United States to develop specialized facilities and services for teens and young adults with cancer.

5 https://www.canteen.org.au/ CanTeen helps young people deal with the challenges cancer brings.

明，易疲劳对一些人来说是一个长期问题[34, 37]。青年癌症患者谈到有时会在日常活动中挣扎，而这些活动对同龄人来说是很容易的。"我不能再像以前那样做了，再也不可能了。但有时人们看你的眼神就好像你在装腔作势，癌症已经过去了，你要继续活下去。"有时，年轻人对自己目前持续存在的限制感到自相矛盾。虽然他们不想总是说："我接受过癌症治疗，现在不能这么做"，但也不想被其他人限制，并告诉他们什么不能做或不应该做什么，他们更愿意尝试看看自己是否能做[20]。

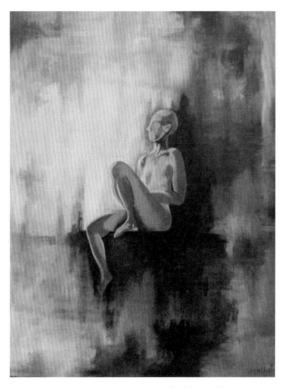

图 10.4　Holly Hamer 的《旁观者》

在与青年癌症患者的对话中发现，他们意识到自己的感受有时是矛盾的，既需要别人承认自己因患癌症而受到局限，又不想因为自己患癌症而被别人提醒和限制，既需要温柔，又需要推动。社会工作者在帮助年轻人管理这一问题上需要有着特殊的技能，在青年癌症患者和卫生保健人员之间充当桥梁。Belpame 等发现，卫生保健人员经常会将青年癌症患者视为一个矛盾的群体。

他们被视为顺从和不服从、独立和脆弱，或要求苛刻和甘心接受的矛盾体。

他们建议，为了理解这种行为，卫生保健人员需要了解青少年行为的起源。Belpame 等发现，对青年的癌症诊断引起了一种非常具有自我意识和以自我为中心的观点，但遵循上述相同的矛盾行为，青年癌症患者同时不想"迷失在自己的癌症经历中"。他们发现，癌症的经历是如此的紧张和疲惫，以至于他们有时可能"没有多余的精力"去考虑他人的需要 [1, 6]。其他研究人员发现，癌症经历也能让幸存者对他人的需要更有同情心 [1, 15, 18]。

年轻人希望朋友和雇主能够了解他们目前对运动的耐受性，以及癌症治疗的长期影响。他们谈到，当治疗结束或经过强化治疗阶段后，他们"看起来又恢复正常了"时，情况就更难了。在这种情况下，明显的癌症外观在获得支持方面有优势，而与此同时，看起来与众不同对年轻人来说是一种危险的情况 [13]。雇主、朋友和室友都希望青年癌症患者在完成治疗后能迅速恢复到诊断前的精力、健康程度和力量 [38]。青年癌症患者不想继续打"癌症牌"，不想说"我有癌症"并解释目前自身的局限性。在这些对话中，承认癌症身份但不被癌症定义是一个强有力的因素，并在已发表的文献中得到证明 [13, 27]。向室友提供信息的需求扩展到帮助他们了解感染风险、保持浴室和厨房区域清洁的必要性，以及在身体不适时如何应对温度的变化。在与雇主沟通癌症和治疗对他们的影响及他们需要的帮助方面时，青年癌症患者面临着一个真正的困境，也增加了面试风险，"我想凭我的才能获得这份工作，不能冒险让他们因为癌症而放弃我。"

文献研究充分认识到了患者对适龄信息的需求，有证据表明，当信息需求得到满足时，生活质量和控制感可以得到改善 [2]。此外，人们认识到青年癌症患者比老年癌症患者对信息的需求更大，但也认识到，太多的非迫在眉睫的信息可能会让人不知所措 [1, 26]。信息也可以是寻求控制的一部分，但拒绝信息也可以是避免维持控制和应对不确定性的一种迹象 [9, 17]。本章中青年癌症患者的对话与 DeRouen 等研究中的发现一致，这些信息需求包括复发风险和对此如何处理、后遗症、生育和生殖的担忧，以及癌症经历可能影响日常生活有关的信息，包括经济支持、健康的生活方式、如何谈论癌症、如何处理朋友和家人的反应、癌症对自我形象和心理健康的影响，这些信息的满足可以提高青年患者的控制感。信息需求未得到满足与总体身心健康水平较低有关 [26]。

第四章更详细地介绍了癌症经历有关的社会心理方面，但在此不承认这一点是失职的，在与青年癌症患者的对话中，他们谈到了想让卫生保健人员知道的事情，谈到了他们对生活的看法发生了变化，改变了优先事项和生活目标，把每一天都当作最后一天来生活，不断地担心自己的健康和死亡，担心癌症可能复发，或者担心自己会患上继发性癌症 [6, 9, 11]。所有这些都导致了睡眠问题、长期焦虑和多虑。他们表示需要更多的情感和社会心理支持，这是他们大多数人无法获得的，但他们希望得到建设性和有目的的心理支持。他们似乎并不热衷心理学方法，因为他们经常会被问到"这让你感觉如何？"或者"你对此有什么看法？"这让他们觉得自己太全神贯注于试图康复并做出任何有意义的事情来回应这种方法。他们正在寻找应对策略，帮助自我恢复，如与朋友保持联系、管理日常生活，或者在与癌症共存的现实生活中调整自己的生活或生活目标。相反地，他们也希望卫生保健人员认识到，他们似乎没有意识到自己处境的严重性，仅仅因为他们没有哭泣或计划葬礼，并不意味着他们没有意识到这一点。值得注意的是，许多卫生保健人员认为，青年癌症患者因癌症诊断而经历焦虑和抑郁是正常的，并且他们没有意识到需要干预[25]。如果得不到支持，这些情绪上的不良反应可以表现为身体影响、不顺从和退出社交网络[24]。

　　青年癌症患者谈到了由于诊断而出现的心理健康问题，这些问题在不同的时间对不同的人来说都会遇到，尤其当重建生活的意识和努力变得明显时（诊断、治疗期间或治疗结束时）[6]。Taylor 等发现，有创伤后应激症状的幸存者未来的健康可能会受影响，因为他们缺乏诉说担忧的信心[15, 39]。青年癌症患者认为卫生保健人员没有解释他们可能会经历抑郁或焦虑。青年癌症患者假设，如果你面临死亡的临界点，如果死亡不是迫在眉睫，那么你对他们的心理健康会感到一定程度的内疚或尴尬，这是意料之中或"正常"的。他们没有意识到这可能是"正常的或预测的"，只是因为他们正在经历的生活变化影响，因此不敢告诉任何人。一些人将癌症经历描述为类似创伤后应激障碍（post traumatic distress disorder，PTSD），经历后会产生很多影响，英国、美国和欧洲其他国家的研究学者认为，约13%的患者认为其是治疗的潜在后果[39-41]。人们认为如果你看起来很好，你就很好[11]。"我表面上看起来很高兴，但内心却没有这种感觉；我感到迷茫，现在我正试图找一份工作，但却感觉自己都不了解自己。"相反，一些年轻人则认为，如果咨询师真的开诚布公，他们就不会觉得自己经历了创伤后应激障碍。他们知道发生了什么。一位年轻人解释说，这位咨询师和蔼又坦率地说："你可能会在手术中死亡。"青年癌症患者认为，如果什么都不隐藏，这有助于他们及时应对，而不是储存日后会出现的痛苦。这一观点反映了Hobbie 等提出的观点，即与预期相反，关注真实问题和诚实的信息有助于幸存者学会接受癌症患者生活中无法控制的方面。美国的一项研究区分了创伤后应激障碍和创伤后生长，指出"重新经历""侵入性想法"可以是一个适应性的过程，不需要进行病理学分析，除非它变得无法承受。卫生保健人员可以支持这种适应性生长[12, 42]。

　　比利时的一项研究表明，青年癌症患者最初可能会将诊断视为一种暂时状态，之后会好转并恢复正常，因此，可能会晚些时候才会意识到治疗的现实和长期的后果[1]。这或许可以进一步解释今后心理健康方面的压力。McDonnell 等强调了这一点，他们报告说：

　　迄今为止的文献发现青年癌症幸存者具有心理弹性；然而，有一部分人在过渡到生存期后会经历心理困难。

　　McDonnell 及其同事报告说，青年癌症幸存者的焦虑尚未得到充分研究，对未来的不确定性、复发的可能性和令人不安的记忆可能会导致特定的焦虑症，但如果他们保持无病状态，患病率会随着时间的推移而降低[34]。幸存者报告了癌症经历的消极和积极因素。消极因素包括对身体和健康的担忧、对损失和生活的担忧、心理问题、与他人交流困难、生育能力、对正在进行的医疗保健的失望。积极的因素包括对自我或人生的积极看法、对他人的同情、更密切的关系、知识的增长、经济收益（医疗保险）。随着时间的推移，结果可能会发生变化，研究人员建议，帮助青年癌症患者看到更长远的未来是有所帮助的 [15, 18, 34]。

对青年癌症患者的心理健康产生重大影响的一个因素是，如果另一个患有癌症的年轻人去世，他们会感到悲伤。有些人没有经历过死亡，或者只有年长亲戚死亡的经历，但肯定很少有人经历过年轻人或朋友死亡。他们发现，如果卫生、社会护理或教育专业人士不承认他们的悲痛，甚至不提及死者，他们会感到非常困惑，但很少有专业人士为他们提供支持。如果在随后的入院治疗中，他们被收治在朋友去世的病床上，他们就会经历很大的创伤。

一些青年人谈到了他们的情绪是如何受到重大变化的，如疾病对治疗产生了耐药性，需要进行骨髓移植或完成更多治疗。这时候，"诊断"情绪大幅度回升，但也有一种非常孤独的感觉，无法与任何人交谈。他们试图向家人求助，但怕家人过于纠缠自己。朋友们的家人中有一些人正在与癌症做斗争，和他们交谈对他们的处境来说太消极了。医疗团队非常关注如何完成下一阶段的治疗或进行后续治疗。在这个时候，青年癌症患者会感谢社会工作者的支持，因为社会工作者成了他们可以公开交谈且投入感情较少的人，在那个时候，他们比任何人更需要支持，来自澳大利亚的这一句话："当时，很多医生都说：'你可以去看心理咨询师。'去看心理咨询师是可以的，但是我和我的社会工作者在一起会更舒服一些，因为她从开始到结束都在我身边。"

在第一部分中，青年癌症患者讨论了他们对团队内和跨部门的专业人员不相互交流或不移交重要信息的问题。他们接触了多名医护人员，在多次入院或门诊期间，往往看不到同一家医院的工作人员。不访问案例文件、不阅读案例文件或无法在案例文件中找到最新的信息，这些都是沟通不良的原因。青年癌症患者表示很多照顾他们的人都不知道发生了什么。青年癌症患者面临的其他挑战是缺乏前瞻性规划。在治疗期间，青年癌症患者确信，当他们带着问题返回医院时，当天基本上处理得很好，但许多人都经历了卫生保健人员缺乏远见，无法提前计划并尽量减少他们未来可能遇到的问题。"他们不考虑明天，他们只考虑今天要和你一起做些什么。他们在当天治疗你，如果发生什么事情，他们会处理。没有前瞻性的计划或预防措施。他们的反应很慢——就像我接球一样差！"（来自一名患有脑瘤、身体缺乏协调性的年轻男子）。他们还认为，当他们需要其他服务时，转诊到其他服务所需的时间太长，例如，在为手术后有需求的人进行转诊时，需要3个多月才能转诊成功。

检查是护理的另一个方面，在等待结果时会加剧焦虑和压力，尤其是当医院没有急于向他们提供结果，或者去诊所寻求结果，而医务人员不知道他们来这里的目的时。青年癌症患者描述了在检查前会因失眠而产生强烈的情绪，但他们认为卫生保健人员将检查视为例行公事，而且他们已经习惯了。等待检查的时间是停滞的 [6]。年轻人经历了很多次沟通失败。他们描述了前来咨询的情况，医生问他们来做什么。谈话就这样反复进行着。"你今天来干什么？""我不知道，你给我发了一封预约信。""你今天做磁共振了吗？""没有。"团队之间沟通不畅是导致青年癌症患者体验不佳的最大原因之一。这些影响包括愤怒、痛苦、焦虑、沮丧、害怕没人知道发生了什么、对治疗团队失去信心、浪费时间、增加风险、失去控制和孤立。

另一个问题是时间被浪费。这么多宝贵的时间在医院等待中被浪费 [1, 12, 15]。Keim Melpass 等指出，"时间"是如何成为"死亡"的当代代名词的，他们使用了诸如"争取时间""时间不够"之类的短语，卫生和社会保健人员应该关注这些短语 [12]。

请记住，当你浪费时间时，

对像我这样的人来说，

时间就是生命，

应该浪费在思想上，

而不是被时间所浪费。

Tracy Wollington，1980 年 [43]

如果医务人员在诊所预约时迟到，人们会非常沮丧。"如果我约会迟到了，他们就会对我严加盘问，威胁要开除我。如果他们约会迟到了，我就得等，有时等上几个小时。我损失了钱、收入和辅导时间。"如果医务人员赴约迟到，并道歉，但仍给患者他们需要的时间，那么青年癌症患者可以适应英国国民健康保险制度未能遵守预约时间这一可悲的失败。在没有道歉的情况下，他们的任命显然是匆忙的，而且只是专注于部分任务，这让青年癌症患者感到没有面子和不受重视 [20]。

在治疗过程中，人们讨论了伴随药物治疗而来的日常斗争，同时卫生保健人员也对某些治疗方法及其重要性缺乏明确的认识，尤其是口服药物 [21]。"我的体重严重增加。半年后，他们告诉我是因为类固醇。所以我没有服用类固醇。他们让我感觉很糟糕。但很久以后才有人告诉我它们有多重要。然后我们聊了很久，我爸爸说了一些关于类固醇的事，我说我不吃类固醇是因为它们没用，然后他们说，'它们就像化疗，和化疗一样重要'，我为没有吃药感到很难过。"另一位年轻人说："我有一段时间没有带药，大概 1 个月。我的记忆受到肿瘤的影响，我就忘了它们。我的内分泌科顾问告诉我每天在手机上设一个闹铃——就这么一个简单的提示，我以后再也没有忘记过了。"

与已经接受过治疗的青年癌症患者讨论了后遗症的现实或风险。他们向卫生保健人员传达有关晚期影响的信息是，他们需要在更早的时候被告知这些信息，他们需要在短时间内重复这些信息 [8, 29, 40, 44]。"我已经接受了化疗。如果他们早点想到这一点，我就能保留生育能力了。"对于一个年轻人来说，关于生育的讨论不过是一句话："这种药可能会影响你的生育能力。""什么时候？如何？我以前从没想过要孩子。我太震惊了，甚至不知道该问什么，然后就这样谈话结束了……甚至话题还没开始。"

对于那些可能会让年轻人措手不及的尖锐问题或尖锐信息，我们需要更加敏感地去提前和警告。这在一次关于精子库的谈话中得到了说明。一个年轻人回忆说，他曾遇到一个表格，上面写着："如果你死了，你希望有人使用你的精子吗？"首先，如果你还没有准备好，这是一个令人震惊的问题；其次，在他们这个年龄，如果没有时间思考，并与他们生活中的重要人物讨论过，这就会是一个很难回答的问题。这通常也发生在他们还处于刚刚被诊断出，并处于震惊和大脑迷雾中的时候 [8, 24]。

青年癌症患者由于癌症或治疗经历了许多社会问题，那些接触过社会工作者的人通常会发现这非常有帮助，除非社会工作者过于同情，而没有提供太多实际支持。还需要指出的是，一些青年癌症患者在确诊后加剧了已经存在的社会问题，如果他们一直在处理这些问题，确诊和长期影响可能会让他们无法应对。英国的年轻人希望社会护理提供者和机构知道，他们对福利制度很难理解。许多人在延迟付款方面有过负面经历，如果他们不得不离开大学，就会没有资金或拖欠住宿费用。一些青年人刚刚从父母那里获得了经济上的独立，并描述了对领取福利的罪恶感，或者是领取福利让他们觉得自己失去了对经济独立的控制。

那些在离家上大学时被确诊为癌症的年轻人发现经济方面尤其困难。大多数人认为这所大学不支持。由于诊断和协议谈判的结果，组织需要改变一些事情变得相当复杂，包括住宿、资金、学生资助和延期入学。年轻人发现，当他们感到不适，并且正在应对诊断带来的冲击时，每次应对的方式都非常复杂 [33, 35]。当他们推迟课程时，学生资助停止了，一些人直到确诊后约 6 个月才开始享受福利，导致他们几个月没有收入。对几乎所有青年癌症患者来说，癌症诊断的财务影响肯定会成为一个问题，但所涉及的问题和影响程度也将会受到他们国家医疗体系的影响 [24, 26, 45]。DeRouen 等在撰写有关美国的文章时指出 [26]：

被诊断为癌症的 15～39 岁的青年人群保险覆盖率最低。

青年癌症患者希望卫生保健人员知道，他们需要为化疗结束后的生活做准备 [11, 39]。他们希望一旦化疗结束，经过一段时间的恢复后，生活能到原来的状态 [1]。事实上，他们发现朋友和家人对他们的生活并没有按下同样的"暂停"键，当青年癌症患者生活在他们的"泡沫世界"中时，他们已经继续前进。癌症后的生活被称为"隐性残疾"。头发又长回来了，对大多数人来说，一切看起来很正常。"当我照镜子的时候，我有时甚至会忘记。"癌症过后，年轻人通常仍在处理前面讨论因治疗带来的短期或长期影响。

过渡的准备工作至关重要。"不要只是告诉我，我不再是你的医生了，是时候让你转到成人服务了。我真的很震惊。我信任他。"随着时间的推移，那些接受分阶段过渡计划的年轻人能够更好地应对这一举措。"这并不是立刻发生的，所以我有时间去适应它，这很有帮助。"这也适用于参与他们护理的其他专业人士，如社会工作者，他们在英国的做法是帮助青年人独立管理自己的生活（不一定要等待生活变得完美；很少如此），且帮助年轻人管理正常的生活起伏。如果青年癌症患者突然面对社会工作者要离开的时候，会感到失望和束手无策。一个更积极的举措是，工作者要有一个逐步把控制权交还给年轻人的过渡计划。

有些人在过渡后有负面经历。"在我过渡之后，很多预约都停止了，或者没有那么频繁。他们不会监测我的血液，或者做扫描检查。所有人都知道，这可能会出问题；我已经很久没见过任何人了。"在这种情况下，似乎没有人解释过成人服务中的后续护理可能有什么不同，也没有人解释过后续护理可能是随着时间推移会有计划的减少监测。Lehmann 等解释说幸存者感觉到他们的后遗症问题被轻视，这可能会导致对医疗保健者失望[18]。

另一个缺乏前瞻性规划或后续服务协调性差的例子是，需要到家庭附近的治疗医院进行常规的内分泌血液随访。"为什么我要开这么远的车回到我的治疗医院？为什么我不能在大学里做这些血液检查？那里有一个大型癌症中心，为什么他们不能做，然后把结果寄过来呢？"Davies、Kelly 和 Hannigan 探讨了卫生人员协助青年癌症患者决定护理地点的必要性，但通常只集中在治疗地点，应该扩大到随访地点[16, 44]。

当与一个英国团队讨论他们如何管理长期随访和后遗症服务，以及是否让年轻人在没有父母或伴侣的情况下进入后遗症诊所治疗时，他们解释说，他们有一个专门的"长期随访电子邮件地址"。这个电子邮件收件箱在工作日每天都会进行审查，并向青年人发布广告，让他们可以通过电子邮件发送自己不想在父母或伴侣面前讨论的私人问题，或者如果他们在预约前有问题，或者在咨询后想问问题。

### 10.2.1.1 总结

在本节中，青年癌症患者希望健康、社会护理和教育专业人士了解如何努力恢复正常生活、信息需求、隐私、矛盾和个性、依赖和沮丧、积极的心态、焦虑和心理健康、同龄人的死亡、时间结构、社会挑战和过渡准备。

在综合青年癌症患者关于癌症对话，并回顾关于这个话题的文献时，有明确的信息。探索想法和感受并以某种形式表达有助于他们对癌症体验的正常化。管理创伤后的成长，将他们的正常青年人身份与癌症身份结合起来，同时保持一种不完全由癌症定义的人格意识是可能的。健康、社会护理和教育专业人士，以及慈善机构和支持团体可以帮助青年癌症患者以对他们来说最有意义的方式探索和表达他们的世界[15] 6, 7, 8, 9, 10, 11。

---

6   https://www.mskcc.org/experience/patient-support/activities

7   https://jtvcancersupport.com/

8   http://www.clicsargent.org.uk/content/join-clic-sargents-online-community

9   http://www.clicsargent.org.uk/news/11-11-2015-kaiser-chief-and-x-factor-star-helpcancer-patients-follow-their-musical-dreams

10   https://www.youtube.com/watch?v=uZfjCTSuuRU&app=desktop

11   http://www.lillyoncology.com/support-resources/lilly-oncology-on-canvas.html

我希望所有的健康、社会护理和教育专业人士都知道，如何支持我与癌症共存

**适合年龄的护理：**我们需要他们理解我们这个年龄段所需的支持，理解我们在生理、发展、心理、社会和文化上与幼儿和老年人不同[25]。

**制定建立积极自我形象和身份的策略：**如果您尝试了解治疗对我身体形象的影响并帮助我和我的家人制定接受这些变化的方法，这会有所帮助。讨论如何管理社交互动和处理受自我形象影响的关系将使我能够与教育和工作保持联系，并可能有助于我提高依从性，尤其是与类固醇有关的治疗[27, 32-33]。

**私人时间：**当您为我提供远离父母或伴侣的私密或敏感谈话的机会时，我会感到更受尊重，更能表达我的真实需求，并且我有更好的体验。

**跟我谈话：**不是和我的父母，也不是跟我和我父母谈，而是先问我。

**性：**如果您解释在治疗期间性行为方面什么是可以的，以及应该避免什么，这会有所帮助。当我中性粒细胞减少时接吻多少次？只要我使用屏障避孕，我可以享受多个伴侣吗？口交可以吗？

**帮助决策：**如果您对我的国家关于同意和拒绝治疗和护理的法律框架有信心，这对我很有帮助。我可能需要你勇敢地帮助我成为知情决策的一部分[46]。

**焦虑、抑郁、悲伤：**在我治疗期间或癌症后的某个时候，我会有这些情绪，但我仍然会装出一副勇敢的面孔。我可以说我很好，我并不悲伤。我需要你告诉我会发生什么，以及如何管理它。

**矛盾与适应：**每次我们见面时我想要的和需要的东西可能会潮起潮落。我不断地在回归、发展和演变之间徘徊，但我很少静止不动，总是展望未来。

**时间对我来说有了新的意义：**时间冻结、缓慢移动、加速、停滞、成为一种风险的衡量标准，让我害怕，治愈，变得珍贵。当您计划我的护理时，请考虑我对时间的看法[6, 20]。

## 10.3 这就是我想告诉您的关于您与我的互动

### 10.3.1 听青年癌症患者谈论他们与卫生人员的互动

年轻人希望参与他们护理的卫生保健人员能够了解他们本人，并了解他们希望如何治疗。这是一个重要的信息，比他们的诊断要重要得多。他们要求健康、社会护理和教育专业人士记住他们自己在相似年龄时所做的事情。"我知道他们不知道我们正在经历什么，但可以试着和我们保持一致；癌症并不是我们生活中唯一的事情"，青年癌症患者希望卫生保健人员把他们作为一个个体来对待，"不仅仅是一个数字"，并给予他们帮助。

"他们在得到的护理和支持中具有发言权[2]。"

人们清楚地认识到并尊重这样一个事实，即个人必须"专业"，但同时他们希望专业人士"表现正常"，甚至有时开怀大笑，表明他们是正常人。"这一直都很重要……你身边有积极的人。我不喜欢人们为我感到难过。我不喜欢那样。我喜欢走进来的人很有趣，会开玩笑，这样觉得舒服。"年轻人很清楚，他们希望专业人士能够与他们建立关系，包括情感接触，但专业人士也必须有明确的职业界限[1, 6, 12, 20]。青年癌症患者不希望健康、社会护理或教育专业人士不受限制，对他们过于熟悉。

就卫生保健人员的素质或特点而言，年轻人认为，这一领域的卫生保健人员需要"以人为本"。"我喜欢他们倾听你要说的话，并试图说服你，你并不孤单。"他们想像朋友一样与人交谈，被记住名字并聊天。一般来说，他们和很多护士都有这种感觉，但并非总是如此。在已发表的文献中，积极的态度和幽默的重要性被引用为支持积极态度，并且在帮助一个青年癌症患者应对问题时是必不可少的[1, 6, 12]。

青年癌症患者非常重视诚实。在讨论中，两名年轻人分享了他们觉得顾问在同情他们，并且在预后方面没有"直截了当"，试图给他们虚假的希望。年轻人描述说，有时候你需要一种柔和、温和和安慰的方法，而有时候你需要推动。总的来说，他们更喜欢直接和诚实的方法；"直言不讳，但要温柔地传达。"卫生保健人员很难每次都正确地表达这一点，而成为一名优秀的青年肢体语言翻译者是必需的。一位年轻人在谈论他的肿瘤医生时说："她在诊断时对我非常苛刻。我非常沮丧，她说，来吧，你需要坚强起来，继续做这件事。这让我感到冷酷和无情。从那时起，每次我有预约，我都觉得我必须勇敢面对。"当然，这强调了尝试单独了解年轻人并灵活使用方法的必要性[1, 20]。

当专业人员的方法不太灵活时，如严格遵守规则和程序，尤其是在病房设定叫醒时间[2]时，他们的体验更差。相反，专业人士友好、热情、乐于助人、有自己的个性、自我介绍并让青年癌症患者感到自在地寻求帮助被认为是好的经历[2, 32]。他们珍视那些让他们感到平等、请求许可、总是让他们参与决策、直接与他们交谈并记住他们名字的工作人员。就像每个青年癌症患者都是独立的，都有自己独特的个性一样，青年癌症患者欣赏医疗保健、社会护理和教育专业人士表现出自己的某些个性，而不是站在作为护士或医生某个特定角色的身后。在英国，他们不希望卫生保健人员过于正式，如"禁止握手之类的。"下面的一组照片完美地展示了这种职业个性。

躺在医院病床上的感觉远远不是100%；伴随着泵发出的不祥的嘀嘀嘀嘀声，手推车在病房来回晃动，无数护士的脚步声忙碌地来回走动，我的脑子里漂浮着上千个想法，我无法集中注意力，这是可以理解的。有时我发现很难记住最简单的事情，如照顾我、确保我的化疗能够顺利进行的那些了不起的专业人士的名字。在我的整个治疗过程中，最突出的是我床边每个医生的个性；更具体地说，当我躺在那里时，他们的个性化口袋一直与我的眼睛平齐。在化疗期间，有一些日常熟悉的东西帮助了我很多，这些独特且常常古怪的口袋让我感到安全、舒适，并提醒我每个口袋属于谁。这些私人口袋来自一些护士，我感谢他们让我今天来到这里，他们打破了临床环境的单调和乏味，让我的日子变得更加美好。

Aimee Mary Jordan，2016（图 10.5）。

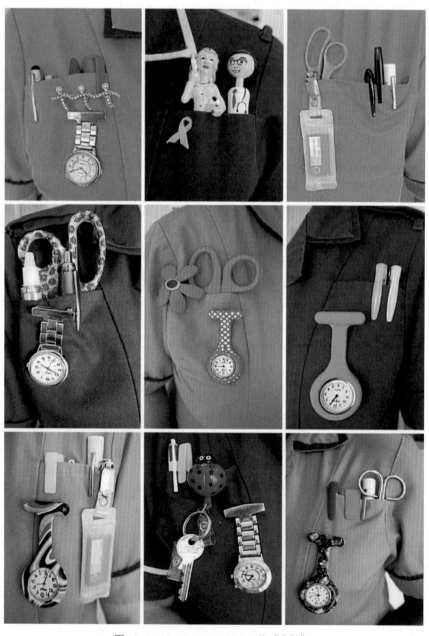

图 10.5　Aimee Mary Jordan 的《个性》

　　在讨论沟通方式和方法时，年轻人认识到不同的人在诊断、治疗和癌症以外不同生活时期中有着非常不同的需求。强硬的谈话有时对某些人有效，但并非在所有场合都适用所有人。有趣的是，青年癌症患者意识到在此过程中，他们确实需要进行一次艰难的谈话。他们所有人也都需要很多安慰。不要太苛刻和冷酷无情。不要太柔软、虚幻、苍白、不清晰。我想起了许多年前在一次会议上听到的一句话"小心翼翼"[47]。

　　在一个场景中，一个年轻人谈到了他所谓的"鸵鸟综合征"，并解释了他是如何意识到自己是一直把头埋在沙子里的。他换了一份新工作，停止服用口服药物几个月了。当父母打电话给他时，他会说他做得很好。这可以追溯到 Belpame 等的工作，他们确定了青年癌症患者如何利用回避来维持正常状态并管理应对，成为掌握和管理环境的"主管"[1]。其他研究人员还发现，与健康同龄人相比，幸存者的一厢情愿和回避/忽视问题的程度更高[41]。直到与这位年轻人的医生会面，她才质疑他没有接受治疗的事实。他说，医生的方法绝对是他所需要的，让他回到现实。她非常坚定地说："你不能这么做，这是生死攸关的事情。然后她继续解释原因。"尽管她很直截了当，但她还是以友好和理解的方式说了这句话。

　　讨论中也提到了父母。当父母过于温和和富有同情心时，年轻人觉得这令人窒息，并开始意识到这并不能帮助他们学会管理自己的处境或克服他们所面临的一些挑战。他们非常尊重使用"严厉的爱"的父母；在善良和关心的同时，也保持了一些坚定和不一样的推动。"我非常感谢爸爸让我每天起床。真的，一开始，你所想的只是'我会死吗？'，其他什么都没说。他又让我再次振作起来。"

　　年轻人说，他们对自己健康、生病或严重生病的看法并不总是和专业人士一样。我认为应该以积极的方式表现出来，如在这个场景中，"有时我需要提醒自己，晚上很难起床泡杯茶是可以接受的。"或者，正如本场景所描述的，它可能是冲突的根源。"他真的很高兴癌症在缩小，但我对这一切真的很生气。我出现了严重的不良反应，类固醇使我身体长了很多斑点，我的体重增加了很多。他希望我快乐，他无法理解为什么我不快乐。化疗正在发挥作用，对我来说，这是世界上最糟糕的信息，我无法看到积极的一面。"

　　当不可能或没有必要面对面交流时，通过电话进行支持和沟通似乎对大多数年轻人都是有效的，尽管一位年轻女士表示不喜欢打电话交谈。电话提供了一种个人接触，给了他们提问的机会。文本被认为是一种有用的工具，但主要用于预约前的提醒，作为对话的媒介可能不太令人满意。"我给我的肿瘤医生发电子邮件，这是有史以来最好的事情。"一位年轻人解释说。这位肿瘤医生通过电子邮件发送了血液检测结果，并总是说"如果您有任何问题，请回复邮件"。她觉得这种方法节省了肿瘤医生的时间，使她不用担心、等待电话或预约，并低成本快速处理问题。作为沟通的媒介，信件并不那么令人满意。以信件的方式可能看起来很冷淡，经常做出年轻人认为不正确的假设，而且没有机会提问。信件有助于确认口头分享的信息。在幅员辽阔、人口稀少的国家，通过数字技术进行通信的需求可能会有所不同，这种技术正在应用中。对于 20 世纪 80 年代以来出生的青年癌症患者来说，他们对数字通信的适应程度通常远远超过了支持他们的健康、社会和教育专业人士 [6, 12]。

### 10.3.1.1 总结

在本节中，青年癌症患者希望健康和社会保健人员了解个性和个人关系，以及具有人性化和良好幽默感的专业行为。他们讨论了沟通的风格、方式和方法。

> **这就是我希望卫生、社会护理和教育专业人士了解的如何与我互动的内容**
>
> **信任**：我已将我的生命托付给了你，因为我没有别的地方可以求助 [20]。与我和团队中的其他人沟通，让我感到安全，并且您都知道我的情况。
>
> **我不是我的癌症**：支持我努力成长，相信我。"与众不同并不意味着更少。"发现我的优势并帮助我利用它们来克服挑战 [20]。有时我需要您为我勇敢，或者帮助我找到我需要的勇气 [46]。
>
> **人道**：告诉我您是谁，了解我是谁。友善友好，但要保持职业界限。每一次互动都很重要。
>
> **严厉的爱**：我可能得了癌症，但有时我需要朝正确的方向努力。

## 致谢

所有得到 CLIC Sargent 或 Redkite 支持的年轻人，他们免费为本章提供了他们的想法和经验，尤其是青年人咨询小组、参与团队和 Rachel Blackford（http://www.clicsargent.org.uk/）

Simon Darby 是一个社会工作者，向我介绍了北爱尔兰的艺术项目："你好，我的名字不是癌症。"

Laura Monaghan 为北爱尔兰艺术项目贡献了她的指纹艺术作品《倒计时》。

Alana McCrea 为北爱尔兰艺术项目贡献了拇指指纹艺术作品《癌症前我的生活很美好》。

Shona McDowell 是一个社会工作者，向我介绍了 Holly 的艺术。

Holly Hamer 贡献了她的艺术作品《诊断的震惊》《旁观者》。

Sam Collins 是一个社会工作者，支持两个焦点小组，并向我介绍了 Aimee 的摄影作品。

Aimee Jordan 贡献了她的摄影作品《个性》。

Kailly Woodroffe 在 http://www.redkite.org.au/ 上，将本章的主题与澳大利亚的实践和 Redkite 的研究联系起来。

CLIC Sargent 研究和政策团队为研究提供支持。

文献检索策略由英国皇家护理学院图书馆和遗产中心（Royal College of Cursing Library and Heritage Centre，UK）制定，感谢 RCN 图书馆工作人员的支持。

# 参考文献

[1] Belpame N, Kars MC, Beekman D, et al. The AYA director: a synthesized concept to understand psychosocial experiences of adolescents and young adults with cancer. Cancer Nurs.2016;39(4):292–302.

[2] Hedström M, Skolin I, von Essen L. Distressing and positive experiences and important aspects of care for adolescents treated for cancer. Eur J Oncol Nurs. 2004;8:6–17.

[3] CLIC Sargent. Best chance from the start: improving support to identify cancer in children and young people. 2016. http://www.clicsargent.org.uk/content/better-care-diagnosis. Accessed 15 Jan 2017.

[4] Gibson F, Pearce S. Eden T et al. Young people describe their prediagnosis cancer experience Psycho-oncology. 2013;22:2585–92.

[5] CLIC Sargent. Coping with cancer: supporting young people's resilience. 2014. http://www.clicsargent.org.uk/sites/files/clicsargent/Coping%20with%20cancer%20report.pdf. Accessed 15 Jan 2017.

[6] Keim-Malpass J, Steeves RH. Talking with death at a diner Y oung women's online narratives of cancer. Oncol Nurs Forum. 2012;39(4):373–406.

[7] Teenage Cancer Trust 2014 Cancer Warning Signs. https://www.teenagecancertrust.org/get-help/i-think-i-might-have-cancer/cancer-warning-signs Accessed 15 Jan 2017.

[8] Crawshaw MA, Glaser AW, Hale JP , Sloper P . Male and female experiences of having fertility matters raised alongside a cancer diagnosis during the teenage and young adult years. Eur J Cancer Care. 2009;18:381–90.

[9] Brassil KJ, et al. Exploring the cancer experiences of young adults in the context of stem cell transplant. Cancer Nurs. 2015;38(4):260–9.

[10] Coelho P . V eronika Decides to Die. 2000th ed. London: Harper Collins; 1998.

[11] Hauken M, Larsen T, Holsen I. Meeting Reality: Young adult cancer survivors' Experiences of re-entering everyday life after cancer treatment. Cancer Nurs. 2013;36(5):17–26.

[12] Keim-Melpass J, Stegenga K, Loudin B, Kennedy C, Kools S. "It's back! My remission is over": Online communication of disease progression among adolescents with cancer. J Pediatr Oncol Nurs. 2016;33(3):209–17.

[13] Stegenga K, Macpherson CF. I'm a survivor, go study that word and you'll see my name. Cancer Nurs. 2014;37(6):418–28.

[14] Bluebond-Langner M. The private worlds of dying children. In: Hanks G, Cherney N, Christakis N, Fallon M, Kaasa S, Portenoy R, editors. Oxford textbook of palliative medicine. 4th ed. Oxford: Oxford University Press; 1978. p. 1355.

[15]  Woodgate R, West C, Tailor K. Existential anxiety and growth: an exploration of computerized drawings and perspectives of children and adolescents with cancer. Cancer Nurs. 2014;37(2):146–59.

[16]  Davies J, Kelly D, Hannigan N. Autonomy and dependence: a discussion paper on decision- making in teenagers and young adults undergoing cancer treatment. J Adv Nurs. 2015;71(9):2031–40.

[17]  Anderzén-Carlsson A, Sörlie V , Kihlgres A. Dealing with fear – from the perspective of adolescent girls with cancer. Eur J Oncol Nurs. 2012;16:286–92.

[18]  Lehmann V , Grönqvist H, Engvall G, Ander M, Tuinman M, Hagedoorn M, Sanderman ME, von Essen L. Negative and positive consequences of adolescent cancer 10 years after diagnosis: an interview-based longitudinal study in Sweden. Psycho-Oncology. 2014;23:1129–235.

[19]  Redkite. Redkite music therapists. 2015. http://www.redkite.org.au/support/music-therapists Accessed 15 Jan 2017.

[20]  Speraw S. "Talk to me –I' m human" : The story of a girl, her personhood, and the failures of healthcare. Qual Health Res. 2009;19(6):732–43.

[21]  Sposito A, Silva-Rodrigues F, Sparapani V , et al. Coping strategies used by hospitalized children with cancer undergoing chemotherapy. Journal of Nursing Scholarship Brazil. 2015;47(2):143–51.

[22]  Juth V , Cohen-Silver R, Sender L. The shared experience of adolescent an young adult cancer patients and their caregivers. Psycho-Oncology. 2015;24:1746–53.

[23]  Tsangaris E, Johnson J, Taylor R, Fern L, Bryant-Lukosius D, Barr R, Fraser G, Klassen A. Identifying the supportive care needs of adolescent and young adult survivors of cancer: a qualitative analysis and systematic review. Support Care Cancer. 2014;22:947–59.

[24]  Docherty SL, Kayle M, Maslow GR, Santacroce SJ. The adolescent and young adult with cancer. A developmental life course perspective. Seminars in :Oncology Nursing. 2015;31(3):186–96.

[25]  Lauer AL. Treatment of anxiety and depression in adolescents and young adults with cancer. Journal of Paediatrics Oncology Nursing. 2015;32(5):278–83.

[26]  DeRouen MC, Smith AW, Tao L, et al. Cancer-related information needs and cancer' s impact on control over life influence health-related quality of life among adolescents and young adults with cancer. Psycho-Oncology. 2015;24:1104–15.

[27]  Lee M-Y , Mu P-F, Tsay S-F, Chou S-S, Chen Y -C, Wong T-T. Body image of children and adolescents with cancer: a metasynthesis on qualitative research findings. Nurs Health Sci. 2012;14:381–90.

[28]  CLIC Sargent. Relationships and sex. 2015. http://www.clicsargent.org.uk/content/relationships-and-sex Accessed 15 Jan 2017.

[29]　CLIC Sargent. Cancer and fertility. 2016. http://www.clicsargent.org.uk/content/cancer-andfertility. Accessed 15 Jan 2017.

[30]　Quinn GP , Huang IC, Murphy D, Zidonik-Eddelton K, Krull KR. Missing content from health-related quality of life instruments: interviews with young adult survivors of childhood cancer. Qual Life Res. 2013;22:111–8.

[31]　Insley E, Streich L. The new normal (executive summary) In: The new normal; evaluation of the social care service for young people. 2015. http://www.clicsargent.org.uk/content/newnormal-evaluation-our-social-care-enhanced-service-young-people. Accessed Aug 2016.

[32]　CLIC Sargent. Impact of cancer on a child's world. 2010. http://www.clicsargent.org.uk/content/impact-cancer-childs-world. Last accessed 15 Jan 17.

[33]　CLIC Sargent. No young person with cancer left out. 2013. http://www.clicsargent.org.uk/ content/no-young-person-cancer-left-out. Last accessed 15 Jan 17.

[34]　Kim B, Gillham D. The experience of young adult cancer patients described through online narratives. Cancer Nurs. 2013;36(5):377–84.

[35]　Wakefield C, McLoone J, Butow P , et al. Support after the completion of cancer treatment: perspectives of Australian adolescents and their families. Eur J Cancer Care. 2013;22:530–9.

[36]　Easley J, Miedema B, Robinson L. It's the "good" cancer, so who cares? Perceived lack of support among young thyroid cancer survivors. Oncol Nurs Forum. 2013;40(6):596–600.

[37]　Hamre H, Zeller B, Kanellopolous A, Kiserud CE, Aakhus S, Lund M, Loge JH, Fossa SD, Ruud E. High prevalence of chronic fatigue in adult long-term survivors of acute lymphoblastic leukaemia and lymphoma during childhood and adolescence. Journal of adolescent and young adult oncology. 2013;2(1):2–9.

[38]　Scott K. Give me time to heal. Nurs Stand. 2008;23(9):61.

[39]　Taylor N, Absolom K, Snowden J, Eiser C. Need for psychological follow-up among young adult survivors of childhood cancer European. J Cancer. 2012;21:52–8.

[40]　Hobbie WL, Stuber M, Meeske K, Wissler K, Rourke MT, Ruccione K, Hinkle A, Kazak AE. Symptoms of posttraumatic stress in young adult survivors of childhood cancer. J Clin Oncol. 2000;18(24):4060–6.

[41]　McDonnell G, Baily C, Schuler T, V erdeli H. Anxiety among adolescent survivors of paediatric cancer: a missing link in the survivorship literature. Palliat Support Care. 2015;13:345–9.

[42]　Zebrack B, Kwak M, Salsman J, Cousino M, Meeske K, Aguilar C, Embry L, Block R, Hayes- Lattin B, Cole S. The relationship between posttraumatic stress and posttraumatic growth amongst adolescent

and young adult(AYA) cancer. Psycho-Oncology. 2015;24:162–8.

[43] Wollington T. "Time" in I'm still running: selected poems by adolescent with cancer. Privately Published. 1980.

[44] McClellan W, Klemp J, Krebill H, et al. Understanding the functional late effects and information needs of adult survivors of childhood cancer. Oncol Nurs Forum. 2013;40(3):254–61.

[45] CLIC Sargent. What about money. 2016.http://www.clicsargent.org.uk/content/what-aboutmoney-2 Accessed 15 January 2017.

[46] Kippen R. Stand up for me and be brave: what young people want from social workers the Guardian social care network: social life blog. 2016. https://www.theguardian.com/socialcare-network/social-life-blog/2016/jul/06/stand-up-for-me-and-be-brave-what-young-peoplewant-from-social-workers. Accessed 9 July 2016.

[47] Spinetta J. Conference lectures. Psychological late effects: the myths of surviving childhood cancer. Late effects conference. Manchester, UK. May 1993.

# 11

# 照顾者的护理

Lesley Edwards，Laura Beek

## 11.1 照顾者的定义

　　癌症本质上是一种家庭疾病，在家庭环境中影响儿童、年轻人及其家庭或伴侣生活的各个方面，并会持续很长一段时间[1-2]。除了应对诊断和治疗之外，年轻人正处于生长发育的阶段，伴随着社会心理和自我身份的变化，也在与同伴、家庭及医院、社区专业人员发展着新的关系[3]。对于青年癌症患者来说，癌症的诊断、治疗及后续的后遗症会破坏他们的社会成熟、社会认知和社会关系的发展，也会影响他们的情绪调节[4-5]。同样地，这些也会影响青年癌症患者的家庭成员，包括父母、兄弟姐妹、伴侣、同伴、孩子。对于那些已婚或恋爱中的年轻人，疾病的确诊可能会使他们过分依赖配偶或伴侣[6]。青少年癌症信托基金（Teenage Cancer Trust，TCT）的护理蓝图[7]指出，了解和支持青年癌症患者是至关重要的，通过沟通发现其重要的支持网络与照顾者保持相关和适当的界限也是至关重要的，同时要认识到该特殊人群的沟通方式可能不同于其他年龄的人群。照顾者的专业知识和培训对于护理与照顾青年癌症患者非常重要。

　　值得注意的是，更广泛的社会制度应包括学校、工作、精神或宗教等子系统的重要支持。因此，必须了解癌症对年轻人的多重影响，并考虑子系统在其社会发展中的作用，这些子系统将在调整和结果中发挥显著作用。此外，与癌症的抗争与治疗已成为青年癌症患者社会生活中的一部分（图 11.1）。

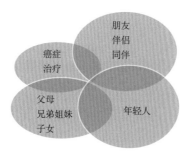

图 11.1　青年癌症患者的支持系统

## 11.2 疾病的发展轨迹

在一个以年轻人独立性为目标的社会中，家庭、父母、伴侣的角色可能是复杂的。许多年轻人在父母面前会产生依赖行为，父母面对的虽然是成年的孩子，但孩子的表现却是幼稚的，甚至需要父母的悉心照顾。这与他们在同伴、朋友或伴侣相处时的行为形成鲜明对比。因此需要认识到，青年癌症患者在面对挑战时可能会持有相互矛盾的观点，并且可能需要不同的照顾者以不同的方式对其进行照护。

青年癌症患者及其照顾者面临着未来、梦想的破灭，这可能会导致他们的情感失控、尊严受损。我们需要深入了解这些问题，并认识到青年癌症患者身份的脆弱性。此外，需要认识到青年癌症患者进行教育的重要性、人际关系的复杂性及性行为和生育能力的发展可能处于危机状态[8]。TCT[7]概述了青年癌症患者的发展与癌症诊断、家庭之间动态的复杂影响（表 11.1）。

表 11.1　照顾者需要了解的重要发展信息[7]

- 当青年患者确诊癌症时，父母可能会重新评估他们与患者的关系。关系的变化取决于诊断前双方的关系。一些年轻人会依靠他们的父母/照顾者，而另一些人则觉得这是尴尬、窒息的。此外，还可能观察到他们退化或孩子气的行为。患者与父母关系的变化通常是家庭冲突的根源，需要患者医疗团队仔细管理和支持。

- 有些患者可能已育有子女。在某些情况下，年轻父母可能会恢复青少年的角色，从而影响他们作为父母的行为。在涉及青年患者子女的情况下，患者、其父母或伴侣之间可能会发生有关照顾子女的利益冲突。如果患者疾病无法治愈，他们将面临谁将在他们死后照顾自身孩子的额外负担，这可能会出现法律问题，因此应该支持青年患者在一定条件下讨论并记录他们的愿望。

- 年轻人可能在他们开始建立重要的个人关系或性关系时被诊断为癌症。疾病的发生即使是在亲密关系中也是备受挑战的，因为它可以测试患者伴侣的毅力和关怀。新的关系很容易受到现有父母关系的影响。在确定谁是患者的重要照顾者时，可能会发生冲突。此时，患者可能会希望得到父母的关怀，因此伴侣可能会感到孤独。

### 11.2.1 诊疗时期及其对照顾者的影响

Adams 和 Deveau[9] 概述，医生会提前告知患者及其家属治疗的不良反应，必须提醒照顾者注意青年患者和照顾者本人在经历治疗阶段时可能会产生的不同心理问题，以及可能面对的压力和预期，因此照顾者需要预先对青年癌症患者进行心理疏导，并且能够准确判断哪些方法对青年癌症患者是有效的。

在诊断过程中，照顾者可能会难以接受，"为什么是我的孩子/伴侣/父母？"并试图安慰自己这一切不是真实的。在癌症确诊后，青年癌症患者及其照顾者可能会经历创伤后应激障碍。尽管大多数家庭可以获得应对资源进行及时调整，但与患者及其照顾者讨论他们可能承受的压力与所需要的外界支持是非常重要的[10]。患者及其照顾者的情绪类似于失落和悲伤模型中的说明（表 11.2）。

表 11.2　诊断——失落和悲伤感及照顾者可获得的帮助

| 失落和悲伤感 | 需要给照顾者的帮助 |
|---|---|
| 震惊、否认和困惑 | 了解重复信息的必要性，了解如何与医护人员协商关系，特别是当癌症患者为成年人，但其父母又需重新对患者负责的时候。 |
| 悲伤、抑郁 | 认同患者情绪，然后考虑照顾者是否能够较好地感受患者情绪，承认所有人都会受到影响，但不想成为他人的负担。 |
| 生气 | 认识到责怪他人、责怪上帝和责怪自己是很常见的。因此，要创造性地思考如何表达情感，并鼓励他们做有帮助的事情。 |
| 内疚：认为这是他们的错，照顾者会感到无助 | 内疚有时会导致父母或兄弟姐妹溺爱患者。认识到内疚感是一种常见且正常的反应是有必要的。大多数父母想要保护他们的孩子，并觉得自己很失败，在这种情况下，获得外部视角很重要。年轻患者的子女也会表现出强烈的保护父母、让一切变得更好的情感，或者矛盾地表现出脆弱的失控行为。创造一个安全的谈话与倾听场所很重要，可以从心理支持或游戏治疗过程中探索患者与兄弟姐妹或子女相处的创造性方式。 |
| 理解和接受 | 思考如何协调对患者癌症事件的共享与安全理解。<br>疾病相关信息（疾病名称、疾病严重程度、诊断及预后）需要分阶段学习，学习的程度取决于患者的年龄和理解能力。 |

为了提供更好的护理，从诊断开始就进行良好的社会心理筛查是识别风险与能力的第一步，从而确定是否需要进行下一步的评估和支持。部分被确诊为癌症的年轻人及其照顾者可能存在心理缺陷，这会使治疗更加复杂化，但是心理干预可以改善这种局面。

### 11.2.2　治疗期间和治疗后

因为治疗或随访的持续、与同龄人的不同，年轻人将癌症视为阻碍正常生活的障碍，这可能会导致冲突，使患者与同伴或伴侣产生矛盾与分离。疾病造成的孤立感会导致过度补偿，可能会增加患者的冒险行为，出现不配合或拒绝治疗的情况。随着治疗的继续，照顾者会感到紧张和疲劳，家庭中的角色会变得模糊。癌症作为患者家庭中的主要焦点，对家庭成员都会造成伤害。父母应该在过度保护和过度放纵之间取得平衡；照顾者必须尽可能保持耐心，了解和支持患者的身心需求。

一些青年癌症患者会表现出挑衅或拒绝治疗的行为，是因为他们内心感受到自己的诉求没有被倾听、被理解，因此表现出愤怒的情绪。家庭成员应与患者进行积极的交流与沟通，让患者感受到家庭的温暖与爱意。父母应帮助青年癌症患者学习与成长，使患者认识到自己的首要身份是年轻人，其次才是癌症患者。

### 11.2.3　姑息护理

如果青年癌症患者进入终末期，照顾者可以发挥重要作用，给予患者安全感和包容感，使患者能提出问题和讨论感受。让他们平衡家庭中所有人的需求，同时又需要平衡自身需求，对于他们来说是崩溃的 [9, 11-12]。照顾者需要能够照顾好自身，才能满足他人的需求。建议照顾者积极寻求支持，无论是实际中的、心理上的、经济上的还是精神上的。考虑和预测患者或其兄弟姐妹可能会问的问题、应该给出什么样的答案，以及确定向谁寻求建议是很有帮助的。

患者在面对潜在死亡时，父母和伴侣可能会感受到他有自杀想法甚至企图自杀。如果有这种情况，则需要进行风险评估，并与护理人员一起制订安全计划，放在患者的病历中，并通知他们的家庭医生，以便各方都知道该拨打哪些紧急电话。

## 11.3 照顾者：家属和伴侣

### 11.3.1 家属（包括父母、兄弟姐妹、子女和其他重要的家庭成员）

作为家庭照顾者可以带来积极的影响，也可能产生负担性的影响，照顾者面临身心疾病及财务方面的风险[13-14]。年轻人首选的照顾者可能会随时间而变化，包括他们的伴侣、同伴或父母。对于父母来说，他们可能会感到无法应付，有时会产生抑郁、焦虑、恐慌的情绪，出现创伤后障碍或自杀念头。治疗支持可以为照顾者父母提供应对策略和非评判性倾听。年轻人求助的对象还包括老师、导师、其他成年人，这些人的支持作用不可低估，因为患者有时不会向亲密的家人寻求帮助。值得注意的是，有许多关于心理弹性的例子表明只有少数患者在努力应对。家庭和社会系统是复杂的，在青年癌症的背景下，家庭功能可能会以多种方式成为治疗过程中的障碍[2]。

良好的临床实践是确定一名关键的工作人员，他可以为照顾者提供面对面或在线的支持。大多数癌症中心使用一个关键人员系统，照顾者需要融入系统，得到重视并知道向谁寻求建议或支持，并考虑到文化资源或精神资源。支持人员需要访问本地或在线的支持网络数据库和（或）能够指引照顾者前往医院获得支持。鉴于年轻人的不同需求，通常会提供各种非正式和正式的支持。

家庭参与应始终按照青年患者的相关条件（一定程度上受到年龄和心理状态的影响）并采取灵活方式。治疗团队应考虑以下事项。

（1）青年支持网络的信息需求[15]：他们有什么问题吗？他们是否对治疗有充分的了解，并且将可访问的所有资源都已分享给患者？这是一个重要问题，因为有患者认为信息需求可能无法得到满足[6]。

（2）支持网络的实际需求：例如，护理人员在往返医院的路上是否需要帮助？是否提供了财务、就业等方面的支持建议？患者还有其他家属吗？

（3）其他照顾者的支持需求：他们是否有时间和机会谈论年轻人的情况？其他家长的支持或对家长／照顾者在线网络的指导是否有益？

有一个特殊的要求是要满足患者子女的信息与心理需求。英国癌症研究中心认识到，与儿童谈论癌症可能非常困难且令他不安[16]。患者有时试图不与孩子讨论以保护他们免受打扰。但即使患者不告知孩子正在发生的事情，孩子也将不可避免地在某一个时间点知道。因此建议患者以适合孩子年龄的方式告知孩子正在发生的事情。相关指南建议让患者子女知道相关病情，这样可以帮助他们更好地适应父母的疾病（相关指南可在英国癌症研究网站和麦克米伦癌症支持网站上获得）[17]。有些宣传册会告诉患者以何种方式告诉孩子自身的病情及孩子应该如何去应对这种情况。例如，"成人患癌症时与孩子的交谈"和"与孩子谈论癌症"[17]。美国 Cancernet[18] 也有相关信息和其他适用的网站链接。

### 11.3.2 伴侣与同伴

青年患者的伴侣和同伴会发现自己处于非常脆弱的位置。尽管他们仍是青年患者生活的重要组成部分，但与患者的关系已经发生了变化。患者的伴侣和同伴在对患者的帮助中发挥着重要作用，但与患者的父母、兄弟姐妹和孩子一样，他们也需要获得支持[7]。患者与伴侣的关系在治疗过程中会发生巨大变化，因此，妥善处理患者与伴侣之间的问题，包括性关系、生育能力和身体变化等，将会让伴侣感受到被重视，这对青年患者来说是很重要的一部分[19]。

有伴侣的青年患者可能会因诊疗状况而被迫依赖他们的伴侣。这可能是痛苦的根源，最终可能会影响双方的关系及对彼此的看法。此外，他们经常发现彼此有完全不同的应对策略[6]。

有趣的是，Zebrack 等[20] 发现仅有一半的青年患者认为家人、伴侣和同伴的支持是必需的，而大部分患者认为其他癌症患者的支持是重要的。从发展上看，患者与有癌症病史的同龄人的社会联系可能更有益，或者至少不同于家人或同伴的支持。同伴关怀的支持作用不容小觑，但也有可能会带来潜在的风险，即自己处于相同处境时可能不得不处理另一个同伴的情绪。理想情况下，对同伴支持小组的监督或指导是有必要的。为青年患者开展同伴支持计划的临床医生和社区机构认为，同伴支持需要更多地运用到青年患者身上[21]。

#### 11.3.2.1 家庭成员、伴侣和同伴需要良好的实践指南支持

作为患者整体医疗和临床护理的一部分，有必要为患者及其照顾者提供心理护理[22]。应用心理护理的标准来确定家庭成员，以及伙伴具有抗风险能力，以确保在他们的社会背景承受能力下，能为青年癌症患者及其照顾者提供有针对性的临床干预和医疗系统，同时需要考虑到他们的个人需求（表 11.3、图 11.2）。

使用清单可以帮助护理人员识别新出现的压力，此外还可帮助需要支持的家庭识别风险因素。根据 Kazak[2] 的研究，这些风险因素可能包括：

（1）单身父母。

（2）社会支持系统薄弱。

（3）患者或护理人员既往有精神疾病病史。

（4）没有信任关系（患者或照顾者）。

（5）家庭状况不佳或先前参与社会护理系统。

（6）财政困难。

（7）患者儿童时期有行为问题。

表 11.3　家庭成员、伴侣、同伴的最佳心理支持 [7]

- 最佳实践是通过专家医疗管理和专家适龄心理社会管理相结合。治疗团队应获得青年癌症患者主要治疗中心提供的服务／支持或联络

- 使用心理社会评估工具（如整体需求评估 [23] 或家庭评估工具 PAT 2.0[2]）对所有患者和家庭成员进行筛查。PAT 2.0 最初是为儿科人群开发的，但可能会被提议用于青年人群。然后视情况求助于支持服务（如心理学、精神病学、咨询、职业或物理治疗、疼痛和症状控制团队）

- 确保心理社会评估和筛查在整个治疗过程中持续进行，并进入生存期，认识到在护理过程中个人情况会发生变化

- 确保早期转诊的风险问题，包括保障和心理健康风险、自我伤害或自杀意念。提醒工作人员有责任介绍和联系精神病联络小组；不要等着别人来做

- 考虑同伴支持和联系小组的使用和创建，在适当的指导下，这可以被视为身份和应对的关键 [20]

- 确保心理服务、精神病服务和咨询的转诊途径，在必要时转诊患者或照顾者

- 确保为更广泛的家庭成员和照顾者提供一系列支持服务和资源

- 考虑使用检查表来识别照顾者的压力是否增加（图 11.2）

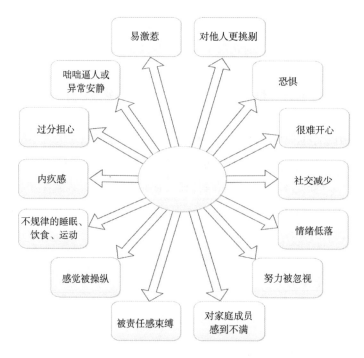

图 11.2　识别家庭成员或同伴／伴侣照顾者压力过大的清单

### 11.3.3 精神和文化支持

精神和文化支持是治疗和姑息护理中的重要护理需求。然而，一些研究表明，卫生专业人员缺乏解决这些问题的知识或技能。对少数民族和文化群体的研究表明，患者及其家庭需要医护人员了解和询问其社会文化传统和规范，包括理解他们的信仰，以及理解接受治疗的患者及家属会经常思考生活的意义。诸如，他们会问"为什么是我？""为什么是现在？"这样的问题，对于有信仰的患者来说都是常见的。但有证据表明，解决精神问题和接受良好的精神护理，有助于提高患者及其家庭成员的幸福感和生活质量，健全的转诊途径和精神支持将加强患者良好的实践行为[7]。

### 11.3.4 家庭成员支持条款研究

Hudson 等进行了系统审查，以确定在过去十年中家庭照顾者在支持方面的发展。审查的重点是干预措施，旨在改善姑息护理时家庭照顾者的心理社会支持。审查发现，有多种支持可以增强照顾者的应对能力[24]。作者认为，干预措施部分是通用的，但始终应该保持个体差异。然而，审查中仍然存在一些严峻的关键问题。

（1）考虑到干预时间通常很短或可变，如何才能设计出有效的社会心理干预措施？

（2）确定哪些家庭成员或伴侣照顾者需要重要的社会心理支持？最有用的方法是什么？应该使用哪些评估 / 识别方法？

（3）当许多服务可能仅支持主要家庭照顾者时，卫生服务将如何满足整个家庭和同伴的支持需求？

（4）在家庭照顾者群体中进行开发和测试所需的干预措施和交付手段是什么？

团体、个人、家庭或夫妻治疗被提倡为潜在的支持模式，但这取决于支持服务的资金和可用团队的技能。同样，至关重要的是，有一个大众的、广泛的转诊途径可以在初级治疗中心中获得心理咨询与支持。

众所周知，作为一个照顾者可能会面临毁灭性的结果。系统审查表明照顾者面临着相当大的挑战[25]，这包括不利的心理、社会和经济后果，这些不良后果可以表现在身体上，可能还会因长期的治疗和家庭影响而变得更加严重[25]。人们普遍认为，在整个疾病轨迹中，患者、患者家属及伴侣需要一个更全面的社会心理支持模式及受保护的资金来支撑其发展[7-13，26]。

### 11.3.5 可用的支持类型

#### 11.3.5.1 在线支持和论坛

随着数字时代的到来、社交媒体的发展及互联网的普遍使用，理想情况下可以引入不同类型的支持以供年轻人及其照顾者选择。在英国，癌症和白血病儿童小组为患者及其照顾者提供了有关支持网站的指导[27]，同时也为社交媒体聊天提供途径，以便患者访问相应的房间和论坛。在他们的研究中，青少年对基于年龄的互联网资源的使用度较低（15.5%）。虽然青少年可能是计算机的重度用户，但是近期确诊的患者中只有少数人使用互联网来获取与癌症相关的信息和支持。相比之下，在成人护理机构中接受治疗的 20 ～ 39 岁年轻人中，有近一半希望但没有使用与年龄相适应的互联网资源来获取信息和支持，尽管存在为青年癌症患者设计的新兴社交媒体和资源（例如，Planet Cancer、mAssKickers、StupidCancer.com[21]）。

### 11.3.5.2 对家庭成员、伴侣、同伴进行的面对面支持

已经描述了各种支持团体和个人支持。信息需要从经过培训的医护人员那里获得，他们可以提供支持、参考或指导线上或线下服务。这些服务见表 11.4。

表 11.4　面对面支持

| |
|---|
| 参加家长会 |
| 夫妻治疗 |
| 家庭治疗 |
| 伴侣的个人支持 |
| 非正式和正式的同伴支持 / 社会团体 |
| 成人患者子女的每日目标 |
| 提供所有家庭成员的早午餐 |
| 结束治疗天数 |
| 应对治疗天数 |
| 艺术治疗、音乐治疗 |
| 游戏和电影俱乐部 |
| 年轻人与家庭成员的正念课程 |
| 医院内外的主动支持活动 |
| TCT 赞助的健康活动 |
| 父母 / 兄弟姐妹和伴侣的丧亲互助组（单独组） |

## 11.4 照顾者：医护人员

为了能够有效照顾青年患者及其家属，医护人员需要了解这一群体的特殊需求和未来发展。良好的教育和培训、了解不同年龄组的需求、建立关爱关系、预测可能发生的事情、以包容的方式处理问题是至关重要的[28]。2012 年 TCT 护理蓝图强调专业人员应该与患者及其家属坦诚沟通或协商、接受公开批评和挑战。照顾年轻患者会产生消极和积极的反应，青年患者及其照顾者的情绪都会在瞬间发生变化。能够在不稳定的情况下做出正确反应是一项严峻的挑战[29]。青年的特定培训非常重要。TCT 病房或社区团队往往由受过培训的儿科或成人团队组成，但是他们可能没有与这个迷人但具有挑战的年龄组开展过经验。

### 11.4.1 医护人员培训需求（表11.5）

表11.5 滚动培训计划

**学习机会**

- 多种学习体验，包括说教式学习、体验式学习、观察、与其他学科共享学习，在一定情况下可以直接向年轻人及其照顾者学习
- 医护人员需要获得参加青年癌症患者特定课程和会议的权限
- 应鼓励医护人员加入并利用现有的国家专业网络为患者提供专业知识、同伴支持和指导（如英国的TYAC/TYAC MDT）
- 医护人员需要参加高级沟通课程
- 医护人员的支持和监督至关重要，需要透明的支持机制
- 以个人或团体形式促进医护人员支持的重要性

**具体教学领域**

- 发展意识；年轻人面临哪些发展任务，这些任务是怎样被癌症打断或挑战的
- 青少年如何思考，青少年大脑的独特性，他们如何挑战和理解世界
- 了解他们的社会心理需求
- 年轻患者与其他患者群体相比，需要工作人员花费更多的时间。花费时间是发展治疗关系的关键，工作人员需要提供支持以满足这一需求
- 保密性问题对这一人群至关重要，包括保密性限制和边界的重要性
- 认识到不坚持和不顺从是常见的：这需要谈判技巧，倾听患者不顺从的原因，以及在MDT框架内采用创造性的方法
- 如何平衡年轻人及其伴侣、同龄人和家庭成员的需要，这些人可能都扮演着重要的角色
- 了解学校/学院/大学继续教育的作用
- 与年轻人交流：应促进和避免的事情
- 心理健康需求、风险评估和管理，以及建立获得心理健康服务网络
- 临床实践指南，包括英国心理健康法案和心理能力法案、风险评估
- 指导如何使用整体需求评估和指南作为沟通工具，并纳入良好实践
- 持续意识到边界、自我照顾和同情、疲劳和倦怠的风险

### 11.4.2 界限

发展牢固的治疗关系意味着医疗团队可以运用专业知识和经验来满足患者的心理社会需求。这需要通过满足患者和医疗人员需求的界限来缓和[30]。如果大多数医疗人员与患者年龄相仿，或者患者与医护人员孩子的年龄相仿，则界限可能会更加复杂、更加尴尬。与年轻人一起工作会影响到许多层面的医护人员，导致这种情况发生的原因可能有很多，包括以某种方式认同他们，触发或提醒重要关系，或者与家人建立了联系但是治疗不按预期进行。因此必须认识到，需要有界限来保护医护人员免受伤害、避免与患者过于亲近、避免员工过度劳累。

### 11.4.3 与青年癌症患者及其照顾者合作的界限挑战

青年癌症患者病房的非正式环境意味着可以使用非正式的方法和语言，以增加与患者及

其家人相处的时间，促进患者进行自我袒露。

停留时间越长，团队对患者及其照顾者生活的参与度越高。因此，患者及其照顾者更有可能将医疗团队视为朋友，因为他们在一起度过的时间很长。

现代技术的使用和与医护人员潜在的共同兴趣、轻松的沟通方式、对情感要求高的群体及对当下思考的需要，都可能打破界限。

管理与年轻患者的关系和界限对医护人员来说可能是一个挑战，特别是对于缺乏经验、年轻的团队成员。团队成员应掌握友好的且适合患者年龄的方法。这些因素可能会给年轻患者保持适当的专业界限带来独特的挑战（图 11.3）。

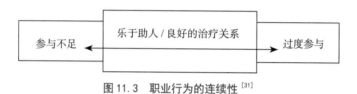

图 11.3　职业行为的连续性[31]

### 11.4.3.1　什么是专业界限？（基于 Santa Cruz[31] 的补充）

- 专业界限是明确规定的界限，允许服务提供者与患者之间保持安全联系。
- 与患者"在一起"，而不是成为患者。
- 对患者友好但不成为朋友。
- 知道你在哪里结束及患者从哪里开始。
- 清楚了解您作为服务提供者角色的限制和责任。

当医护人员的需求与患者的需求存在混淆时，就会发生界限违规：可能包括过度的个人信息泄露、患者感觉医护人员是唯一可以正确照顾他的人、不适当使用社交媒体。社交媒体是大多数人生活的一部分，但它会模糊职业生活和个人生活之间的界限，强烈建议制定明确的政策，不鼓励患者或其照顾者使用个人社交媒体（工作人员的危险行为见表 11.6）。

表 11.6　工作人员在专业方面需要及时制止的危险行为（基于 NCSBN[30]）

| |
| --- |
| • 与患者讨论亲密问题或个人问题 |
| • 患者和工作人员互称朋友 |
| • 工作人员收受或赠送患者礼物 |
| • 患者询问有关工作人员的个人信息，包括电话号码、社交账号等 |
| • 工作人员向患者透露过多的个人信息或个人问题 |
| • 工作人员因担心患者而无法入睡 |
| • 员工与朋友和家人的社交活动主要是谈论患者或工作 |
| • 为患者提供其职责之外的帮助，如照看孩子、开车去约会 |
| • 做出可能被解释为调情的行为，或与患者发生性关系或亲密关系 |
| • 对患者或为患者保守秘密 |

（续表）

- 相信自己是唯一真正理解或能够帮助患者的人，扮演"拯救者/英雄"角色并承担其责任
- 与喜欢的患者合作，阻止他人与患者合作或拒绝与其他患者合作
- 与特定患者相处的时间超出了必要的时间
- 与患者或患者家属无礼地谈论同事/经理
- 在用于提供直接患者护理或会议的场所之外的环境中与患者会面

**边界松散或不良的后果（来自 Santa Cruz 的补充）**

- 同情疲劳，感觉自己的角色不可替代
- 团队分裂（不能让所有人同意、筋疲力尽、与同事意见相左）
- 患者可能会错过适当或有用的服务
- 患者可能会感到被其他医护人员背叛或抛弃
- 医护人员可能不信任其他团队成员，认为只有自己才能提供好的服务

**创造和保持健康职业界限的技巧**

- 就员工的角色、自身能力、如何与患者/管理系统沟通建立明确的协议
- 如果出现边界敏感问题，及时解决
- 如果需要披露个人信息，请确保泄露信息尽可能少且仅与患者目标相关，过多的信息披露可能会将重点从患者转移到工作人员身上
- 请记住，如果有人解释您的话且可能不是您想要传达的内容，必须让他们重复并确认他们是否理解
- 利用主管/同事作为参谋，以确保仍然提供客观的、富有同情心的护理

### 11.4.4 压力与倦怠

与青年癌症患者一起工作会让医护人员和家属承受巨大的压力，并面临倦怠、同情疲劳的风险。压力部分来自倦怠，这是一种慢性心理综合征，即工作中的预期需求超过了工作中的感知资源[32]。

倦怠是一个累积过程，其特征是情绪衰竭和退缩，与增加的工作量相关，并以机构/管理压力为重点[33]。倦怠源于长期的高水平工作压力[34]，如果不加以解决，会导致医护人员离开工作岗位[32]。家庭成员和照顾患者及其家人的医护人员都会经历倦怠。

同情疲劳[33]是指经历过太多感同身受的同情后产生的淡漠情绪。同情疲劳是指在帮助那些遭受伤害或遭受创伤的人时所带来的情绪反应。同情疲劳会随时间发生变化，关心他人的能力会因为情感上的迟钝而减弱。Potter[32]将其描述为照顾者可能付出的代价，这是因为照顾者长期给予患者许多的能量和同情心，却没有看到患者好转的积极结果。

Mukerjee 等[35]已开发了相关评估工具，表明在儿童、青年肿瘤科工作会增加倦怠和心理健康问题的风险。这可能包括：实施和管理对儿童、青少年健康和福祉有重大影响的复杂治疗制度；儿童死亡的不合时宜；支持和管理家庭需求；医护人员超负荷工作；他们自己也可能有孩子，这可能会造成额外的压力来源。该领域的医护人员如果想要避免倦怠和心理健康问题，就需要得到持续的专业支持。

倦怠及精神疾病与三个压力来源息息相关：感觉超负荷及对家庭生活的影响；感觉管理不当和资源匮乏；安抚患者的痛苦。职业倦怠还与患者、亲属和医护人员的关系紧张，职业地位 / 尊重和智力刺激有关。此外，年轻和单身是职业倦怠的独立风险因素。沟通和管理技能培训不足的咨询师出现职业倦怠情况会更加普遍[36]。职业倦怠通常在 30 岁或 40 岁以下的初级医生中出现更多[37]，但另有报道认为，职业倦怠可能是 U 形曲线，在初级水平达到顶峰，第二个高峰则在 50 ～ 60 岁[38]。Ramirez 的研究还报告了 55 岁之前职业倦怠的患病率（表 11.7）[36]。

表 11.7　肿瘤科医护人员职业倦怠培训的关键信息（ECEPO 未注明日期的）

| 1. 倦怠的主要表现是精疲力竭、愤世嫉俗和无力感 |
| --- |
| 2. 倦怠通常表现为一种"不再关心"的感觉 |
| 3. 与个人相比，倦怠更多的是与管理不善的情况和感知有关 |
| 4. 职业倦怠更多出现在处于职业生涯早期阶段的女性人群中 |
| 5. 长时间工作和在家工作受干扰与倦怠密切相关 |
| 6. 倦怠源于人与工作环境之间的长期不匹配 |
| 7. 工作投入（精力、参与和效率）被概念化为倦怠的反面 |
| 8. 与抑郁相比，倦怠是特定于工作环境的一种情绪 |
| 9. 生活方式管理技巧（运动、冥想、幽默等）可能会降低倦怠的风险 |
| 10. 通过改变管理和指导，并结合改善沟通和教育干预，可以防止倦怠 |
| 11. 倦怠很常见，工作条件和机构管理不完善是导致倦怠最常见的原因，而不是患者 |
| 12. 假装没有发生并且一味忍受是行不通的。倦怠需要公开，需要改变工作条件，并需要与管理层进行坦诚的讨论以减少倦怠情绪 |

#### 11.4.4.1　压力评估和心理弹性评估

Mukerjee 等为儿童、青年肿瘤科医护人员制定了两项强有力的压力和心理弹性测量工具：60 个条目的工作压力量表 – 儿科肿瘤学（WSS-PO）用于测量与工作相关的压力源强度，包括患者（照顾患者）、患者家属（与患者家属打交道）和组织（团队冲突、工作量和工作环境的压力来源）三个子量表。工作奖励量表 – 儿科肿瘤学（WRS-PO）用于测量心理弹性，共包括 35 个条目，可测量医护人员感知奖励 / 应对压力的能力。

### 11.4.5　帮助医护人员的途径

许多途径可以帮助医护人员，比如告知寻求帮助的途径；创造支持性的氛围；不忽视压力和倦怠的早期迹象；创建与同事合作解决问题的能力；使医护人员感到被重视和倾听；参与组织变革。Beresford 调查了英国儿童和青年癌症专科治疗中心，发现提供的支持类型差异很大[39]。研究表明，医生是最不可能获得支持的专业人士。作者还发现，机构和部门层面的组织文化在医护人员幸福中发挥着作用。

### 11.4.5.1 帮助医护人员应对

真实了解医护人员在工作场所及家庭中所面临的困难，以及工作与生活平衡和工作对心理健康的影响，都会有助于提高应对能力。获得适当的支持是至关重要的，并且需要为整个层次结构中不同级别的医护人员提供应对方法。这不仅可以帮助相关医护人员及其患者，还将有利于团队其他成员，可以减少同事经历倦怠的痛苦。

有些人喜欢在医院内或医院外寻求个人支持，有些人则喜欢集体形式。获得支持的途径必须是透明的，且要被管理人员支持。此外，如果医护人员要继续从事既有挑战性又有回报的工作，也可以获得支持。在资源不足的团队中面临严峻问题也应得到承认。如果医护人员感到压力、看到超出边界或意识到不良做法，透明的管理和了解该找谁是很重要的。获得支持需要被视为一种可以接受的应对方式，而不是失败，这意味着管理层要鼓励医护人员寻求且接受支持。

然而，单靠支持服务是不能防止压力和倦怠的，管理团队需要采用自上而下的方法，并在实践中做出改变。

### 11.4.5.2 提供临床督导

临床反思或专业督导的目的是为医护人员提供一个安全和保密的环境以讨论和总结工作。通常使用案例进行研究讨论及个人对工作的回应，通常以每个月一次的封闭小组形式进行。临床监督也可以个人或小组形式提供。它可以帮助医护人员管理工作中所产生的个人和专业需求，这对于与具有复杂和挑战性需求且一起工作的人来说尤其重要。临床监督提供了一个环境，他们可以在其中探索自己个人对工作和情感的反应。临床监督与提高工作满意度、提高人员留存率、降低人员流动率和医护人员效率有关。有效的临床监督可以提高医护人员对组织支持的感知，并提高他们对组织愿景和目标的承诺[40]。

### 11.4.5.3 提供保密的个人支持

可以通过医护人员支持服务、职业健康或心理/健康团队的个人咨询或外部转诊来提供保密支持。如果提供此服务，则需要管理团队给予支持和认可。如果医护人员感到压力或出现倦怠的早期迹象，建议尽早就诊。与职业健康团队合作将使医护人员感到被支持，并找到一个安全的地方来解决任何问题，并根据需要制定支持工作的策略。

### 11.4.5.4 团体支持

许多医护人员要求与同龄人一起参加定期的小组支持会议。团体支持的类型包括：一般性的就诊、主题主导的支持、定期的复杂决策会议或患者死亡后的情况汇报。格式是可变的，在确定适合大多数人的内容时需要创造力，因为很难满足所有个人需求。因此需要定期与医护人员和管理人员协商，以确保提供各种支持。与正式支持相平衡的，还有鼓励团队外出进行社交活动，保障远离医院的社交时间，以加强团队合作及团队成员之间的互相了解。没有人可以孤立地工作，每个人都需要分享工作中的挑战和成功。

### 11.4.5.5 死亡或重大事件／复杂决策后的反思空间

有时发生了严重事件，医护人员需要有空间和时间进行反思，思考什么是有效的，什么是无效的，谈论这给他们带来了什么感受，并反思所有的学习或行动要点。协助此类会议的医护人员（最好有 2 名主持人）旨在确保所有人不会将其视为责备和羞辱的行为，清楚此类会议的目的，每个人都有机会做出贡献，并执行商定的文件或行动点。

### 11.4.5.6 施瓦茨会议 [41]

在过去几年中，许多医院都推出了一个结构化的论坛，所有临床和非临床医护人员定期聚在一起讨论医疗保健工作的情感和社会问题。目的是了解提供护理面临的挑战和回报。有证据表明，参加会议的医护人员感觉压力和孤立感都会减少。但基本前提是医护人员表现出的同情心可以对患者的护理体验产生重大影响，但为了提供富有同情心的护理，医护人员必须反过来在工作中感受到支持（表 11.8）。

表 11.8　不同类型医务人员的支持

| 传统论坛 | 施瓦茨会议 |
| --- | --- |
| 大查房：旨在帮助医务人员了解医学的最新发展并专注于病例的临床细节 | 施瓦茨会议不关注患者护理的临床方面；相反，学习的重点是从社交和情感的角度理解员工的体验 |
| 巴林特小组：在反思本质和关注情感影响方面遵循与查房相似的形式，但他们只对某些临床工作人员开放 | 施瓦茨会议对所有工作人员开放，包括非临床工作人员。每轮以讲述三四个故事作为跳板，对案件本身外进行更广泛的讨论 |
| 监督／临床监督：涉及专业知识和建议；通常针对特定的工作人员群体；侧重于护理技术、临床结果或个人发展方面，不同于查房 | 施瓦茨会议不是同行监督的一种表现形式，不适合传统的临床监督模式 |
| 汇报：通常是有组织的会议，旨在通过教育、正常化和支持帮助员工对抗压力或创伤性临床事件 | 施瓦茨会议不作为汇报的一种形式。如果有一个案件对员工和组织来说特别棘手，则需要经过一定的时间才能在一轮中解决。 |

### 11.4.5.7 表扬和奖励医护人员

在不同的医护人员支持下，所有医护人员都需要感受到所做的事情是值得的，他们应该有发言权并且得到重视。考评制度虽然是一项奖励和表彰机制，但更多时候被视为每年的一项必要活动。每个机构都需要思考如何真正与医护人员打交道，如何解决一直存在的等级制度。NHS 机构经常称自己为一个家庭，但这是一个运作不太好的家庭，存在沟通问题，角色定位不明确，家庭中的一些成员感觉被忽视。如果我们真的要支持照顾者，无论是家人还是医护人员，照顾者都需要得到关注，需要了解他们的想法，并共同努力满足患者、照顾者的需求。

## 11.5 照顾者：照顾其他照顾者的辅助人员

最后一组照顾者的工作主要是照顾其他照顾者，他们提供临床监督，管理工作小组，提供个人支持，提供专家建议，主持汇报，就复杂的决定或风险问题提供咨询。临床心理学家、医护人员支持工作者（通常是辅导员）和社会工作者作为临床实践指南的一部分，要持续监督，以反思实践和出现的复杂问题。在支持其他照顾者的团队方面，定期举行关于复杂家庭、保障或风险问题的同行监督和案例研究讨论，以确保分担任何负担。支持需要团队领导、经理和管理执行人员作为一个实体联合起来。

## 11.6 关于自我护理的总结

在接受治疗的年轻患者中，照顾者在福祉和社会系统中发挥着至关重要的作用，他们需要各级持续的支持，以便在面对复杂情况时可以应对与理解。照顾者得到的信息和支持越多，他们就越能找到应对的方法或帮助他人的方法。自我护理至关重要：在各个层面，我们都需要先照顾好自己，才能再去满足他人的需求。同情心和同理心，以及对自我优缺点的正确认识似乎是我们工作能力的核心，也是我们工作抗压能力的核心 [42]（表 11.9）。

表 11.9　照顾者的护理

| 适用于任何类型的家庭成员、工作人员或照顾者（改编自游戏专家 Marilyn Goodhew 分享的提示） |
| --- |

- 善待自己
- 保持工作和生活平衡
- 提醒自己，你是推动者而不是魔术师，我们无法改变任何人，只能改变我们与他们的关系
- 说"我选择"，而不是"我应该选择，我必须"
- 记住你的幽默感
- 如果你从不说"不"，那么你的"好"将没有价值
- 冷漠远比承认无能为力更有杀伤力
- 如果可能的话，经常改变你的日程和任务
- 创造一个平静的安全地点，每天使用它，我们都需要一个男性或女性倾听者
- 安排好下班时间、离开时间，拒绝任何侵占
- 充分发挥创造力，尝试新事物
- 使用监督、指导、辅导、咨询作为支持和力量的来源
- 学会识别缓解压力的抱怨和强化压力的抱怨之间的区别
- 鉴于我们所看到的痛苦，我们有时会感到无助，承认这一点并不羞耻
- 关心和陪伴有时比做事更重要
- 当事情做得很好，同事和管理层给予支持、鼓励和表扬时，学会接受这样的回报
- 在回家的路上，把注意力集中在白天发生的一件好事上，把它记下来，这样你就可以在阴霾中提醒自己有好事要关注
- 提醒自己你真正喜欢什么
- 保持微笑，玩得开心
- 我们先照顾好自己，才能照顾他人

# 参考文献

[1]     Burton M, Watson M. Counselling people with cancer. West Sussex: Chichester; 1988.

[2]     Kazak A, Noll R (2015) The integration of psychology in pediatric oncology research and practice. American Oncologist 70(2):146-158. https://doi.org/10.1037/a0035695.

[3]     Whiteson A, Whiteson M. Foreward. In: Selby P, Bailey C, editors. Cancer and the adolescent. London: BMJ; 1996.

[4]     Quinn P, Goncalves V, Sehovic I, Bowman M, Reed D. Quality of life in adolescent and young adult cancer patients: a systematic review of the literature. Patient relat Outcome Meas. 2015,6:19–51.

[5]     Warner E, Kent E, Trevino K, Parsons H, Zebrack B, Kirchhoff A. Social well-being among adolescents and young adults with cancer: a systematic review. Cancer. 2016,122:1029–37.

[6]     Zebrack B, Isaacson S. Psychosocial Care of Adolescent and Young Adult Patients with Cancer and survivors. J Clin Oncol. 2012,30:1221–6.

[7]     Teenage Cancer trust (TCT) 2012 Blueprint of care.

[8]     Grinyer A. The biographical impact of teenage and adolescent cancer. Chronic Illn. 2007,3:265–77.

[9]     Adams D, Deveau E. Coping with childhood cancer: where do we go from here? Canada: Kindridge Publications Ontario; 1989.

[10]    Patiño-Fernández AM, Pai ALH, Alderfer M, Hwang WT, Reilly M, Kazak AE. Acute stress in parents of children newly diagnosed with cancer. Pedatric Blood Cancer. 2008;50(2):289–92.

[11]    Children's Cancer and Leukaemia Group. In: Edwards L, editor. Facing the death of your child; suggestions and help for families, before and afterwards. CCLG Leicester. 2015.

[12]    Proot I, Abu-Saad H, Crebolder H, Goldsteen M, Widdershovn K. Vulnerability of family caregivers in terminal palliative care at home: balancing between burden and capacity. Scand J Caring Sci. 2003,17:113–21.

[13]    Hudson P, Aranda S. The Melbourne family support programme: evidence-based strategies that prepare the family caregiver for supporting palliative care patients. BMJ Support Palliat Care. 2016,4(3):231–7.

[14]    Northouse L, Williams A, Given B, McCorkle R. Psychosical care for family caregivers of patients with cancer. Journal of Clnicial Oncology. 2012,30(11):1227–34. https://doi.org/ 10.1200/JCO.2011.395798.

[15]    Macmillan Cancer Support. A Practical guide to living with and after cancer, a sort guide to make sure no one faces cancer alone. 2015.

[16]    Cancer Research UK (CRUK undated) Support for children whose parents have cancer. Read more at http://www.cancerresearchuk.org/about-cancer/cancers-in-general/cancer-ques tions/support-for-children-whose-parents-have-cancer#4QCItbA9ghKUb0a1.99. Accessed 10 Sep 2016.

[17] Macmillan Cancer Support. Talking to children when an adult has cancer. 2016. http://www.macmillan.org.uk/information-and-support/coping/talking-about-cancer/talking-to-children Accessed 1 Jul 2016.

[18] Cancernet.http://www.cancer.net/coping-with-cancer/talking-with-family-and-friends/talking-about-cancer/talking-with-your-children. Accessed 10 Sep 2016.

[19] Fossa S, Dahl A. Fertility and sexuality in young cancer survivors who have adult onset malignancies. Hematol Oncol Clin North Am. 2008,22(2):291–303.

[20] Zebrack B, Bleyer A, Albritton K, Medearis S, Tang J. Assessing the health care needs of adolescent and young adult cancer patients and survivors. Cancer. 2006,107(12):2915–23.

[21] Zebrack B, Block R, Hayes-Lattin B, Embry L, Aguikar C, Meeske K, Li Y, Butler M, Cole S (2013) Psychosocial use and unmet need among recently diagnosed adolescent and young adult cancer patients. Cancer. 119(1):201-214. https://doi.org/10.1002/cncr.27713.

[22] World Health Organisation (WHO) 2002 National Cancer control programmes: policies and managerial guidelines 2ndEdition geneva WHO 11.1.

[23] Macmillan Cancer Support. A Practical guide to living with and after cancer, having a holistic needs assessment. Macmillan Cancer Support. 2015.

[24] Hudson P, Remedios C, Thomas K. A systematic review of psychosocial interventions for family carers of palliative care patients Biomedcentral (BMC). BMC Palliat Care. 2010,9:17. https://doi.org/10.1186/1472-684X-9-17.

[25] Michels C, Boulton M, Adams A, Wee B, Peters M (2016) Psychometric properties of carer reported outcome measures in palliative care a systematic review30(1):23–44.

[26] Surbonne A, Baider L, Weitzman T, Brames J, Rittenberg C, Johnson J. Psychosocial care for patients and their families is integral to supportive care in cancer: MASCC position statement. Support Care Cancer. 2010,18:255–63.

[27] Children' s Cancer and Leukaemia Group. How can the internet help us? A guide for parents and families using online childhood cancer information. 2014. http://www.cclg.org.uk/write/MediaUploads/Publications/PDFs/How_can_the_internet_help_us_(May_14).pdf. Accessed 10 Jul 2016.

[28] Wiener L, Weaver M, Bell C, Sansom-Daly U. Threading the cloak palliative care education for care providers of adolescents and young adults with cancer. Clini Oncol Adolsec Young Adults. 2015, https://doi.org/10.2147/COAYA.S49176.

[29] Nijboer C, Treimstra M, Tempelaar R, Sanderman R, Van den Bos GA. Measuring both negative and positive reactions to giving care to cancer patients: psychometric qualities of the caregiver reaction assessment (CRA). Soc Sci Med. 1999,48:1259–69.

[30] National Council of State Boards of Nursing (NCSBN). A Nurse' s guide to professional Boundaries.

2014. https://www.ncsbn.org/ProfessionalBoundaries_Complete.pdf. Accessed 25 Jul 2016.

[31] Santa Cruz County Service Integration. Maintain professional boundaries in interpersonal work. 2008. https://www.ualberta.ca/medicine/departments/anesthesiology-pain-medicine/ staff-wellbeing/-/media /275648b805574c9cb6b19f6b4fce950c.ashx. Accessed 25 Jun 2016.

[32] Potter P, Deshields T, Divanbeigi J, Berger J, Cipriano D, Norris L, Olsen S. Compassion fatigue and burnout: prevalence among oncology nurses. Clin J Oncol Nurs. 2010,14(5): E56-62. https://doi.org/10.1188/10.CJON.E56-E62.

[33] American Institute of Stress. Is it burnout or compassion fatigue? 2011. http://www.stress.org/military/for-practitionersleaders/compassion-fatigue/. Accessed 20 Aug 2016.

[34] Maslach C, Leiter M. The truth about burnout: how organizations cause personal stress and what to do about it. San Francisco, CA. 1998.

[35] Mukherjee S, Beresford B, Tennant A. Staff burnout in paediatric oncology: new tools to facilitate the development and evaluation of effective interventions. Eur J Cancer Care. 2014; https://doi.org/10.1111/ecc.12176.

[36] Ramirez AJ, Graham J, Richards MA, et al. Mental health of hospital consultants: the effect of stress and satisfaction at work. Lancet. 1996,347:724–8.

[37] EPEC ™ -O. Education in Palliative And End-Of-Life Care For Oncology, Self-Study Module 15: Cancer Doctors and Burnout. https://www.cancer.gov/resources-for/hp/education/epeco/self-study/module-15/module-15.pdf.

[38] Skovholt T, Trotter-Mathison M. The resilient Practioner: burnout and compassion, fatigue prevention and self care strategies for the caring professions. Abingdon: Routledge; 2016.

[39] Beresford B, Gibson F, Bayliss J, Mukherjee S. Preventing work related stress among staff working in children's cancer principal treatment Centres in the UK: a brief survey of staff support systems and practices. Eur J Cancer Care. 2016, https://doi.org/10.1111/ecc.12535.

[40] Care Quality Commission. Supporting information and guidance: supporting effective clinical supervision. 2013. https://www.cqc.org.uk/sites/default/files/documents/20130625_800734_v1_00_supporting_information-effective_clinical_supervision_for_publication.pdf. Accessed 20 Aug 2016.

[41] Point of Care Foundation. Scwartz Rounds. 2015. https://www.pointofcarefoundation.org.uk/ our-work/schwartz-rounds. Accessed 21 June 2016.

[42] Good Therapy.org. Who's taking care of the caretaker/A Guided Self-Care Assessment for Helping Professionals. 2014.http://www.goodtherapy.org/blog/whos-taking-care-of=thecaretaker-1022144 Accessed 19 May 2016.